U0930885

本书获得
深圳大学学术著作出版基金资助

Study on Institutional Change of Rural Cooperative Medical Care System

农村合作医疗的制度变迁研究

■ 伍凤兰 著

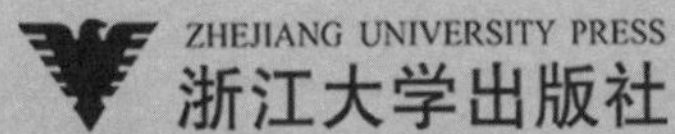

图书在版编目（CIP）数据

农村合作医疗的制度变迁研究／伍凤兰著．—杭州：浙江大学出版社，2009.8

ISBN 978-7-308-06930-4

Ⅰ.农… Ⅱ.伍… Ⅲ.农村－合作医疗－医疗保健制度－研究－中国 Ⅳ.R197.1

中国版本图书馆 CIP 数据核字（2009）第 121864 号

农村合作医疗的制度变迁研究

伍凤兰 著

责任编辑 田 华
封面设计 刘依群
出版发行 浙江大学出版社
（杭州天目山路 148 号 邮政编码 310028）
（网址：http://www.zjupress.com）
排　　版 杭州中大图文设计有限公司
印　　刷 杭州浙大同力教育彩印有限公司
开　　本 710mm×1000mm 1/16
印　　张 15.75
字　　数 290 千
版 印 次 2009 年 8 月第 1 版 2009 年 8 月第 1 次印刷
书　　号 ISBN 978-7-308-06930-4
定　　价 35.00 元

浙江大学出版社发行部邮购电话 （0571)88925591

序：在“消失”中平等

这是一部具有理论探索价值和现实讨论意义的书，她的出版不仅反映了作者较为扎实的理论功底和独立的研究兴趣，更体现了作者对社会问题的关注和学者的使命感。

我以为，真正高深的经济学不应该是单纯深奥的数据与公式、图形、曲线，而应该是对社会主体——人的深切的关注和对社会问题的切实的解决。关注社会，尤其是关注一个社会相对弱势的阶层与群体，不仅是经济学家的良知，也是经济学本身的道德所在。

作为中国社会自上而下的强制性制度变迁的重要内容与具有标志性的结果，农村合作医疗制度的变迁从它发生那天起，就预示着更加全面而深刻的制度变迁的发生与更加成熟的社会发展目标的确定。那就是，惠及全民的福利社会及其相关制度体系的营建。之所以把农村合作医疗制度视为中国社会自上而下的强制性制度变迁的重要内容与具有标志性的结果是因为：其一，从背景与逻辑上说，尽管农村医疗保障体系的制度变迁相对于其他制度变迁，尤其是经济领域的制度变迁显示出了明显的滞后性。但是，改革开放之初，当支撑传统农村医疗保障制度的基础性制度安排（公有制以及公有制在农村的表现形式——集体所有制）面临失去“一统天下”的主导地位时，传统农村合作医疗制度赖以生存的社会——经济基础和支撑它的意识形态也随之发生了根本性的改变，从而转型社会对传统农村合作医疗保障体系改革的要求，也就在情理之中必然地构成了社会整体制度变迁不可分割的组成部分。其二，从中国社会制度变迁的目标来看，财富增长、物质丰富无疑构成了社会发展的重要目标，但是，人均 GDP 的增长永远不可能是人类社会的唯一目标。经济总量的提升应该是社会发展和进步的前提与保障,而绝不可能是社会发展的唯一的终极目标。与经济发展相伴随的社会文明的提升,与人均 GDP 增长相适应的福利社会的营建,与经济繁荣同时发生的城乡差别的消失,与改革的制度绩效相呼应的人的自由发展与尊严的实现才是社会发展的整体目标。完善的、充分体现社会福祉和城乡一体化的农村医疗保障制度体系的确立与有效运作,正是对社会发展整体目标的最具有道德力量的检验与证明。铁血宰相卑斯麦曾说:"一个期待养老金的人,一定会本分地接受统治,这就是政治的逻辑。"我们可以换个说法来诠释卑斯麦的话:连基本的生存保障都没有的社会,绝不可能是一个和谐的社会。

对任何社会而言,健康是人获取自由、发展与幸福的最基本前提。健康对于每一个人来说不应该是社会富裕后的恩赐,而应该是一种与生俱有的权利。同时,健康与自由一样,其本身就构成了社会发展的内容,而非仅仅作为发展后的结果而存在。许多发达国家,甚至发展中国家的福利社会的实践已经在不同程度上证明了这一点。德国是世界上最早实现社会保障制度的国家,自 1883 年《劳工疾病保险法》通过以来的 126 年间,德国确立了以社会医疗保险为主、私人医疗保险为辅的相当完备的社会医疗保障体系。德国公民强制性社会疾病保险不仅覆盖产业工人、职员、学生、失业者、退休者和残障者等,而且还包括了个体农民、农民家属、退休农民。1972 年出台的《农民医疗保险法》规定,法定农民医疗保险机构有法律义务为农民及其家庭成员提供医疗保险。德国政府还成立了具有公权性质的农业社会保险联合总会,并在其下设立了联邦农业医疗暨护理保险联合总会(BLK),所有非正式雇员的农业人口都必须参加。值得一提的是,《农民医疗保险法》是一部充满人性的非常具有操作性的法律,它在国家为农民提供保险,农民和政府共同承担医疗保险费用的大原则下,根据各地经济发展水平和农民的承受能力的差别,确定不同的适当医疗保险费用标准。目前全德有 62 万农民在 BLK 投保,35 万家庭成员也一同按制度设定免费加入其中。这个数字意味着德国农民及其家庭几乎都处于政府强制推行的《农民医疗保险法》的有效保护之下。BLK 每年收入的 60%以上来自政府,德国农民享受着从疾病的早期诊断和预防、门诊、住院和康复治疗到疾病救助、母婴帮助、家庭帮助以及死亡抚恤等非常广泛的健康保障。

日本更是在 1938 年就制定了以农村居民为主要对象的《国民健康保险法》,并于 1941 年正式实施。中央和地方二级政府财政支出,构成了作为政府强制性制度安排的国民健康保险的资金主要来源。一般中央政府的补贴为50%,都道府县和市町村基层二级政府的补贴分别为25%,农协健康保险组合的管理费用由政府全额承担,而农民则根据个人和家庭的收入水准以及所在地的保险支付状况进行征收,但一般缴纳比例仅在8.5%左右。日本有99.5%的农民以及家庭享受着较高质量的社会医疗保障服务。

作为发展中国家的印度,更是一个奇迹。印度是拥有9亿多人口的仅次于中国的人口大国,而且72%的人口生活在农村;大约有2.7亿贫困人口,他们中的绝大部分也生活在农村。但是印度的医疗保障体系世界有名,它神奇地保证了绝大多数人,尤其是农民,可以享受近乎免费的公共医疗保障。印度自1947年独立后,政府就建立了几乎免费的公共医疗体系。1949年通过的第一部宪法中明确规定:“所有国民都享受免费医疗。”2005年开始,印度政府又着手进行了一项旨在使广大农村人口尽可能公平公正地享用有限的医疗资源的“全国农村健康计划”。在这项计划中有14.5万个乡镇健康中心、2.3万个地区健康中心以及3222个大型健康中心来为广大农村人口提供免费的医生诊疗和基本的常用药品。如果病人生活在规定的贫困线以下地区,则可以使用“全国健康优惠基金”得到免费治疗。为了保障广大农村人口健康安全,印度一些地区的行业联合总会组织和非政府组织也积极介入农村医保,针对发病率较低但医疗费用较高的大病风险,牵头帮助农民投保。2005—2006年度印度政府用于农村公共健康事业的总资金投入达到1028亿卢比,从政府卫生筹资以及医疗资源分配的公平性上来看,印度无疑在发展中国家名列前茅。

一般认为,发展中国家由于普遍贫穷,因而政府和社会支付不起建立社会保障体系的费用,所以社会保障体系,尤其是包括农民在内的全民普惠的社会保障体系的建立似乎只能是衣食之后的行为或富裕后的社会选择。但是上述国家,尤其是印度的实践表明,社会保障制度原本就应该是社会发展的重要内容之一,她的存在本身就是社会发展的标志,人类进步的过程,时代文明的结果。任何社会为社会保障体系的营建所支付的费用,都不能简单地看作一种花费,因为仅从经济学意义上说,这种费用的支出是一种具有长远意义的,能够带来无限社会回报的投资。成熟而完善的社会保障制度都会在提高人们生活福祉或福利感的同时,降低着社会发展的成本和无谓损耗,并使社会的每一个成员在有尊严地生活、工作的同时,增加着社会在人力资本方面的投入与产出的效率。

尽管建立城乡普惠的行之有效的全民医疗保障体系需要社会投入大量

的资源，但是从根本上说，城乡普惠的全民医疗保障体系的缺失既不是资源短缺的问题，更不是政策的问题，而是制度的问题。只要城乡“二元结构”存在，城乡差距就必然存在，农民就自然被制度化地排除在对社会剩余的分享之外，就没有办法与城市居民一同平等地拥有社会公共物品，享受社会公共服务。可以说，传统体制是造成中国社会城乡“二元结构”的制度根源。在传统体制中，我们的社会在消灭城乡差距的美好口号中，以户籍制和所有制形式固化着城乡差别，扩大着城乡差距，并使城乡差别成为一种广大农民不得不接受的社会常态。城乡“二元结构”不仅是传统体制下的中国社会固有的社会结构形式，同时也是中国社会制度变迁无法摆脱又必须面对的大背景，然而在一个拥有近半个世纪的“二元结构”历史的农业大国里消灭城乡差别，是需要深刻的制度变迁的过程的。真正彻底打破城乡“二元结构”，变“二元结构”为城乡一体化的“一元结构”，使农民真正拥有与城市居民相同的公民身份与权利，而非“二等公民”的农民身份，是这场制度变迁的首要任务。没有对“二元结构”的打破，就没有城乡差距的消失，没有城乡差距的消失，就不可能有城乡普惠的社会福祉的存在，农民只有在这种城乡“二元结构”的历史性的“消失”中，才能获得真正的作为公民的尊严、权利与平等。

2009 年 8 月 7 日

陶一杭：深圳大学党委副书记，经济学博士，教授，博士生导师。

目　录

引　言

一　研究的背景与意义

我国农村合作医疗制度萌芽于抗日战争时期的陕甘宁边区，在随后的几十年间得到了空前的大发展。1958 年，全国合作医疗覆盖率达到 10%，1962 年接近 50%，到 70 年代中期则达到 90%，并于 1978 年载入宪法，曾被国际社会和许多学者视为在低收入水平下通过公共支持实现社会发展的典范。

开始于 1978 年的农村家庭联产承包制的改革，拉开了我国社会主义市场经济经济体制改革的序幕，解放了长期被压抑的社会生产力，使社会经济取得了巨大发展。但与此同时，这种市场化的制度变革也改变了各利益主体的激励方向，在信息不对称的情况下，道德风险和逆向选择泛滥，许多地方的农村合作医疗制度在此后的几年时间里迅速解体，到 1989 年，全国的覆盖率降至 4.8%①。加之农村三级卫生保健网络的破坏，农民因病致贫返贫的比例增加。因此，从 20 世纪 90 年代初期开始，国家重新重视农民医疗保障，并认为，加强农村卫生工作，关键是完善农村合作医疗制度。1996 年，卫生部在全国选定部分地方进行农村合作医疗保险试点，依靠地方政府的行政推动力重新建立合作医疗组织。可以说这是农村合作医疗发展的良好政策机遇，但是这一制度建设的结果却难如人意。到 1998 年，全国农村合作医疗覆盖率还只有 6.5%，即使在情况最好的一类农村地区也只有 22.21%②。据世界卫生组织 2000 年的报

---

① 王禄生、张里程：《我国农村合作医疗制度发展历史及其经验教训》，《中国卫生经济》1996 年第 8 期。

② 马晓伟：《调整辽宁农村医疗工作的基本思路》，《中国农村卫生事业管理》2000 年第 12 期。

告，中国卫生系统整体绩效在191个国家中排名第144位，医疗融资的公平性排名188位，位列倒数第四①。

同时，自20世纪90年代以来，农村居民的医疗保健支出迅速增长，由1990年的人均19.0元上涨至2006年的人均191.5元，在农民生活消费总支出中的比重由5.1%上升至6.8%②。医疗费用的不断上涨使许多家庭陷入贫困，并影响了居民对卫生服务的利用。卫生部2003年全国卫生服务调查结果表明，49%的病人应就诊而未就诊，其中38%表示费用是主要原因；30%的病人应住院而未住院，其中70%是因为经济困难；中国贫困人口中，30%是由于疾病和伤害造成的③。

2002年，党的十六大指出，我国经过30年的改革开放和经济发展，已经进入了小康社会，尽管是低水平的小康；并提出了全面建设小康社会的目标。显然，农民医疗保障制度的建设远远滞后于社会经济的发展水平，相关制度的缺失所导致的诸多问题与小康社会目标是极不协调的。因此，十六大报告中提出，要把"全民族的健康素质明显提高，形成比较完善的医疗卫生体系"作为全面建设小康社会的目标之一。同年10月，在《中共中央国务院关于加强农村卫生工作的决定》中，提出要在农村实行新型农村合作医疗制度。2003年1月，国务院转发了卫生部等部门《关于建立新型农村合作医疗制度的意见》，对新型农村合作制度作出了具体规定和试点安排。2003年下半年，开始在部分农村地区试行新型农村合作医疗制度。2006年2月，《中共中央国务院关于推进社会主义新农村建设的意见》指出要"积极推进新型农村合作医疗制度试点工作"，再次确立了"从2006年起，中央和地方财政较大幅度提高补助标准，到2008年在全国农村基本普及新型农村合作医疗制度"的目标。2007年，党的十七大提出了"建设覆盖城乡居民的公共卫生服务体系、医疗服务体系、医疗保障体系、药品供应保障体系，为群众提供安全、有效、方便、价廉的医疗卫生服务"的目标，并坚持公共医疗卫生的公益性质，以农村为重点，强化政府责任和投入。

医疗保障问题不仅是一个世界性的难题，也是各国政府不容回避的重大问题。一方面，医疗保障体系要有效地保障全体国民的身体健康；另一方面，又要将医疗开支控制在一个可以接受的范围内，因此，它常常使政府处于两难选择

---

① The World Health Report 2000. Health System: Improving Performance. WHO, 2000: 152, annex table 1.

② 卫生部:《中国卫生统计年鉴2007》，中国协和医科大学出版社2008年版，第87页。

③ 卫生部统计信息中心:《中国卫生服务调查研究——第三次国家卫生服务调查分析报告》，中国协和医科大学出版社2004年版。

的境地。由于医疗行业中的信息不对称、外部性等特殊问题的存在，而且整个医疗保障系统所涉及的利益关系非常复杂，所以各国政府很难在公平与效率之间找到一个平衡点，从而制定出令各方都满意的医疗保障政策。正如保罗·费尔德斯坦所指出的，现在世界上没有一个国家的医疗保障体制是完美和可以直接作为榜样效仿的①。我国当前在农村推行新型合作医疗制度，除了政府补贴这一项之外，其基本模式几乎可以说是我国城镇职工基本医疗保障制度模式的翻版。城镇职工基本医疗保障制度经过近 10 年的运行显示，其基本模式尚应作较大的变革，因此，没有理由认为当前的新型农村合作医疗制度模式已经很完善了。为了未雨绸缪，对农村合作医疗制度发生发展的运动规律进行探讨具有非常深刻的现实意义，而且，在农村合作医疗制度理论研究方面的深入对整个医疗保障制度基本理论体系的完善无疑也具有十分重要的价值。

二 国内外研究动态综述

以下分七个方面来介绍与农村合作医疗有关的若干学术观点。

(一)农村医疗保障制度模式的选择

从文献检索来看，国外对医疗保障(医疗保险)既有的相关研究，主要集中在经济发达国家。阿马蒂亚·森等认为②，健康与教育是人类资本的两大基石，健康是使人类生活体现价值的基本潜能之一，而且与幸福之间具有紧密的关联性。阿罗指出，由于人们本身的健康状态、疾病发生和医疗市场的供需均衡都存在不确定性，因而采取合适的医疗保险方式是人们在市场经济条件下进行有保证的健康投资的合理选择③。虽然大多数学者都认为社会医疗保障体系比其他医疗保障体系更有效、更平等，但是，尼古拉斯·巴尔从公平与效率的角度，认为没有一种卫生保健制度是完美无缺的，真正的议题是选择一种最少效率损失并且最公平的组织形式。医疗保障具有明显的外部性，应被视为公共产品，国家最终需要抓住向所有公民提供可获得的基本医疗服务。因此，政策制定者必须寻求一种平衡，面对资源短缺的创新性策略，通过优化资源配置来满足当

---

① [美]保罗·J·费尔德斯坦:《卫生保健经济学》，经济科学出版社 1998 年版。

② [美]阿马蒂亚·森:《以自由看待发展》，任赜译，中国人民大学出版社 2002 年版；[美]阿马蒂亚·森:《贫困与饥荒》，王宇、王文玉译，商务印书馆 2001 年版；[瑞]布伦诺·S·弗雷、阿洛伊斯·斯塔特勒:《幸福与经济学——经济和制度对人类福祉的影响》，北京大学出版社 2006 年版；T. Paul Schultz. Health and Schooling Investments in Africa. Working Papers 801, Economic Growth Center, Yale University, 1999。

③ K. J. Arrow. Uncertainty and the Welfare Economics of Medical Care. American Economic Review, 1963, 53(5): 941-973.

前的需求，不是减少公共供给，而是要扩大医疗保险体系覆盖面[①]。

Fiona Ferguson、艾维瓦·罗恩、张奇林、林义等[②]对不同国家农村医疗保障发展的背景、发达国家与发展中国家医疗保障程度、发展水平等进行了比较研究，认为发达国家在福利经济学理论、凯恩斯的国家干预理论、新自由主义经济理论等影响下，将社会医疗保障制度由城市逐步普及到了农村，基本实现了全民医疗保障；发展中国家和地区也开始逐步实施和推广农村医疗保障制度。根据他们的研究和总结，农村医疗保障制度的模式主要有国家免费医疗保障型，如英国、越南等实行的福利性的全民医疗保障制度；社会医疗保障型，如日本的"国民健康保险"；社区合作医疗型，如泰国的"30 铢计划"和中国传统的农村合作医疗制度；商业医疗保障制度，美国则是其典型。

印度是亚洲的人口大国和农业大国，泰国的人口结构则与中国非常类似，而且两国都是发展中国家，但它们的医疗保障的覆盖率却非常高。Gumber[③]研究了泰国的全民医疗保障以及其农村推行的健康卡制度，他认为泰国的健康卡制度为基层农民提供了较好的基本医疗和预防保健，但存在着资金不足、覆盖人群少、抗御大病风险能力差的问题。Anil Gumber，Dave 和 Patrick Krause 等人[④]对印度农民享有的卫生保健水平、农村健康保障体系构成以及缺陷进行了深入的研究，印度国民健康保障体系由政府提供的正式健康保险计划和非正规部门提供的非正式健康保险计划构成，虽然农民被全民的医疗保障体系所覆盖，但农村医疗卫生资源贫乏，医疗费用支出尤其是住院费用还是大大地超过了农民的负担能力，不过大量非政府组织为非正规部门劳动者提供的健康保障起到了很重要的作用。

---

① [法]卡特琳·米尔丝:《社会保障经济学》，郑秉文译，法律出版社 2003 年版；[美]J·A·奥尔贝奇、B·K·克瑞姆果尔德等:《收入、地位与健康》，叶耀先总编译，中国建筑出版社 2002 年版；[美]艾维瓦·罗恩等:《医疗保障政策创新》，王金龙译，中国劳动社会保障出版社 2004 年版；[英]尼古拉斯·巴尔:《福利国家经济学》，郑秉文译，中国劳动社会保障出版社 2003 年版。

② Fiona Ferguson. Provision of Accessible Health Care in Rural Areas. Countryside Agency，3rd December，2002；[美]艾维瓦·罗恩等:《医疗保障政策创新》，王金龙译，中国劳动社会保障出版社 2004 年版；刘岚:《医疗保障制度模式与改革方向》，中国社会出版社 2007 年版；乌日图:《医疗保障制度国际比较》，化学工业出版社 2003 年版；张奇林:《美国医疗保障制度研究》，人民出版社 2005 年版；林义:《农村社会保障的国际比较研究及启示研究》，中国劳动社会保障出版社 2006 年版。

③ A. Gumber. Facets of Thailand Healthcare Market—Some Issues. Saket Industrial Digest，1998.

④ Anil Gumber. Health Insurance for the Informal Sector: Problems and Prospects. Bulletin of the World Health Organization，2002(79)；Dave Priti. Community and Self-Financing in Voluntary Health Programmes in India. Health Policy and Planning，1991(6)；Patrick Krause. Non-profit Insurance Schemes for the Unorganised Sector in India. Saket Industrial Digest，2001.

（二）农村合作医疗作为一种社区医疗

合作医疗的筹资方式是一种社区医疗筹资，属于“小额保险”的一种。由世界卫生组织、世界银行、国际劳工组织等机构发起或组织进行的相关研究[①]就社区融资的现状、问题和前景，资源筹措和风险统筹是否能满足医疗需要等相关问题进行了探讨。Melitta Jakab[②] 在其他学者分类研究的基础上，进一步将社区医疗融资计划分为社区成本分担、社区预付和相互健康组织、医疗服务提供者医疗保险、政府和社会保险支持、社区推动的计划等五类。他们还对社区医疗融资的绩效进行了分析，认为通过社区的广泛参与能提高低收入农村居民对卫生服务的可及性，但同时也存在在没有外界的支持下，贫穷的人经常不能参加，风险集合的规模小，农村社区的管理能力普遍缺乏等诸多不足。Alexander S. Preker 等[③]通过对穷人与富人在健康融资安排方面的差别进行分析，也发现大多数社区融资计划都是在严重的经济约束、政治不稳定以及缺乏良好治理的情境下发展的，穷人卫生服务存在着融资不足的问题。在这种不利的情况下，政府等外界力量的捐赠与外围支持往往在医疗服务融资和疾病成本的风险管理中发挥着强有力的作用，能降低社会疾病成本，提高穷人对卫生服务的可及性，促进小额医疗保险的可持续发展[④]。

许多学者还进行了微观水平上的调查和研究，认为通过社区健康融资的预付和风险分担可以提高贫困人口对基本卫生服务的可及性，在一定程度上保护他们免遭疾病导致的贫困，但是社会排斥往往导致最贫穷的人经常不能全部参加这些计划，而需要设计科学精致的计划方案来加以克服。如 William C. Hsiao 考察了亚洲地区社区健康融资的经验，认为社区健康融资计划的成功主

---

① Alexander S. Preker, Guy Carrin, Daivi Dror, Melitta Jakab, William C. Hsiao, and Dyna Arhin-Tenkorang. Rich-Poor Differences in Health Care Financing. (in) Alexander S. Preker and Guy Carrin (eds.). Health Financing for Poor People. Washington, D. C.: The World Bank, 2001; William C. Hsiao. Unmet Health Needs of Two Billion: Is Community Financing a Solution Health. Nutrition and Population Discussion Paper, The World Bank, September, 2001.

② Melitta Jakab, Modle on Organizational Reform and Management of Public Providers: Focus on Hospital . Genera: The World Bank, 2000.

③ Alexander S. Preker, C. John Langenbrunner, and Emi Suzuki. Deficit Financing of Health Care for the Poor. (in) Alexander S. Preker and Guy Carrin (eds.). Health Financing for Poor People. Washington, D. C.: The World Bank, 2004.

④ Bernd Balkenhol and Craig Churchill. From Microfinance to Micro-health Insurance. (in) David M. Dror and Alexander S. Preker (eds.). Social Reinsurance. A New Approach to Sustainable Community Health Financing. Washington, D. C.: The World Bank, 2002.

要取决于其制度设计、管理、组织以及制度特征的性质；Dyna Arhin-Tenkorang[①]则研究了非洲地区的社区健康融资，认为通过直接的使用者付费则需要动员更多的资源，非洲贫穷国家的非正规部门个人由于缺乏合适的保险安排，得不到合适的卫生服务；Johannes[②]、Pia Schneider 等[③]、Ranson 等[④]分别对塞内加尔农村地区、乌干达地区、印度的社区医疗融资在财务保障和提高卫生服务可及性方面的作用进行了调查研究。

（三）国外学者对中国农村合作医疗制度的研究与评价

国际上对中国农村合作医疗问题的研究，大致可以分为两个部分：在 20 世纪 80 年代之前，主要将中国作为向大量的低收入农村人口提供初级卫生保障的成功典型进行介绍。如 David M. Lampton[⑤]分析了中国 20 世纪 60、70 年代农村合作医疗成功运作的特征和环境支持，并探讨了其他国家借鉴中国模式的可能性以及制约因素；Victor W. Sidel 等[⑥]分析了中国 60、70 年代的卫生保健制度，着重考察了农村的三级卫生体制以及合作医疗。20 世纪 80 年代初，世界银行和世界卫生组织都曾派专家组来中国考察农村医疗卫生，并将中国农村实行的合作医疗制度誉为发展中国家群体解决卫生经费的唯一范例，还强调指出，“一个有效的、强有力的和资金充裕的卫生教育基础设施，对于减少接触慢性病危害因素的任何合理方法来说，是一个非常关键的因素”[⑦]。

但 20 世纪 90 年代以后，大量的文献主要集中在分析中国经济体制改革给农村合作医疗、农村卫生保健体制带来的不利影响，以及合作医疗解体的原因

---

① Dyna Arhin-Tenkorang. Experience of Community Health Financing in the African Region. (in) Alexander S. Preder and Guy Carrin (eds.). Health Financing for Poor People. Washington, D. C.: The World Bank, 2004.

② Johannes Paul Jutting. Financial Protection and Access to Health Care in Rural Areas of Senegal. (in) Alexander S. Preker and Guy Carrin (eds.). Health Financing for Poor People. Washington, D. C.: The World Bank, 2004.

③ Pia Schneider and Francois Diop. Community-based Health Insurance in Rwanda. (in) Alexander S. Preder and Guy Carrin (eds.). Health Financing for Poor People. Washington, D. C.: The World Bank, 2004.

④ M. K. Ranson, and K. R. John. Quality of Hysterectomy Care in Rural Gujarat: The Role of Community-based Health Insurance. Health Policy and Planning, 2001, 16(4): 395-403.

⑤ David M. Lampton. Development and Health Care: Is China's Medical Programme Exportable? World Development, 1978(6): 621-630.

⑥ Victor W. Sidel and Ruth Sedel. The Development of Health Care Services in the People' Republic of China. World Development, 1975(3): 539-549.

⑦ 世界银行：《中国：卫生模式转变中的长远问题与对策》，中国财政经济出版社 1994 年版，第 65 页。

和后果。Gerald Bloom 等[①]分析了中国农村合作医疗解体的原因,及其对农村卫生服务可能带来的影响,并对 90 年代农村合作医疗的恢复作了评价。Mwabu等[②]从健康保险市场的角度来研究农村合作医疗。他们认为,由于缺乏医疗保险,包括中国在内的发展中国家的医疗价格非常重要,医疗服务价格的上升会降低医疗卫生服务的可及性,尤其会影响贫困人群的健康状况。Christopher J. Smith 等[③]分析了当时中国的现代化和卫生服务体制,考察了经济改革对卫生体制的影响,分析了中国的不同区域,特别是城乡之间卫生保健的不平等现象,揭示了城乡健康越来越大的不平等缺口。

哈佛大学的刘远立等[④]将中国农村划分为"三个世界",并相应提出三种健康保障模式,同时进一步分析了三种模式的筹资、受益及对贫困的影响。他们的研究认为,在市场经济环境下,要理解市场力量的局限性和重新界定政府的角色,而且农村医疗保障要有多元化的基金来源;中国政府在加强农村地区医疗保障制度建设时,应当特别注意相关政策效果之间的协调问题,不同农村政策目标之间的矛盾可能会削弱政府在建立农村合作医疗制度方面的成就。联合国儿童基金会[⑤]资助了中国 10 个贫困县合作医疗试点的干预研究,重点关注中国贫困地区农村合作医疗建立和可持续发展的影响因素,通过调查数据说明了农村的支付能力和支付意愿、合作医疗的组织和管理体制、政府的支持和政策约束等都是影响合作医疗可持续发展的因素。冯学山、G. Bloom 等[⑥]的研究

---

① Feng Xueshan,Tang Shenglan. Gerald Bloom and Others. Cooperative Medical Schemes in Contemporary Rural China. Social Science & Medical,1995,41(8):1111-1118.

② Mwabu. Health Care Decisions at the Household Level: Result of Health Survey in Kenya. Social Science and Medicine,1986(22):313-319; Anil B. Deolalikar. The Demand for Health Service in a Developing Country: The Role of Price,Service Quality,and Reporting of Illness. Handbook of Applied Economic,2004.

③ Christopher J. Smith. Modernization and Health Care in Contemporary China. Health & Place,1998,4(2):125-139; Bjorn Gustafsson,Li Shi. Exenditures on Education and Health Care and Poverty in Rural China. China Economic Review,2004(15):292-301; Offra Anson,Shifang Sun. Health Inequalities in Rural China: Evidence from Hebei Province. Health & Place,2004(10):75-84; Xiaobo Zhang,Ravi Kanbur. Spatial Inequality in Education and Health Care in China. China Economic Review,2005(16):189-204.

④ Yuanli Liu,Keqin Rao and Shanlian Hu. Towards Establishing Rural Health Protection Systems in China. Paper for Seminar on China's Rural Social Security,2001(6);刘远立等:《中国农村的"三个世界"与 3 种健康保障模式》,《中国卫生经济》2002 年第 4 期;刘远立等:《中国农村健康保障制度的现状分析》,《中国卫生经济》2002 年第 4 期。

⑤ 刘远立等:《中国农村贫困地区合作医疗运行的主要影响因素分析——10 个县干预试验结果》,《中国卫生经济》2002 年第 2 期。

⑥ 冯学山、汤胜蓝、顾杏元、G. Bloom、M. Segall:《中国农村医疗保健制度的实践与展望》,《卫生经济研究》1994 年第 5 期。

也认为，中国政府应在农村合作医疗中发挥相应的作用，包括拓宽合作医疗资金来源，制定相应的合作医疗管理的法律框架，为公众提供更多的信息，控制医疗服务的费用水平等。只有将重建中国农村合作医疗看成地方政府财政、管理和职能等多项改革的一部分，其发展才有可能获得成功。汪宏、Winnie Yip 等[①]则根据调查数据进行分析，建议政府将补贴投向低收入农民，降低共付率，提高农民的受益公平性。

(四)中国农村合作医疗制度的变迁及理论解释

合作医疗制度出现以后，《健康报》[②]刊发、编辑了一系列评论，指出合作医疗是“群众性的新的医疗制度，是具有共产主义性质的公共福利事业，便利群众，促进生产，且能贯彻预防为主的方针，加强预防和治疗工作，应当大力推广”。该报介绍了河南省正阳县、桐柏县等地举办合作医疗的方法，论证了合作医疗的优越性，并对实践中出现的问题进行了探讨，“各地要加强领导，热情支持，大作宣传，统一认识，积极推行，认真办好”。1968 年毛泽东批发了湖北省长阳县乐园公社举办合作医疗的经验，并称赞“合作医疗好”。从 1968 年 12 月 8 日到 1969 年 12 月 27 日，《人民日报》连续推出了 24 期有关农村合作医疗制度的大讨论和报道。讨论的内容相当广泛，这一时期的研究是一个对农村合作医疗制度观察与实践同步的过程，但受政治因素影响明显。

对于我国农村医疗保障以及合作医疗制度的变迁及其理论根源，许多学者都进行了探索研究。夏杏珍[③]从社会史的角度出发，阐述了农村合作医疗的发展历程，总结了 20 世纪 80 年代以前计划经济时期的农村合作医疗实践的主要经验。她认为，政府的主导作用、比较完善的制度和具体操作是比较成功的，而制度实施的环境是最薄弱的。王红漫[④]则将中国农村合作医疗的发展分为五个阶段，并分析了合作医疗没有得到发展壮大的原因。汪时东等[⑤]系统地阐述了农村合作医疗产生、发展、挫折、恢复、重建，以及新型农村合作医疗的提出和建立过程。张自宽等[⑥]则以时间的变迁为主线，系统、全面地分析了合作医疗制度，并认为合作医疗制度的推行对农民的卫生保健发挥了很大的作用。李华[⑦]

---

① 汪宏、Winnie Yip、张里程等：《中国农村合作医疗的受益公平性》，《中国卫生经济》2005 年第 2 期。

② 《让合作医疗遍地开花》，《健康报》，1958 年 9 月 13 日；健康报编辑部编：《介绍民办合作医疗的经验》，人民出版社 1958 年版；张自宽：《积极推行集体保健医疗制度》，《健康报》1960 年 5 月 18 日。

③ 夏杏珍：《农村合作医疗制度的历史考察》，《当代中国史研究》2003 年第 5 期。

④ 王红漫：《大国卫生之难——中国农村医疗卫生现状与制度改革探讨》，北京大学出版社 2004 年版，第 3—5 页。

⑤ 汪时东、叶宜德：《农村合作医疗制度的回顾与发展研究》，《中国初级卫生保健》2004 年第 4 期。

⑥ 张自宽、赵亮、李枫：《中国农村合作医疗 50 年之变迁》，中国农村研究网 http://www.ccrs.org.cn/

⑦ 李华：《中国农村合作医疗制度研究》，经济科学出版社 2007 年版，第 130 页。

从计划经济时期、过渡时期和市场经济起步阶段、市场经济初步形成时期三个阶段分析了中国农村合作医疗所面临的制度环境及其对合作医疗的影响，认为两者的良性互动才能实现制度向更高效率的演化。

对于传统农村合作医疗为什么难以持续，过渡时期的恢复和重建为什么没有取得较好的绩效，不同的学者从制度设计、制度环境、政策与管理制度、经济方面等诸多角度进行了阐释。朱玲[①]通过考察中国农村合作医疗制度的发展历史，认为合作医疗制度从一开始就存在着制度设计上的致命缺陷，因而在目前合作医疗制度的框架内是无法解决其面临的问题的，必须改革整个农村医疗卫生体系的基础架构，并在此基础上对有限的医疗卫生资源进行理性的配置。顾昕等[②]认为，计划经济时期的农村合作医疗之所以取得奇迹般的绩效，并不是其制度本身具有任何优越和创新之处，而是当时的外部环境，即低成本的医疗递送服务体系、强大的政治动员机制等，令逆向选择和成本控制问题消解。陈秋霖[③]认为，医疗市场的信息不对称会导致严重的市场失灵，而计划经济时期集体所有制基础的解体等导致合作医疗不能持续。谢圣远[④]对合作医疗制度的历史进行了回顾和反思，他认为，“现存的合作医疗制度框架，虽然不能说是计划经济体制的必然产物，但却可以说计划经济为其提供了必要的制度环境，而市场经济的确立则是其崩溃的根本原因”。

（五）中国农村合作医疗制度中政府职能的定位

许多研究都认为，政府应该在农村合作医疗制度以及医疗保障体系的建设中发挥更加重要的作用，如立法、融资、管理等各个方面。王延中等[⑤]认为，国家的重视和支持是建立农民医疗保障的根本前提。中国城乡之间的差距现实存在，短期内不可能使城乡医疗保障统一起来，从某种程度上说，农民比城镇职工更需要国家在医疗保障方面的支持和保护，国家不可以逃避保障农民健康的责任。政府的责任主要包括：从全国范围内合理布局卫生资源，切实降低医疗费

① 朱玲：《恢复公共支持——农村卫生的脱困之路》、《公办村级卫生室对保障基本医疗保健服务供给的作用》，《中国人口科学》2000 年第 4 期。

② 顾昕、方黎明：《自愿性与强制性之间——中国农村合作医疗的制度嵌入性与可持续性发展分析》，《社会学研究》2004 年第 5 期。

③ 陈秋霖：《农村合作医疗为何推行困难？——需求角度的一种解释》，《社会科学战线》2003 年第 4 期。

④ 谢圣远：《农村合作医疗制度的历史回顾与发展反思》，《中国卫生经济》2005 年第 4 期。

⑤ 相关文献参见：王延中：《基本医疗保障不应忘记农民》，《人大复印资料 · 社会保障制度》2001 年第 11 期；王延中：《如何保障农民的健康》，《经济研究参考》2002 年第 35 期；王延中：《试论国家在农村医疗卫生保障中的作用》，《战略与管理》2001 年第 3 期；林闽钢：《中国农村合作医疗制度的公共政策分析》，《江海学刊》2003 年第 3 期；欧阳仁根：《试论国家在建立农村社会保障制度中的职责》，《财贸研究》2003 年第 3 期。

用，完善公共卫生保健体系，统一和提高政府及全社会对合作医疗的认识等。王延中还从维护社会公正和体现社会道义的角度出发，阐述了消除城乡医疗保障之间差别的理由，并指出国家需要在农民合作医疗制度、医疗保障制度的制度设计和财政投入方面采取更加积极的措施。

朱玲[①]认为，政府支持、公共支持对农村医疗卫生保障制度非常重要。计划经济时期的传统农村合作医疗之所以取得巨大的成就，与1965年当时国家最高领导人毛泽东"把医疗卫生工作的重点放到农村去"的指示是密不可分的，农民对基本医疗服务广泛的可及性与政府对群体预防获得的强有力支持是取得如此成就的重要原因。在经济转轨的过程中，政府对农村公共卫生的支持逐步减弱，是农村医疗保障服务供给领域出现问题的重要因素。朱玲主张扩大公共卫生服务供给，提出了重建村级公立卫生室、增加对农村防疫防病等投资、直接设立政府或非政府医疗救济基金来扶助贫困人群等政府干预的路径。梁春贤[②]认为，政府在新型农村合作医疗中负有制度设计的责任，应给予财政补贴，并承担其运行成本，同时要充分发挥监管责任。

此外，平新乔[③]还进行了实证研究，认为政府的投入水平对于减少农民医疗保障负担的作用与农民收入水平之间存在正相关性。即地区经济发展水平越高，农民医疗保障支出与收入水平的相关性越不显著；而经济发达地区的政府财政卫生支出在降低农民医疗负担方面的作用显著高于经济欠发达地区。

（六）对新型农村合作医疗运行机制的评价

新型农村合作医疗试点以来，以分析试点地区实施情况的案例研究以及理论研究都在不断深化。胡善联[④]根据财务决算报表分析了2003年全国304个试点县、6444个乡的新型农村合作医疗制度筹资和运行状况，认为新型农村合作医疗试点一年以来运行基本平稳，但不能防止农民的因病致贫问题；中央和省、市(地)政府的财政拨款往往比较滞后。

---

① 朱玲：《恢复公共支持——农村卫生的脱困之路》、《公办村级卫生室对保障基本医疗保健服务供给的作用》，《中国人口科学》2000年第4期；朱玲：《健康投资与人力资本理论》，《经济学动态》2002年第8期；朱玲：《农村健康教育和疾病预防》，《人口学与计划生育》2003年第2期；朱玲：《政府与农村基本医疗保健保障制度选择》，《中国社会科学》2000年第4期。

② 梁春贤：《论农村合作医疗制度中政府的责任》，《经济问题》2006年第5期。

③ 平新乔：《从中国农民医疗保健支出行为看农村医疗保健融资机制的选择》，《管理世界》2003年第11期。

④ 胡善联：《全国新型农村合作医疗制度的筹资运行状况》，《中国卫生经济》2004年第9期。

邓大松等[①]对新型农村合作医疗制度各利益相关主体的行为进行了分析，认为农民对制度赞成并缴费入保是新型农村合作医疗运行的第一步，也是整个制度建立与运行的基础和前提，并针对各利益主体状况，提出了协调各主体行为的措施。邓大松通过对河南省新乡市所辖的获嘉和封丘两县进行调查，认为在新型合作医疗制度的推行过程中，采取商业保险公司代理结算业务的操作模式具有很大优势，并对新农合制度的进一步推行提出了建议。胡苏云[②]从不同地区和阶层的角度分析了中国大部分农村人口面临的最大困境是医疗风险大，指出新型农村合作医疗制度设计旨在减少这种风险，但具体制度设计中对穷人的医疗干预效果仍然有很大局限，今后要从健康理念、医疗保险、医疗服务和政府作用角度加以完善。

顾昕等[③]在云南省玉龙县进行了新型农村合作医疗的实地考察，通过对筹资、覆盖面、资金监管、补偿方法等各方面的分析，认为有诸多负面因素影响了新型农村合作医疗的可持续发展，而且许多问题都不是在试点范围内能够控制和解决的。邓镜业等[④]采用随机整群抽样方法对广东省 7 个市 923 户农民进行问卷调查，探讨了影响广东省农民参加新型农村合作医疗的现状及其影响因素。韩俊等[⑤]则历时两年，在全国 25 个省(自治区、直辖市)的 119 个县实地访谈了近 150 个村庄的上千名农户，选取了东部、中部、西部的 3 个样本县，通过真人真事来反映中国农村医疗保障体系的现状，呈现新型农村合作医疗的推进状况，用点面结合的方式，剖析农村医疗保障体系存在的问题，并对新型农村合作医疗的未来发展方向进行了展望。

(七)改革新型农村合作医疗制度的建议

新型农村合作医疗制度的未来发展是走向社会医疗保障还是只限定于农民医疗互助共济，很大程度上取决于其性质。但是，到目前为止，还没有一部正式的规则和文件来明确界定新型农民合作医疗制度的性质，学术界的讨论也存在争议，没有明确的答案。2003 年 1 月出台的《关于建立新型农村合作医疗制度的意见》曾指出，新型农村合作医疗是由政府组织、引导、支持，农民自愿参加，个人、集体和政府多方筹资，以大病统筹为主的农民医疗互助共

---

① 邓大松、杨红燕：《新型农村合作医疗制度利益相关主体行为分析》，《中国卫生经济》2004 年第 8 期；邓大松、张国斌：《关于新型农村合作医疗制度探索中的思考》，《学习与实践》2007 年第 2 期；邓大松：《论我国新型农村合作医疗制度中政府的作用》，《江西社会科学》2006 年第 5 期。

② 胡苏云：《中国农村人口医疗保障：穷人医疗干预视角的分析》，《中国人口科学》2006 年第 3 期。

③ 顾昕、高梦滔、姚洋：《诊断与处方：直面中国医疗体制改革》，社会科学文献出版社 2006 年版。

④ 邓镜业、杨东群等：《广东省新型农村合作医疗参保情况及影响因素调查》，《实用全科医学》，2007 年第 5 期。

⑤ 韩俊、罗丹：《中国农村卫生调查》，上海远东出版社 2007 年版。

济制度。

第一,建立社会保险制度。朱玲[①]认为,农村合作医疗制度在分散风险方面会面临一些两难的操作性问题,如保障规模与风险分散能力的矛盾、自愿参加与逆向选择的矛盾、患病人群与低收入人群不相重合的矛盾等,因而“实行强制性保险不失为一条出路”。张琪[②]则认为,从消除二元社会结构,将农村医疗保障纳入国家社会保障总体计划的长远角度来看,社会医疗保障制度无疑是优于合作医疗制度的一种保障模式。也有部分学者[③]认为,新型农村合作医疗虽然采用自愿参加的原则,不属于真正意义上的社会医疗保险,但是政府的责任意义重大,因而具有社会保险的性质,是初级阶段的社会医疗保险,新型农村合作医疗已经由社区型医疗保障向社会医疗保障制度发展,初步具有了社会医疗保障的相关要素。从长远来看,新型农村合作医疗必定发展为社会医疗保障制度。政府应为新型农村合作医疗发展提供资金,将其纳入规范化轨道,从法律上来保障。

第二,创办合作组织。有些官员、学者[④]认为,新型农村合作医疗制度的保障水平、保障程度都有限,虽然在很多方面都有发展,但在性质上,却与传统的合作医疗没有质的变化,都是互助共济制度。中国社会保障研究课题组从当前中国农村社会保障建设中的资金约束和社会资源约束出发,提出以培育农民的合作组织为重点的建设思路。他们认为,中国农村普遍较低的经济水平和地区间及地区内经济发展的不平衡性,使得在很长一段时期之内,中国农村都不适合采用社会医疗保险模式。在医疗保障问题上,在政府扶持下培育起来的合作组织可以首先扮演医疗消费合作社的角色,以群体方式交涉和购买医疗保健服务,从而也承担起控制医疗费用的作用,随着合作组织的发展,它还可以承担其他综合性功能。发展合作组织可以改善社会团结,提高社会资源的存量[⑤]。王俊华[⑥]根据中国农村医疗保障制度改革的示范点苏南的创新模式,提出了一种走农村社区卫生保障的新途径。

---

① 朱玲:《政府与农村基本医疗保健保障制度选择》,《中国社会科学》2000 年第 4 期。

② 张琪:《中国医疗保障——理论、制度与运行》,中国劳动社会保障出版社 2003 年版,第 155—156 页。

③ 李华:《中国农村合作医疗制度研究》,经济科学出版社 2007 年版,第 130 页;孙淑云、柴志凯:《论政府在建立新型农村合作医疗制度中的责任》,《卫生经济研究》2004 年第 6 期。

④ 朱庆生:《在卫生部中国新型农村合作医疗试点工作进展情况新闻发布会上的讲话》,人民网,2004 年 11 月 5 日。

⑤ 唐旭辉:《农村医疗保障制度研究》,西南财经大学出版社 2006 年版,第 10 页。

⑥ 王俊华:《论 21 世纪苏南农村医疗保障体系的创新》,《社会保障制度》2001 年第 4 期。

第三，开展多形式、多层次的农村医疗保障制度。饶克勤等[①]认为，不同地区不同时期农村居民的健康类型应有所不同，中国发达的东部地区、中部地区、比较贫穷的西部地区农村人口的健康模式和卫生服务需求有着明显的差别，应该因地制宜，分别采取医疗保险、合作医疗和医疗救助的健康保障形式。丁少群等[②]认为，应该根据不同地区经济社会和人文发展的差异性来选择不同的农村医疗保障模式，同时注重发挥非正式医疗保障制度的作用。刘岚等[③]诸多学者认为目前中国的医疗保障还不可能是全民统一的制度，但是可以建立多层次、多样式的适合不同群体要求的医疗保障制度，而且医疗救助制度是其重要组成部分。

三、研究框架

全书由总论、六章和结语组成。总论包括两部分：第一部分是研究问题的背景和意义，阐明选题的学术价值和实践意义；第二部分是对近年来国内外在这一领域里研究最新进展的综述和评价，以此论证深入系统地运用制度经济学理论对中国农村合作医疗制度进行分析和研究是有一定的探索空间而且是必要的。

第一章阐述了构建农村合作医疗制度的经济学理论。从一定程度上讲，农村合作医疗制度是一项制度安排，因此制度经济学的相关命题是本文研究的重要的理论基础。本章介绍了制度的定义、内涵以及制度的构成与功能。农村合作医疗制度作为一种制度安排，同其他制度安排一样，具有公共物品的属性，因此政府无论在理论逻辑上，还是在现实上都应该是合作医疗制度最大的或主要的供给者。与此相适应，农村合作医疗制度必然以自上而下的强制性制度安排为主要的制度变迁路径模式。农村合作医疗制度作为一种优效品，具有正的外部性，这种正的外部性意味着成熟的合作医疗制度的社会收益大于个人收益，所以在制度供给的意愿上，政府的热情高于民众的热情。同时，由于医疗卫生服务及保险是典型的信息不对称行业，从而使得逆向选择和道德风险问题较其他领域更为突出。从社会经济发展的视角来看，正义和自由是人类不断追求的目标，而这些目标是通过包括健康权在内的人权实现而实现的。此外，医疗保障制度是社会保障制度体系的核心构成部分，它不仅能够分散风险，调节收入

---

① 饶克勤、刘远立：《中国农村卫生保健制度及相关政策问题研究》，载卫生部统计信息中心编：《卫生改革专题调查研究：第三次国家卫生服务调查社会学评估报告》，中国协和医科大学出版社 2004 年版，第 34 页；刘远立等：《中国农村的“三个世界”与 3 种健康保障模式》，《中国卫生经济》2002 年第 4 期。

② 丁少群：《农村医疗保障：新型农村合作医疗该向何处去》，《中国卫生经济》2005 年第 3 期。

③ 刘岚：《医疗保障制度模式与改革方向》，中国社会出版社 2007 年版，第 125、180 页。

分配，而且还具有培育人力资本的功能。因此，政府不仅要校正市场失灵，而且还要有所作为，即通过建立相应的医疗保障制度，以弥补自发的市场机制在医疗保障供给上的不足。

第二章回顾了中国农村合作医疗制度的变迁路径，并对其制度变迁的特征进行了分析。本章从纵向的、历史的角度追溯农村合作医疗制度的变迁过程，分析了传统农村合作医疗制度的萌芽、产生和发展的历程，由计划经济向社会主义市场经济转轨时期，传统农村合作医疗制度解体的过程；新型农村合作医疗制度实施的状况描述。从一般意义上讲，制度非均衡是导致制度变迁的内在原因，中国农村合作医疗制度的变迁正是沿着一条传统体制的类似于僵化的均衡到转型时期的不均衡，再到目前与制度创新过程相适应的，逐步摆脱非均衡状态的动态过程。当然，农村合作医疗制度变迁本身具有鲜明的特质，比如从制度变迁的类型来看，它是强制性制度变迁与诱致性制度变迁的统一；从制度变迁的主体来看，它是政府、农民个人等多元主体的共同组合。

第三章分析了农村合作医疗制度变迁的原因。制度总是镶嵌在制度环境中的，农村合作医疗作为重要的社会制度，是镶嵌在整个社会制度体系中的一项具体制度安排。传统农村合作医疗是一种低水平的普惠的保障制度，支撑它的基础性制度是公有制以及公有制在农村的表现形式——集体所有制，当社会制度环境发生变化，计划经济向市场经济转型时，传统农村合作医疗赖以生存的社会经济条件以及支撑它的意识形态也必将随之改变。转型社会对传统体制下农村医疗保障制度的变革要求，必将构成社会整体制度变革的不可分割的组成部分，尽管农村医疗保障制度相对于其他经济制度显示出明显的滞后性。

在计划经济向市场经济转型的头 20 多年间，农村合作医疗制度犹如黑夜中的闪电，偶尔闪现出几丝光亮，个别地方该项制度一直发挥着良好的功能，但从总体来看，依然看不到合作医疗制度在全国复兴的希望。在中国改革开放的头 10 年，农村合作医疗制度本身并没有随着社会经济制度的变迁同时发生改变，它显得与转型社会的制度环境非常不相适应。在“发展是硬道理”的思想指导下，各级政府把主要的精力和资源都投入经济建设中，农村合作医疗制度成了“被遗忘的角落”，呈现出制度供给严重不足的状态。与此同时，由于合作医疗制度本身具有外部性和公共产品等属性，农民作为“理性”的经济人很难有热情去促进制度变迁，农民作为诱致性制度变迁的主体，其变迁意愿的缺乏从另一方面加剧了制度供给的不均衡。农村合作医疗制度在相当长时期摆脱类似于僵化的传统体制的均衡，然而却走进由“无政府”导致的制度覆盖率低，甚至制度空白的状态。经过转轨时期的长久的无效和低效状态，当政府意识到改革的预期收益大于成本、能够收获在原体制内收获不到的好处之时，新型农村合作医疗制度作为一种强制性的制度安排得以出现。

第四章是对农村合作医疗制度的绩效与约束分析。传统农村合作医疗制度在当时的历史条件下发挥了重要的作用:第一,在较短时间内基本解决了农村缺医少药和农民看病问题;第二,与完善的农村三级医疗预防保健网一起,使危害农民最重的传染病、地方病逐步减少或消灭;第三,合作医疗制度促进了农村经济社会的发展,减轻了农民的疾病经济负担,减少了因病致贫、因病返贫等现象。

由于社会环境和经济环境都发生了变化,转轨时期,传统农村合作医疗制度生存面临着前所未有的压力,随着改革开放的日益深入,支撑传统农村合作医疗制度的社会经济条件与意识形态都发生了根本的变化,土地经营权的私人化取代了从前的生产资料集体所有,个人支付取代了传统体制下的“大锅饭”。然而,在中国社会制度变迁的大环境下,农村合作医疗却在经历传统制度的解体、变化了的制度环境下的恢复、新的制度的重建,这样一个近 20 年的并不太短的动荡过程。动荡带来了制度供给短缺,以及与此相适应的制度覆盖率极低的事实,造成了医疗卫生费用居高不下,使局部地区农民健康状况出现恶化,医疗卫生服务供给的可及性差,以及医疗卫生费用筹资的不公平。由于转型时期政府理性的有限性,即由于对市场经济条件下的医疗卫生事业认知的缺乏,造成了政府在资金投入、市场监控、信息供给上的缺位;由于农民个人对创建新的合作医疗制度缺乏热情;又由于路径依赖和意识形态的刚性,对试图设置的新的合作医疗制度的建设仍然停留在原来的制度框架之内,没有新的突破。所以,传统的农村合作医疗制度“一脚”拔出了传统,而“另一脚”又在转型的土壤上没有找到立足之地。

与构建和谐社会相适应,2003 年中央政府主导实施了“新型农村合作医疗制度”,规定了统筹层次、管理体制、筹资机制、补偿机制、基金管理与监督机制、医疗服务管理机制等。与传统制度相比,新型合作医疗制度有四个方面的特点:第一,遵循了医疗保险的原理,以大病重病医疗保障为主;第二,政府提供补贴;第三,以县为单位统筹,社会化程度较高;第四,运作模式基本套用了城镇职工基本医疗保险模式。从全国近五年的新型农村合作医疗制度的开展情况来看,政府在福利国家理念下的对农村医疗保障的强有力财政支持,为新型农村合作医疗制度的可持续发展提供了良好的制度环境。新型农村合作医疗制度已初步显示出社会、政治和经济等方面的效应。但是,新型农村合作医疗制度在设计上仍然存在着一些“致命性”的缺陷:如有些制度安排和制度环境尚未协调、制度目标在覆盖与受益方面存在着不公平、制度内容也有不合理的地方、约束机制还存在着缺失,等等。此外,作为需求方的农民对合作医疗的支持和参与程度，医疗卫生体制、医疗机构、保险机构等供给方所承负的功能和职责等，都将影响新型农村合作医疗制度的可持续发展。

第五章介绍了部分国家的医疗保障体制及其对建立我国可持续发展的新型农村合作医疗制度的启示。世界上已有众多国家实行了医疗保障制度，如德国、美国、英国、新加坡等都形成了不同的典型模式。不同的医疗保障模式具有不同的绩效，其中，德国模式的综合绩效最好，英国模式具有较好的公平性，处于第二位，新加坡模式具有较好的制度适应性，位居第三，美国模式的综合绩效最差。发展中国家大多处于建立医疗保障制度道路的摸索阶段，大部分国家选择了社会医疗保障制度模式。但是，以往的经典模式并不是一成不变的，它只是以往的经典，具有的是曾经的经典意义。为了应对人口老龄化、疾病模式的改变以及快速增长的医疗费用，欧洲、亚洲等国家都进行了相应的医疗体制改革。印度是仅次于中国的人口大国，日本与中国一衣带水，曾有着与中国类似的工业化进程，泰国也有着与中国类似的人口结构，但它们都有着覆盖全民的医疗保障体系。比较分析国外医疗保障制度的公平性、效率和适应性，系统地总结各国医疗保障制度安排的经验和教训，会降低我们的制度安排成本，增强制度安排的绩效。

第六章提出了完善我国新型农村合作医疗制度的政策建议。明确农村合作医疗制度建设的终极目标是实现农村公民的健康、幸福以及农村家庭和社会的发展。依据农村合作医疗的制度特征和产品特征，在借鉴国外和历史经验的基础上，我国新型农村合作医疗制度的完善，应该坚持政府主导、强制性、预付制、公平优先与兼顾效率的原则；坚持与社会生产力、与经济发展水平相适应，以基本医疗保障为基础；改善外部制度环境，走出路径依赖，进行制度创新，使新型农村合作医疗制度逐步走向与城镇接轨的社会医疗保障制度。在完善新型农村合作医疗和医疗救助等正式制度安排的同时，政府也要重视以血缘关系为主的其他农村非正式医疗保障制度的互补性作用。

第一章　农村合作医疗制度构建的理论基础

任何实践都离不开理论的指导，本章主要探讨研究农村合作医疗制度及其变迁所应具备的理论基础。

第一节　制度经济学理论

一　制度的定义与内涵

制度学派大致可分为老制度主义和新制度主义两大门派[①]。老制度主义的主要代表人物有托斯坦·凡勃伦、维斯雷·米契尔、约翰·R·康芒斯以及克莱伦斯·阿里斯等人。其中，凡勃伦和阿里斯的研究强调新技术对制度安排的影响，考察既定社会惯例和既得利益者阻碍这种变迁的方式；康芒斯则更关注法律、产权和组织及其演变，以及演变对法律、经济权力、经济交易和收入分配的影响。

在旧制度理论中，凡勃伦认为制度应被理解为自然习俗，由于习惯化和广为人知，这种习俗便成为一种类似公理的、社会生活必不可少的东西。而在康芒斯眼中，制度无非是社会控制的手段，制度的实质就是“集体行动控制个体行动”[②]，这一制度具有强迫性，但它对社会是有益的。凡勃伦以非正式制度为原

① [英]马尔科姆·卢瑟福：《经济学中的制度：老制度主义和新制度主义》，中国社会科学出版社1999年版。

② [美]康芒斯：《制度经济学》(上册)，商务印书馆1962年版，第87页。

型来理解所有的制度，因此重视的是制度的“自然性”，而康芒斯侧重的则是制度的建构性。

新制度主义也可分为几类。第一类以德姆塞茨、阿尔钦为代表人物，注重于考察产权和习惯法；第二类以奥尔森、布坎南为代表人物，侧重于对公共选择过程的研究；第三类以科斯、威廉姆森为代表人物，侧重于考察组织，广泛使用交易费用进行研究。德勒巴克和奈认为，那些被贴上“新制度主义者”标签的学者一般集中于四个研究领域：交易费用和产权；政治经济学和公共选择；数量经济史；认知、意识形态和路径依赖的作用。

新制度经济学派更多地关注特定体制形态内的相互作用，将制度划分为三种类型：第一种是宪法的秩序；第二种是制度安排，即约束特定行为模式和关系的一套行为规则，制度安排既可能是正式的，也可能是非正式的；第三种是规范性行为准则，主要来源于人们的意识形态。威廉姆森把新制度经济学分析的内容分为三个层次：制度环境、制度安排/治理机制、个体行为层次。戴维斯和诺斯则给出了两部分的划分，把制度安排与制度环境区别开来，制度环境描述了博弈规则，制度安排则是威廉姆森所称的治理机制。安德鲁·斯考特[①]借助博弈论对制度作了更为正规的限定：某种一定人数(P)的行为中的规律性(R)，当这些人是处于某个往复情境(S)中的当事人时，并且在满足下列条件的情况下，便是一种制度。这些条件包括：在 P 中的每个人都遵守 R；每个人都认为其他人也会遵守 R；在其他人遵守 R 的条件下，每个人都宁愿遵守 R；如果某人背离了 R，那么某些或所有剩余的人都将背离之，并且由于大家都背离了 R，因而其损益状况要糟于遵守 R 时的损益状况。

新制度经济学普遍接受的是道格拉斯·诺斯的制度定义，即“制度是一个社会的游戏规则，更规范地说，它们是为决定人们的相互关系而人为设定的一些制约”[②]。按照诺斯的定义[③]，制度安排是指经济单位间的安排，它治理这些单位合作或竞争的方式，它(能)为其他成员提供一个可以合作的结构或一个能影响法律或产权变迁的机制。当宪法秩序为社会经济运行系统中的外生变量时，制度安排则是内生变量，它是在现有的知识积累基础上建立起来的，取决于已有的宪法秩序和规范性行为准则，并受现有的技术水平的影响和制约。制度环境是一系列的基本的政治、社会和法律规则，它们确立了生产、交换和分配的

---

① Andrew Schitter. The Economic Theory of Social Institution. Cambridge: Cambridge University Press,1980.

② [美]道格拉斯·C·诺斯:《制度、制度变迁与经济绩效》,上海三联书店 1994 年版,第 3 页。

③ [美]威廉姆森:《对经济组织不同研究方法的比较》,载埃瑞克·G·菲吕博顿、鲁道夫·瑞切特编:《新制度经济学》,上海财经大学出版社 1998 年版,第 129 页。

基础。制度安排与制度环境是相互依赖、密不可分的，在制度的演绎过程中，两者互为前提，互相促动，共同构成了特定社会游戏规则的内涵和特征①。

综合上述新旧制度经济学关于制度范畴的归纳性描述不难看出，前述各种定义都离不开规则这个核心概念，用以限定人类行为的规则是制度的核心。因此，制度有着十分丰富的内涵：首先，制度与人的动机、行为有着内在联系，“制度提供了人类相互影响的框架，它们建立了构成一个社会，或确切地说一种经济秩序的合作与竞争关系”②。其次，制度是一种公共物品，制度作为一种行为规则，并不是针对某一个人的，但制度作为一种公共物品，又与其他公共物品有一定的区别：一是作为公共物品的制度是无形的，它是人的观念的体现以及在既定利益格局下的公共选择；二是作为公共物品的制度，可能具有排他性，如对多数人有益的制度可能对少数人并不利。最后，制度与组织是不同的，制度是社会游戏的规则，而组织是社会游戏的角色。

二 制度的构成与功能

（一）制度的构成

制度是广为人知的、由人创立的规则。根据规则的起源不同，可将制度分为内在制度和外在制度。内在制度被定义为群体内随经验而演化的规则，大量的内在制度根据经验不断演化并控制着人的相互交往，一个社会的制度框架也必须以演化的内在制度为基础；而外在制度则被定义为外在地设计出来并靠政治行动由上而下强加于社会的规则，它不同于内在制度，是由一个主体设计出来并强加于共同体的，且这种主体高居于共同体本身之上。

根据违反制度的惩罚是否有组织地、自发地发生，可以将制度区分为正式制度和非正式制度。制度所提供的一系列规则通常是由社会认可的非正式制度、国家规定的正式制度和实施机制所构成。这三个部分就是制度构成的基本要素。

1. 非正式制度

非正式制度“来源于所流传下来的信息以及我们称之为文化的部分遗产”③。这里的文化可定义为，“一代一代地遗承，或者通过对知识、价值或其他要素的教诲与模仿来影响行为”④。J·布坎南指出：“文化进化形成的规则……

---

① 汪洪涛：《制度经济学——制度及制度变迁性质解释》，复旦大学出版社2003年版，第12页。

② ［美］道格拉斯·C·诺斯：《经济史中的结构与变迁》，上海三联书店、上海人民出版社1994年版，第226页。

③ ［美］道格拉斯·C·诺斯：《制度、制度变迁与经济绩效》，上海三联书店1994年版，第64页。

④ ［美］道格拉斯·C·诺斯：《制度、制度变迁与经济绩效》，上海三联书店1994年版，第185页。

是指我们不能理解和不能(在结构上)明确加以构造、始终作为对我们的行为能力的约束条件的各项规则。"[①]非正式制度主要包括内在制度中的价值信念、伦理规范、道德观念、风俗习惯、意识形态等因素。其中,意识形态处于核心地位,因为它有可能取得优势地位或以"指导思想"的形式构成正式制度安排的理论基础和最高准则。

从历史上看,当正式制度出现之前,人们之间的关系主要是靠非正式制度来维持的。即使在现代社会,正式制度也只占整个制度中的很少一部分,非正式制度仍然约束着人们。事实上,要求对经济行为的所有方面进行深思熟虑是不可能的,人类每天的日常行为中绝大部分是按照习惯等非正式约束作出的,非正式制度实际上已积淀了人们在过去的实践中能有效地减少交易费用的成功经验。非正式制度的存在减少了衡量和实施成本,使交换得以发生,但是缺乏强制性的非正式制度,如果当一方不服从一项交易规则时,交换便不能发生。

2. 正式制度

正式制度是指人们自觉发明并加以规范化的一系列规则,它包括内在制度中的正式化内在规则和外在制度,具体是指,"确定生产、交换和分配基础的一整套政治、社会和法的基本规则"[②]。这些规则既有政治规则,也有经济规则,从宪法到成文法和不成文法,再到特殊的细则,最后到个别契约,它们共同约束着人们的行为。所有正式制度都可以分为:界定人们在分工中的责任的规则;界定每个人可以干什么不可以干什么的规则;关于惩罚的规则;度量衡规则。

非正式制度是正式制度构成的背景、前提和基础。但是,由于非正式制度的形成是一个漫长的过程,因而非正式制度的变革也是一个长期的过程;而正式制度则可以在短时间内形成、变更或废止。而且非正式制度内在的传统根性和历史积淀使其难以在国家或地区之间移植,而正式制度特别是具有国际惯例的那些正式规则,则比较容易从一个国家或地区移植到另一个国家或地区。新制度经济学特别指出,一个国家的正式约束只有得到社会的认可,即与非正式约束相容的情况下,才能发挥作用。因此,其他国家或地区的再好的正式约束,如果在移植中远远偏离了土生土长的非正式约束,也是"好看不中用"的。

3. 实施机制

一个国家的制度是否有效,不仅取决于这个国家的正式规则和非正式规则的完善程度,还取决于这个国家制度实施机制的健全程度。离开了实施机制,任何制度尤其是正式规则就形同虚设。而一个国家的实施机制是否有效,则主

---

① [美]J·布坎南:《自由、市场与国家》,上海三联书店1989年版,第116页。

② Davis and North. Institutional Change and Economic Growth. London: Cambridge University Press, 1971.

要取决于违约成本的高低。在现实的政治、经济生活中，制度实施机制的主体一般是国家，或者说，交换者总是委托国家来执行实施职能的。

（二）制度的主要特性

恰当的制度有助于降低复杂系统中的协调成本，限制并尽可能消除人们之间的冲突，并保护个人的自由领域。为此，制度必须具备普适性、稳定性等专门的品质，而与此同时，制度也具有非中性等特性。

1. 制度的普适性

制度的普适性，是指制度是一般而抽象的（而非针对具体的人和事件）、确定的（明了而可靠的）和开放的，它们能够适用于无数的情境[①]。首先，制度应具有一般性，不应在无确切理由的情况下对个人和情境实施差别待遇，即"适用于未知的、数目无法确定的个人和情境[②]。其次，有效的制度必须是显明的，必须就未来的环境提供可靠的指南。最后，制度应当具有开放性，能允许行为者通过创新行动对新环境作出反应。

普适性与人们所理解的公正性有内在的联系，它还意味着对所有人的程序平等。如果一项制度因人而异，差别对待各个人，视本来没有规定的财富、影响力、种族、宗教的不同而实施不同的激励和惩罚。那么这项制度就是不公正的。违背普适性准则一般都会削弱制度的规范性、协调性品质。普适性是法治的基本态度，但中国儒家文化中按照因人而异的关系而区别对待不同的人与事，这种讲究关系特殊性的文化传统与有效制度的普适性特征是存在矛盾的。

2. 制度的稳定性与组织的学习能力

制度的稳定性是人们相互之间发生复杂关系的一个重要前提条件，但不是实现制度效率的充分条件。有时，大家都不满意的制度也有可能稳定地存在，不过这种制度均衡未必是有效的。外在制度通过组织来创造并通过组织去实施，组织的行为直接影响到制度的实施效果和稳定性，组织的行动者从失败中学习，不断地适应制度环境，不断地矫正、维护制度目标和功能，即哈耶克所谓"默会知识"的获得和传播对于制度的稳定是关键的[③]。

3. 制度的多样性

因为制度来源、演变的基础不同，制度的具体形态呈现出复杂的历史多样性，因此单纯的理论解释往往是不够的。青木昌彦的比较制度分析的框架以博弈论为基本逻辑，同时纳入比较的和历史的知识，因此"制度分析在本质上是比

---

① B. Leoni. Freedom and the Law. Princeton, NJ: Van Norstrand, 1961.

② F. A. Hayek. Law, Legislation and Liberty, Vol. 1: Rules and Order. Chicago and London: University of Chicago Press, 1973.

③ ［美］道格拉斯·C·诺斯：《经济史中的结构变迁》，上海三联书店 1994 年版，第 109、112 页。

较的，因而被称为比较制度分析"。解释的基点不是元博弈的逻辑结构，而是包含着历史多样性的"社会结构"[①]。

4. 制度的非中性

制度的非中性，是指同一制度本身对不同的人意味着不同的事情，有的能够从中得益，有的因之受损。由于制度具有（准）公共产品的特征，而在制度供给过程中不可避免地会出现"搭便车"问题。同时，公共产品的非排他性则意味着"强制性消费"，因为各人的主观偏好不同，对于那些不情愿消费的人来说，"平等"就意味着强制[②]。那些在总体性制度下受损的人群，一般是社会的弱势群体，而那些总是趋向于得到制度利益的，则是一些强势群体。

（三）制度的功能

完整的制度是非正式制度安排、正式制度安排和实施机制三者有机结合的统一体，它们决定了社会和经济的激励结构。从为经济活动提供服务的角度看，制度的功能主要体现在以下几个方面。

1. 降低交易成本

"交易成本是产权从一个经济主体向另一个主体转移过程所需要花费的资源的成本。这包括做一次交易（如发现交易机会、洽谈交易、监督成本）的成本和保护制度结构的成本（如维持司法体系和警察力量）"[③]。只有在无交易成本的情况下，交易者才能忽视制度安排达到收入的极大化。当存在交易成本时，制度就会起作用。也就是说，制度可以降低交易成本，许多制度创设出来的目的就是为了降低交易成本。

2. 约束人的机会主义行为

新制度经济学在对人的行为进行研究时假定：人具有随机应变、投机取巧、为自己谋取更大利益的行为倾向。因此，如果交易双方仅仅签订协议，人在追求自身利益的过程中，则可能会采取投机的手段，未来的结果仍然具有很大的不确定性，这种机会主义倾向会导致经济交易秩序的混乱。但是，制度可以通过提高违约成本，来惩罚或抑制人的机会主义倾向，使人的机会主义行为倾向在一定程度上得到约束。

3. 为实现合作创造条件

在社会经济生活中，合作能够给人们带来和谐与效率，竞争与合作是一对矛盾的统一体。制度就是人们在社会分工与协作过程中经过多次博弈而达成

---

① ［日］青木昌彦、奥野正宽：《经济体制的比较制度分析》，魏加宁等译，中国发展出版社 1999 年版。

② 张宇燕：《利益集团与制度非中性》，载盛洪主编：《现代制度经济学》（下卷），北京大学出版社 2002 年版，第 161 页。

③ ［南］平乔维齐：《产权经济学》，经济科学出版社 1999 年版，第 43 页。

的一系列契约的总和，为人们在广泛的社会分工中的合作提供了一个基本的框架。尤其是在复杂的非个人交换形式中，制度就更加重要。制度的存在可以规范人们之间的相互关系，减少信息成本和不确定性，把阻碍合作得以进行的因素降到最低限度，保证合作的顺利进行。

4. 提供激励机制

道格拉斯·诺斯在分析西方世界兴起的原因时指出："有效率的经济组织是经济增长的关键；西方世界兴起的原因就在于一个有效率的经济组织。有效率的组织需要建立制度化的设施，并确立财产所有权，把个人的经济能力不断引向一种社会性的活动，使个人的收益率接近社会收益率。"①个人收益率接近社会收益率，也就是经济主体付出的成本与所得的收益挂钩，这个过程就是社会的所有权制度不断完善的过程。因此，从这个意义上讲，能促使个人不断努力、不断创新的制度就是最好的制度，因为它能给这个组织里的人提供一种持续的激励。

5. 有利于外部利益内部化

关于外部性较权威的定义有：当一个个体的行动不是通过影响价格而影响到另一个个体的环境时，我们称存在着"外部性"②。第二个定义是：外部经济是这样一种事件，它将可察觉的利益加于某个人或某些人，而这个（些）人并没有完全赞同直接或间接导致该事件的决策的。诺斯认为，当某个人的行动所引起的个人成本不等于社会成本，个人收益不等于社会收益时，就存在外部性。科斯认为，许多外部性的产生都与制度尤其是产权制度界定不清有关，只要通过产权谈判和产权界定，就可以使外部性内部化。因为产权制度明确了，经济活动的成本都将由活动主体承担，在权衡收益与成本的前提下，产权制度的"一个主要功能是引导人们实现将外部性较大地内部化的激励"③。

"总的假说是，制度对人们能在多大程度上实现其经济上和其他方面的目标有着巨大的影响，人们通常偏好能增进其选择自由和经济福祉的制度。但是制度并不总是有助于这样的目标。某些类型的规则可以对一般物质福利、自由和其他人类价值产生不利影响，规则体系的衰败会导致经济和社会的衰落。因此，有必要分析制度对于选择和繁荣的涵义和影响。"④

---

① [美]道格拉斯·C·诺斯：《西方世界的兴起》，学苑出版社1988年版，第1页。

② Hal R. Varian. Microeconomic Analysis. 2nd ed. W. W. Norton & Company Inc. ,1984, p. 259.

③ [美]道格拉斯·C·诺斯：《经济史中的结构变迁》，上海三联书店1994年版，第98页。

④ [德]柯武刚、史漫飞：《制度经济学》，商务印书馆2002年版，第33页。

第二节　医疗保障制度的特征

健康既是人类发展的目标，又是加快发展的手段。医疗保障作为人口健康的制度安排，是保证国民健康投资乃至人力资本投资的一个必不可少的基础，也是政府发挥作用的重要领域。

一　外部效应、公共产品与优效品

（一）外部效应

医疗保障作为整个社会保障的重要构成部分，外部性问题十分突出，在医疗卫生市场上常常会产生正的外部收益，在对疾病的预防方面溢出效应方面表现得尤为突出。医疗卫生消费外部影响的积极性是明显的，譬如对传染性疾病的预防就很能体现这一点，它能使社会边际收益高于私人边际收益，如一个人接受免疫将惠及多人，而拒绝免疫则可能殃及社会。然而市场中的经济主体进行决策时，往往遵循于“私人边际收益等于边际成本”这一原则，而外部性的存在通常会导致非最佳的产出。因此，需要政府的介入，通过非市场的方式予以解决。

所谓外部效应，也称溢出效应、经济外部性。诺斯的定义为，当某个人的行动所引起的个人成本不等于社会成本，个人收益不等于社会收益时，就存在外部性。

社会利益与私人利益的一致性、社会成本与私人成本的一致性是完全竞争市场保证充分经济效率的一个重要假定条件，但是在现实经济中它们是存在差距的，即外部效应的存在，将使帕累托最优条件不可能达到。由于经济活动是相互影响、相互依存的，当存在外部效应时，个人的效用函数不仅仅依存于本身所控制的变量，而且还依存于他人所控制的变量。当存在外部经济时，经济主体为社会提供了福利而得不到充分补偿，它对生产就会产生抑制机制，从而会减少向社会贡献的福利，使社会无法达到最优福利状态。反之，当存在外部不经济时，经济主体给他人造成损害却不支付成本，厂商就会热衷于增加生产，结果也会使社会达不到最优的经济效率。外部效应通常无法通过市场机制来有效解决。一般来说，外部效应有生产的外部经济、消费的外部经济、生产的外部不经济、消费的外部不经济等四种类型。

农村医疗保障制度存在着外部效应问题。对于参加合作医疗或购买了其他医疗保险的农民来说，疾病可能得到了及时救治而减少了患病以及传染的可能性，会产生消费的外部经济；反之，对于没有参加的农民而言，一旦生病如未能及时医治则可能传染给社区其他人群，甚至需要社会救助，而这部分成本则是要由其他人承担的，即其私人成本要小于社会成本。因此，农村医疗保障中存在着明显的外部经济性。使外部效应内部化的简便方法就是将双方聚集起来自愿达成一项协议或交易，但是这样做的成本巨大，效果也难以保证。此时，通常需要政府出面干预和调节，即如果政府强制所有农业人口参加农村合作医疗等医疗保障制度，就可以大大节约交易费用[①]。正如罗森所说，"医疗保险可行性的下降与成本增加的问题便紧密地联系在一起了"[②]。

(二)公共产品

公共产品较早源于公共服务。有些服务对个人可能没有好处，但对集体来说却是必要的，也只有通过集体行动才能完成[③]。亚当·斯密在《国富论》里也谈到，除了市场"这只看不见的手"要发挥作用之外，君主也必须提供某些服务：一是建立国防服务，保护社会不受其他独立社会的侵犯；二是建立司法服务，保护个人不受社会上其他人的侵害或压迫；三是建立公共事业和公共设施，解决个人或少数人无力经营的问题。

公共产品是与私人产品相对而言的。公共产品也有两个重要特征：非竞争性，即一个人对公共产品的消费不会减少其他人的消费量；非排他性，即不能把任何一个人排除在消费公共物品之外。萨缪尔森曾定义："公共品是指这样一类商品，将该商品的效用扩展于他人的成本为零，因而也无法排除他人共享。"[④]尼古拉斯·巴尔认为，公共产品有三个特点：消费的非竞争性、非排他性和不可拒绝性[⑤]。

在考虑经济中的各种物品时，根据排他性和消费中的竞争性可将物品分为私人物品、公共产品、公有资源和自然垄断物品。公共产品在消费中既无排他性又无竞争性，即不能阻止人们使用一种公共产品，而且，一个人享用一种公共产品并不减少另一个人对它的使用。根据排他性和消费中的竞争性的程度不同，又可将公共产品分为纯粹的公共产品、非纯粹或准公共产品。这类产品一般都应由政府或政府公共部门干预、调控和供给，当然，这取决于效率和公平的评价标准以及两者结合的最大化，但是，无论由谁承担，都是有成本的。

---

① 赵曼：《社会保障制度结构与运行分析》，中国计划出版社1997年版。

② [美]哈维·S·罗森：《财政学》，中国人民大学出版社2000年版。

③ [英]休谟：《人性论》，关文运译，商务印书馆，1995年版，第125页。

④ [美]萨缪尔森：The Pure Theory of Public Expenditure. Review of Economics and Statistics，1954(11).

⑤ [英]尼古拉斯·巴尔、大卫·怀恩斯：《福利经济学前沿问题》，贺晓波、王艺译，中国税务出版社、北京腾图电子出版社1999年版。

有学者还对公共产品的特性作了延伸和补充[①]:(1)稀缺性。公共产品作为一种产品,或者一种商品,其属性都是人类对于资源的利用,而作为资源来讲,都是有限或稀缺的。因为对于某一消费品来讲,无偿消费不等于无限消费,也不能否认消费品的有限和稀缺;政府供给不等于无限供给,因为政府税收是有限的,这取决于创造税收的生产因素的有限性和稀缺性。即便是常被经济学家引用的经典的公共产品——国防、灯塔等,也具有明显的局限性和稀缺性。(2)强制性。带有公共性的特别是纯粹的公共产品、物品或服务,不是市场机制本身所能自发、有效地进行配置的,对于政治、社会、经济、生活、安全等方面的持续稳定和协调发展,是必须和必需的,不是可有可无的。(3)补偿性。公共产品的供给和运作,通过产权制度的安排,可以部分地市场化,引入竞争,鼓励竞争,严格投入产出核算,但不宜以营利为目的。政府应当通过税收减免、财政补贴等方式,给予规范、公平的补偿和优惠支持。(4)多元性。公共产品的生产投入,可以是单一的政府财政支出,也可以是多渠道筹集,如实行贴息贷款,企业、单位、集体或个人集资。(5)发展性。公共产品的定位不是一成不变的。随着政治体制、经济体制、社会制度、意识形态、价值判断的改革和变化,过去的和现在的某些公共产品或公共服务,将来可能会在规模、时间、数量、质量等方面发生转换,有的会取消,有的会减少,有的会增加,有的会强化,有的会弱化。

公共产品的特征使其在消费市场容易出现搭便车问题,造成市场供给不足甚至零供给。解决公共产品私人供给不足的方法,就是改由政府供给,政府比私人部门能在更大的范围内提供公共产品,增加社会福利。

(三)医疗卫生服务作为(准)公共产品

农村医疗卫生服务是否属于公共产品?医疗卫生资源的最佳配置和合理利用,无论是采取市场方式,还是采取政府方式,或是采取市场与政府的混合方式,在很大程度上取决于对公共产品与私人物品,以及介于两者之间的物品特性,能否作出全面正确的分类和判断。但在现实社会经济生活中,经济学意义上纯粹的公共品并不多见。按照医疗卫生服务的内容和经济特性,可将其分为:预防服务、保健服务、康复服务和医疗服务。世界银行认为医疗卫生服务一般可以分为公共卫生服务、基本临床医疗卫生服务、随意选择的临床医疗卫生服务等三类。斯蒂格利茨认为,医疗卫生服务包括预防、医疗和康复等服务[②]。

对于医疗保障的一些项目,如疾病监测、疫情防治、健康教育、基本医疗、合作医疗、医疗保险等,作为整体上的供给和消费,可以说公私兼有,往往游离于

① 李和森:《农村医疗保障特性与公共选择》,《财政研究》2005年第3期。

② [美]斯蒂格利茨:《经济学》,姚开建、刘凤良、吴汉洪等译,中国人民大学出版社1998年版。

公共与私人之间。在消费上，既有某种程度的非排他性、非竞争性、非拒绝性和“搭便车”，也具有某种程度的排他性、竞争性和分割性。按照一般社会保障的属性，对医疗保障权制度的公共产品特性，医疗卫生服务的产品可分为：公共产品、准公共产品、必需消费品和特需消费品。第一类是公共产品，在消费上没有排他性，也没有竞争性和分割性，对此，消费者不愿、也无法为它支付费用，但作为政府来讲，有义务、有责任提供，如疾病监测、疫情防控、健康教育、环境卫生等；第二类是非纯（准）公共产品，具有一定的排他性，但没有竞争性，在市场上基本无利可图，但外部效益明显，比如计划免疫接种等；第三类是必需消费品，属于个人消费品，具有排他性，有一定的外部效应，价格弹性比较小，如急诊就诊、接生、阑尾炎手术等；第四类是特需消费品，即那些被大多数人认为可有可无的医疗卫生服务，这类服务价格弹性大，且成本—效益比较差，如美容手术、器官移植等。但即便是三、四类必需消费品、特殊消费品，它们比较偏离了公共产品，但由于它们可以使家庭及单位的工作保持正常运转，减轻社会负担，因而也具有一定的外部效应[①]。

一般而言，越是靠近纯粹公共产品，市场机制越是失效，而政府供给越是必要；反之，越是靠近纯粹私人物品，市场机制越是有效，而政府供给越是失效；而对处于这两个极端之间的准公共品，则需要市场手段与政府手段的融合，以有利于效率与公平的全面提升。为了探讨哪些医疗卫生服务能更多地引入市场机制，哪些服务则需要更多的政府干预，我们将上述两种分类法组合成一个医疗卫生服务矩阵（见图 1-1）。

← 政府作用增强

↑政府作用增强

	公共产品	准公共产品	必需消费品	特需消费品
预防服务	公共预防服务	准公共预防服务	必需预防服务	特需预防服务
保健服务	公共保健服务	准公共保健服务	必需保健服务	特需保健服务
康复服务	公共康复服务	准公共康复服务	必需康复服务	特需康复服务
医疗服务	公共医疗服务	准公共医疗服务	必需医疗服务	特需医疗服务

市场作用增强↓

市场作用增强 →

图 1-1　医疗卫生服务分类与医疗卫生服务产品矩阵

资料来源：周绿林编著，《卫生经济及政策分析》，东南大学出版社 2004 年版，第 48 页。

从表 1-1 可以看出，越靠表的左上方的医疗卫生服务越需要政府的干预，而越靠近右下方的医疗卫生服务越需要引入市场机制，让市场发挥资源的配

① 魏颖：《医疗卫生事业要适应市场经济体制与医学模式的转变》，《卫生经济研究》1994 年第 12 期。

置作用。这种分类的意义在于,虽然绝大部分医疗卫生的消费具有外部性,但鉴于大部分医疗卫生的私人物品或准公共产品的性质,政府干预在这一领域的作用并不能完全取代市场机制和个人责任。此外,在医疗卫生领域,社会伦理道德的影响也是不容忽视的,经济学永远无法取代道德准则和伦理观念。

由此可知,医疗卫生服务具有明显的非完全竞争特性,因此以完全竞争为前提条件的帕累托最优状态在医疗卫生领域是无法实现的。市场配置资源作用的发挥在此受到了实际条件的限制,因而医疗卫生领域资源的配置需要政府的主导,完全市场化是行不通的。

(四)优效品

优效品是相对劣效品而言的,一般是指对个人和社会均有益且效用较高的物品或劳务,如初等教育、交通工具上的安全带等就属于典型的优效品,烟草、大麻则是典型的劣效品。

农村医疗保障的实施能促进所有人的健康,提高劳动力素质,不仅对个人有利,而且对整个社会都有利,对整个社会经济的发展起着重要的"稳定器"作用。因而,农村医疗保障制度是一种优效品。

虽然农村医疗保障是一种对个人有益的优效品,但是,我国农民收入水平还普遍偏低,中西部地区农民更是如此,他们并不一定有足够的经济支付能力去购买。部分即使有经济支付能力的农民,由于其信息获得、需求偏好、认知能力的差异和约束,也有可能作出不购买的选择。因此,政府要对农村合作医疗等医疗保障制度进行干预和补贴,有必要强制农民或通过激励手段引导农民参加医疗保障制度,为日后可能发生的疾病风险做充分准备。

二　信息不对称、逆向选择与道德风险

与食物、教育或其他生活必需品不同,个人对医疗卫生服务的需求信息匮乏,患者对医疗卫生服务的消费缺乏何时需求和需求多少等相关信息,缺乏治疗效果及其相对效率的信息,较弱的信息获得性导致其较弱的判断力,由此产生一些不确定性;即使患者获得了部分信息,由于缺乏专业知识,也不一定能作出完全正确的判断和选择,与其他商品相比,错误选择的概率和成本都很高,一旦选择,还往往具有不可更改性、不可重复性,甚至不可逆转性等特点[①]。因此,大多数风险厌恶者在意识到他们未来健康状况的不确定性后,都愿意通过定期支付一定的合理金额来抵御健康状况不佳时的财务风险。因此,不确定性导致

① 郑秉文:《信息不对称与医疗保险》,《社会经济体制比较》2002年第6期。

了人们对医疗保险的需求，使得医疗保健市场有了一个集中的制度化的特征，保险使消费者与供应者之间加入了一个第三方支付者[①]。医疗卫生部门的服务供给与需求也变成是医疗服务的消费者—病人（被保险人）、保险人/保险机构—付款者、医疗服务的提供者—医院、医生的有机组合。

医疗保健市场包含着两个市场，即医疗保险市场和医疗服务市场。在医疗保险市场上，被保险人（患者）是需求方，保险机构是供给方，医疗机构因与患者存在许多共同利益，偏向需求方；在医疗服务市场上，被保险人（患者）是需求方，医疗机构是供给方，保险机构则是需求方的付款人，所以其属性偏向需求方。因此，医疗保险市场存在着错综复杂的供求关系，而医疗、保险的专业技术性又使三方的信息处于非对称状态，委托—代理的存在更加加剧了信息不对称度，导致医疗保健市场与一般商品市场相比更具有特殊性。

（一）信息不对称与逆向选择

当两个人进行经济交易时，如果一个人比另一个人拥有更多的相关信息，就出现了信息不对称问题。阿克洛夫[②]借助对旧车的分析首先引入了非对称信息的概念，并建立了正式模型。信息不对称分为两类：一类是出现在合同签订之前，又称事前信息不对称，它不是由当事人的行为造成的，这种信息不对称与逆向选择有关；第二类是出现在签订合同之后，也称事后信息不对称，由经济主体的不可观测行动引起，它与道德风险有关[③]。逆向选择和道德风险的产生，就是因为经济生活中大量存在的不对称信息和由此而产生的经济人的机会主义倾向所导致，正如威廉姆森所说，“人在追求自身利益时会采取非常微妙和隐蔽的手段，会要弄狡黠的伎俩。”[④]信息不对称必定导致信息拥有量的占优方为牟取自身更大的利益而使另一方的利益受到损害，降低市场机制的运行效率，影响资源的有效配置。在医疗保健市场，不仅普遍存在着不完全信息，而且存在着信息的高度不对称。信息不对称是医疗服务市场和医疗保险市场的一个突出特点。如在医疗服务的提供过程中，医生所提供服务的数量和质量对疾病的治疗会起决定性的作用，医生服务的结果 X 由医生的努力程度 α 、医生的能力 η 和随机因素 θ 来决定，即：

$$X = f(\alpha, \eta, \theta)$$

---

① R. P. Ellis, and T. G. McGuire. Supply-side and Demand-side Cost Sharing in Health Care. Journal of Economic Perspective, 1993(7):135-151.

② G. Akerlof. The Market for Lemons: Quality Uncertainty and the Market Mechanism. Quarterly Journal of Economics,1970(84).

③ 张维迎:《博弈论与信息经济学》,上海三联书店、上海人民出版社 1999 年版。

④ 《新帕尔格雷夫经济学大词典》,经济科学出版社 1996 年版。

但由于信息不对称，消费者不能观察到 α 和 η，会导致消费者难以选择医生、医生诱导需求，甚至医疗纠纷等问题都可能出现[①]。

医疗保险中的逆向选择，指的是在建立保险关系之前，投保人试图利用自己掌握的某些保险人不了解的健康信息，以低于精算出的合理保费价格取得健康保险的倾向。Rothschild 和 Stiglitz[②] 建立了一般模型分析保险市场的逆向选择问题，在竞争的医疗保险市场，只要保险方和被保险方信息不对称，被保险方人群存在着不同的疾病风险，那么不存在所有人订立同一保险合约的混同均衡。因此，医疗保险市场的逆向选择问题将导致医疗保险过低的覆盖率，使得医疗卫生消费不足以保护居民健康。健康保险市场上的投保人主要分为两类：遭受损失的可能性较大的高风险投保人（弱体）和遭受损失的可能性较小的低风险投保人（健体）。在健康保险中，信息不对称现象十分普遍，投保人（被保险人）十分清楚自身的状况，而保险人（保险机构）则无法完全、准确地获得这些信息。这样，高风险的投保人（弱体）就可能向保险人隐瞒其真实的风险状况，试图以正常的保险价格获得保险合同；而保险人则处于信息劣势的不利位置上，不得不为这类投保人的行为承担额外的风险。从法律制度上讲，我国现阶段有关医疗保险中失信行为的惩罚机制仍然不健全，对失信行为也没有相应的惩罚和制裁措施，这就使高风险投保人实施逆向选择行为的成本很低，起不到惩戒作用。对保险人而言，是无法将高风险和低风险的投保人完全区分开来的，只能对每个投保人收取同样的保费，这实际上就是低风险投保人补贴了高风险投保人。在这种情况下，高风险者会愿意投保，而低风险者则会理智地拒绝投保。结果是购买保险的人的风险高于平均风险，即投保人的实际疾病发生率将大大高于保险公司理论计算得到的疾病发生率，保险公司为了弥补公司损失，必然会相应提高保费费率。而上调费率的结果却是驱使那些身体较为健康，愿意在原费率下投保的优质客户流失，导致承保质量进一步下降，费率则不得不继续上调。当保险人试图提高保险费而低风险消费者停止购买保险时，就出现了逆向选择，这样就造成了保险费率与风险之间的恶性循环，医疗保险市场的需求曲线和供给曲线均向左移动，导致大量低风险的优质客户（健体）退出保险市场，高风险的劣质客户（弱体）充斥市场，整个市场维持在一种“弱体驱逐健体”的低效率均衡状态。

博尔奇用一个简单的模型论证了逆向选择会导致自由保险市场的失败。

---

① B. Holmstrom. The Provision for Services in a Market Economy. In R. Inman, ed., Managing the Service Economy: Prospects and Problems. New York: Cambridge University Press, 1985.

② Rothschild Michael and J. E. Stiglitz. Equilibrium in Competitive Insurance Markets. Quarterly Journal of Economics, 1976, 90(4): 32-35.

假定有 n 个人，每人都面临损失为 1 的风险，第 r 个人遭受损失的概率为 $P_r(r=1,2,3,\cdots,n)$，并假定 $P_1>P_2>\cdots>P_n$。如果一个保险商承保了这所有 n 人的风险损失，则期望赔款为 $\sum rP_r$；如果每个成员的净保费相同，则每个人应交的保险费为：

$$p(n)=\frac{1}{n}\sum_{r=1}^{n}P_r \tag{1.1}$$

假定第 r 个人是风险厌恶者，仅当

$$p(n)<(1+\lambda)P_r \tag{1.2}$$

时，他才会购买保险。如果保险人收取的保险费为 $p(n)$，则只有当 $r\leqslant k<n$ 时，不等式(1.2)才会成立，保险人收到的 k 个风险最高的参保者的总保费为 $kp(n)$，但是，这个金额是不足以弥补这 k 个风险者的索赔的，因为：

$$p(n)=\frac{k}{n}\sum_{r=1}^{n}P_r<\sum_{r=1}^{k}P_r \tag{1.3}$$

将两边同时除以 k，得到：

$$p(n)=\frac{1}{n}\sum_{r=1}^{n}P_r<\frac{1}{k}\sum_{r=1}^{k}P(k) \tag{1.4}$$

因此，当只有 k 个高风险者参加保险时，保险人为了不亏本，必定会将保险费提高，但更高的保险费又可能导致更多的人退出保险，且这种连锁反应会持续进行，最终导致保险市场失败，医疗保险供给不足①。

对具有"撇脂"倾向的保险人(保险机构)来讲，本来是想吸收良性风险的投保人，回避那些高风险或天生体弱的投保人，但由于他不能完全掌握投保人的私人信息，无法对投保人的风险情况进行准确的判断和分类，最终结果可能恰恰相反，于是逆向选择将导致私人医疗保险市场失灵。强制性的社会医疗保险是向所有不同风险的人提供相同标准的保险，强制良性风险的人投保参加，从而分散风险，使社会福利损失降至最低。

在中国农村合作医疗中，当预期需要医疗服务的人如老、弱、病、残者比其他人更倾向于愿意参加合作医疗时，逆向选择问题就产生了，导致合作医疗的所需补偿费用上涨，费率上升，从而将那些预期需要较少医疗服务的大量健康者从计划中驱逐出去。逆向选择限制合作医疗的成员资格和风险集合的规模，从而降低了风险多样化的范围，有可能导致合作医疗入不敷出，最终将影响合作医疗制度的财务可持续性。合作医疗实质上是政府提供的垄断医疗保险，由于不完全信息的垄断医疗保险市场与需求方人群的疾病风

---

① [挪威]卡尔·H·博尔奇：《保险经济学》，商务印书馆 1999 年版，第 436—438 页。

险、风险态度、医疗习惯、就医可能的不同，因而不存在混同均衡，必然无法实现人人参与。因此，“自愿参加”的农村合作医疗制度所遭遇的“逆向选择”是一个两难问题。

(二)道德风险

即使不存在逆向选择，道德风险也会导致医疗保健市场扭曲。道德风险是一种机会主义行为，是市场失灵的一种形式。Arrow① 将道德风险的概念引入经济学中，他认为道德风险就是个体行为由于受到保险的保障而发生变化的倾向；Varian② 则认为道德风险是指保险双方中的一方不能观测到另外一方的行为的情况。通常，我们认为道德风险是泛指市场交易中的一方难以观测或监督另一方的行动而导致的风险，即隐藏行为的一方由于其行为或疏忽致使不利结果出现的概率加大；或指在某种保险机制下，由于委托人与代理人之间的信息不对称，致使代理人为追求自身利益最大化而损害委托人利益的一种行为。通常这种行为的改变会导致保险的纯保费增加(见图 1-2)。

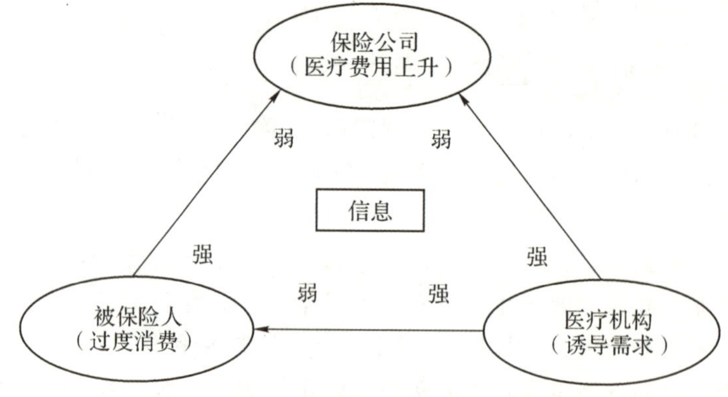

图 1-2 三方之间的信息强弱与道德风险

1. 医疗服务市场中被保险人的过度消费和医疗机构的诱导需求

在医疗服务市场中，道德风险主要通过被保险人的过度消费和医疗机构的诱导需求两种形式表现出来。

被保险人的过度消费，是指患者在投保之后由于实际承担的医疗费用下降导致其对医疗服务需求的上升。特别是在医疗保险市场“第三方支付”的制度下，过度消费的心理倾向很普遍，人们普遍存在着一种“多多益善”的消费动机，

---

① Arrow, K. J. Uncertainty and the Welfare Economics of Medical Care. American Economic Review, 1963, 53(5): 941-973.

② Hal R. Varian. Microeconomic Analysis. 2nd ed. W. W. Norton & Company Inc., 1984.

这无疑会导致医疗费用上升。如图 1-3 所示，假设投保前患者对医疗服务的需求曲线为 D_0，当医疗服务价格为 P_0 时对应的需求量为 Q_0。投保之后患者只需承担原来价格的一小部分，其余部分将由保险机构负担，因而在 P_0 价格水平下对于患者而言的实际价格就只有 P_1，对应的需求量将上升到 Q_1，需求曲线向右旋转至 D_1，Q_0Q_1 就是患者的过度消费部分。在不存在过度消费的情况下，保险机构承担的医疗费用为矩形 P_0ADP_1；如果存在过度消费，则保险机构承担的医疗费用扩大到 P_0BCP_1，矩形 $ABCD$ 构成保险机构的损失。更极端的情况是当患者完全不用承担医疗费用时，其需求曲线将旋转到完全没有弹性的 D_2 位置[①]。

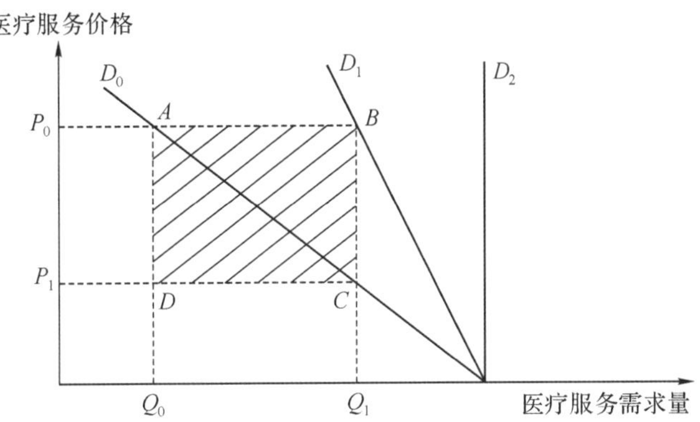

图 1-3　投保人过度消费的经济学分析

最早提出供给诱导需求理论的是谢恩和罗默，他们发现了短期普通医院的床位数与每千人住院天数之间的正相关关系，即“只要有病床，就有人来用病床”的罗默法则。供方诱导需求是指医疗服务提供方利用其信息优势诱导被保险人接受过度医疗服务的现象。与患者过度消费不同，在供方诱导需求中，不合理的医疗需求并非出于被保险人的自愿要求，而是被医疗服务提供者激发出来的。

首先，医疗服务市场是一个高度专业化、信息高度不对称的市场。在医疗服务市场中，医生拥有处方权和医疗技术方面很多信息，而患者和保险公司对于医疗服务这样一种商品的信息知之甚少，往往处于医疗信息的被动地位，由此造成处于特殊垄断地位的医生有诱导医疗需求的能力和提供过度医疗服务的倾向，这就产生了医疗机构的道德风险。不具有充分信息的病人出于对医生的信任和自身的健康着想，不论这些医疗服务是否真有必要，绝大多数病人往

① 史文璧、黄丞:《道德风险与医疗保险风险控制》,《经济问题探索》2005 年第 2 期。

往愿意接受该项检查或手术，而这样就产生了诱导医疗需求的行为。医生诱导需求的能力大小取决于医疗市场信息不对称的程度，信息不对称程度越高，医生诱导能力越强。其次，疾病治疗的不确定因素很多，医生面对的同样是不确定的疾病诊断、不确定的治疗手段、不确定的治疗结果，为了减少发生医疗技术事故的风险，当医生的约束度不大时，往往从最大限度地减少自身损失的角度出发，诱导患者的过度需求。再次，当医生提供的服务与其收入相关时，如中国现行的医疗卫生体制便是如此，医生将具有强烈的激励机制促使他诱导患者产生不必要的需求。

如图 1-4，供方诱导需求将推动患者的需求曲线向右移动，从 D_0 右移至 D_1 位置。医疗机构通过诱导需求导致费用增加的手段可以有两种：一种是通过增加服务量实现，如向患者提供不必要的检查、住院服务等，使得医疗服务量由 Q_0 上升到 Q_1；另一种是通过提高服务单价实现，典型的表现是医生弃平价药不用而使用高价药，使得服务量不变的情况下服务价格由 P_0 上升至 P_1。无论采取何种手段，其结果都是使保险机构承担了过多的医疗费用，图中矩形面积 AQ_1Q_0B 和 BP_0P_1C 就是增加的费用支出①。

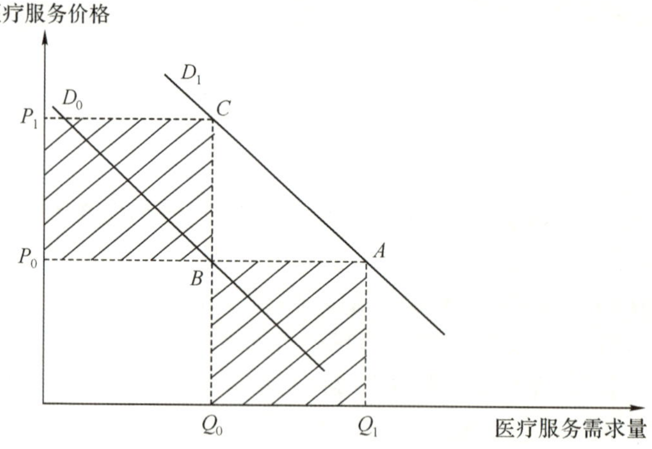

图 1-4 医疗机构诱导需求的经济学分析

2. 医疗保险市场中的“第三方支付”

在医疗保险市场中，供给方、需求方和支付方的关系实质上是一种委托—代理关系。医生是患者和医疗保险机构的代理人，患者是医疗保险机构的代理人。以医生和医疗保险机构为例，假定医生产出是代理人医生努力的一个函数，则两者的关系可以用公式表示如下：

---

① 史文璧、黄丞：《道德风险与医疗保险风险控制》，《经济问题探索》2005 年第 2 期。

$$R=R(x) \tag{1.5}$$

其中,R 是医生产出,x 是医生的努力程度,$R(x)$ 是以医生努力表示的生产函数。公式(1.5)表明,不管代理人(医生)的目标函数如何,他的努力是可以被委托人(医疗保险机构)观察到的,因而代理人不会损害委托人的利益。但是由于信息不对称,上式就变成了:

$$R=R(x,y) \tag{1.6}$$

公式(1.6)表明,医生的产出不仅取决于努力程度,还取决于一个外在变量 y(如疾病的不确定性)。此时,医生的机会主义行为就难以被判断出来,因为医生会谎称由于 y 而不得不对患者进行过度治疗,而由于对医生的信息所知有限,医疗保险机构无法知道医生所说的真伪,也无从验证是否存在医患共谋,从而无法对医生的诱导需求(或患者的过度消费)进行有效制约[①]。

对于保险公司来说,委托—代理问题的存在,使其无论是面对被保险人还是医疗机构,其对于疾病状况、诊疗过程等情况的掌握都处于信息劣势,这就为道德风险的产生提供了可能。“第三方支付”的方式使投保者本人不用直接支付(部分或全部)医疗费用,而是由第三方(保险公司)支付。在这种制度下,尽管医疗卫生的社会成本为正数,但在医疗卫生服务的提供过程中,医疗卫生服务的供给者并没有受到购买者支付能力的约束,面临着“零”成本,即边际私人成本是“零”,与社会成本相背离。双方在交易过程中往往有“免费的”的感受,承担损失的行动动机就减少。而且,医生事实上已成为患者和国家(保险制度的提供者)这两个委托人的共同代理人,在这种医、保、患三方负责的委托—代理关系中,权利义务的极其不对称,投入—产出的联系过于松散,就会导致医疗服务的提供者和被保险人为了各自的利益联合起来欺诈保险机构成为可能,即医疗保障制度中的“第三方支付”为道德风险的产生提供了“制度性”因素[②]。

3. 道德风险的福利损失

保罗·J·费尔德斯坦[③]对道德风险造成的福利损失进行了最早的最有影响的研究。他估计了由于道德风险造成的医疗费用支出的增加,而任何提高共保率的程序会降低过度保险的成本,同时会减少风险共担带来的收益。费尔德斯坦发现,当美国的共保率从 0.33 增加到 0.67 时,由此获得的净福利每年约 278 亿美元(以 1984 年价计算)。费尔德曼和多德(Feldman & Dowd,1991)运用兰德公司调查资料中的数据更新了菲尔得斯坦的参数,他们估计

---

① 王锦锦、李珍:《社会医疗保险中的道德风险及其制度消解》,《河南社会科学》2007 年第 1 期。

② 郑秉文:《信息不对称与医疗保险》,《社会经济体制比较》2002 年第 6 期。

③ [美]保罗·J·费尔德斯坦:《卫生保健经济学》,费朝晖等译,经济科学出版社 1998 年版。

道德风险所带来的年福利损失在330亿美元与1090亿美元之间(以1984年价计算)。

此外,道德风险的存在还会束缚医疗保险的发展。道德风险会使保险公司的保费可能超过或不足以支付全部的损失费用,保险公司将面临医疗保险发展中管理的难题,从而被迫提高保险费率或降低保障水平,导致参保者逆向选择。因此,保险公司在发展医疗保险业务时,不得不采取慎之又慎的态度,从而在一定程度上制约医疗保险的发展。同时,道德风险会导致医疗资源的过度浪费,占用了本可用于其他方面的稀缺资源,从而使这种医疗保险成为社会的沉重负担,最终造成既无效率又不公平的严重后果。此外,道德风险还扭曲了正常的医患关系,医患双方均将对方看作实现自身利益最大化的工具,治病救人反而退居为次要目标,医生与患者的角色发生偏离。

4. 合作医疗中的需方道德风险

合作医疗中同样存在病人过度消费的道德风险问题,如小伤小病多开药、开好药,给外村亲戚开药的现象。为了更具体地衡量合作医疗中道德风险的程度,平新乔分析了农村居民对医疗卫生服务的需求弹性,他分别考察了药品价格指数和医疗保健服务价格指数的弹性(见表1-1)。从平新乔的计算可以看出,农民对医疗卫生服务的需求基本上是一种市场行为,医疗服务价格每下降1%,农民对其需求就会上升1.09%,即如果政府给农民补贴一半的费用,农民的医疗需求就会增加54.76%,最终会导致医疗支出增加54.76%。药品也是一种弹性不足的商品,如果合作医疗对药费的补偿率为50%,那么农民的药费总支出则会膨胀36.27%。

表1-1 全国农村居民对医疗卫生的需求弹性(1997—2001)

项 目	弹性值
对医疗服务的需求价格弹性 E_h	−1.0952
对药品的需求价格弹性 E_m	−0.7254

资料来源:平新乔,《从中国农民医疗保健支出行为看农村医疗保健融资机制的选择》,《管理世界》2002年第4期。

三 正义、自由与健康权

根据世界银行的研究,全世界93%的疾病负担由全球84%的穷人承担,但全球28000亿美元医疗费用中只有11%流向了中低收入国家[①]。也就是说,穷

① Alexander S. Preker, and G. Carrin Health Financing for Poor People: Resource Mobilization and Risk Sharing. The World Bank, 2004.

人面临着更大的疾病风险和疾病负担，但他们可获得的医疗资源却极少（见图1-5）。

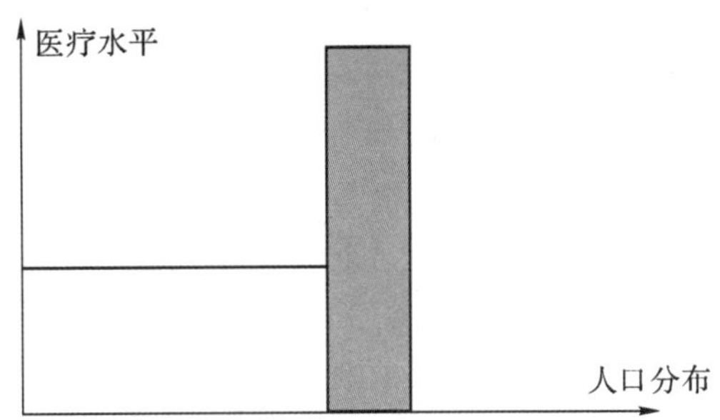

图1-5　健康不平等的二元医疗模式

资料来源：福克斯，《谁将生存？》，上海人民出版社2000年版，第203页。

但是，大多数人都接受这样的一个道德观念：所有人都享有基本的健康保障的权利，在健康、免除痛苦和挽救生命具有特殊重要性的医疗保健服务分配方面人人平等，而且社会必须保证人们可以行使这项权利。这些原则和观念已经深深地根植于现代社会的社会规范体系中[①]。因此，医疗和健康领域的问题有时难以用传统的经济学概念和理论范式来解释，并提供政策工具。

（一）罗尔斯的正义论

罗尔斯认为，人们的生活现状与未来不仅受到社会经济条件、政治体制的限制和影响，还受到人们一出生就具有的且无法自我选择的不平等的社会地位、自然禀赋的影响。正义原则就是要从全社会的角度处理这种出发点方面的不平等，通过调节主要的社会制度，来尽量排除这些因素对于人们生活前景的影响。

罗尔斯的正义观是："所有的社会基本价值——自由和机会，收入和财富、自尊的基础——都要平等地分配，除非对其中一种或所有价值的一种不平等分配合乎每一个人的利益。"[②]体现这一正义观的两个正义原则是："第一个正义原则：每个人对于所有人所拥有的最广泛平等的基本自由体系相容的类似自由体系都应有一种平等的权利。第二个正义原则：社会的和经济的不平等应这样安排，使它们：(1)在与正义的原则一致的情况下，适合于最少受惠者的最大利益；(2)依系于在机会公平平等的条件下职务和地位向所有人开放。"[③]其中，第一个

① [匈]雅诺什·科尔奈、翁笙和：《转轨中的福利、选择和一致性》，中信出版社2003年版，第41页。

② [美]约翰·罗尔斯：《正义论》，中国社会科学出版社1998年版，第62页。

③ [美]约翰·罗尔斯：《正义论》，中国社会科学出版社1998年版，第302页

原则是平等自由的原则,第二个原则是机会的公正平等原则和差别原则的结合。所谓“公平的正义”,意味着正义原则是在一种公平的原初状态中被一致同意的。罗尔斯的理论反映了一种对最少受惠者的偏爱,一种尽力想通过某种补偿或再分配使一个社会的所有成员都处于一种平等的地位的愿望。

根据罗尔斯的第一个正义原则,平等自由原则要优先于经济平等原则,任何社会制度,如果违背人的基本权利也是不合理的,即使是为了更大的经济利益。因此,医疗保障制度应该保证每一个人无论出现什么情况,都不会成为合作的绝对受害者。但是,目前中国城乡分割的医疗保障制度的二元结构使农民没有受到公平对待,与正义原则是不相吻合的,因此有必要用正义原则来规范医疗保障制度,无论城市、农村,都应选择一体化的医疗保障制度。根据罗尔斯的第二个正义原则,即以差别原则来补充机会平等原则,农民作为一个在社会中处境最差的群体,就有权要求得到更多的社会资源,医疗保障制度选择必须适合农民这个“最少受惠者”群体的最大利益。

(二)阿马蒂亚·森的可行能力与实质性自由

阿马蒂亚·森继承了古典经济学关注人的生活条件和幸福的经济伦理传统,认为“发展可以看作是扩展人们享有真实自由的一个过程”[①],人类自由的发展观不只是包括国民生产总值增长、或个人收入提高、或工业化、或技术进步、或社会现代化等狭隘的发展观,而是通过扩大发展内涵并从“实质自由”和“可行能力”的新视角来包容这些工具性要素,重构发展的“手段—目的”框架,并将发展的最高标准定位为以人为中心的实质自由,即只有人的发展、人的福利才是发展的根本目标。

“实质自由”即享有人们有理由追求和珍视的那种生活的可能能力的实质自由,包括免受诸如饥饿、营养不良等困苦,可避免疾病、过早死亡之类的可行能力,能识字算数、享受政治参与等的自由。实质自由包括建构性自由和工具性自由两部分,建构性自由即发展的过程就是扩展人类自由的过程;工具性自由是指关于各种权利、机会和权益是如何为扩展人类自由,从而为经济发展作出贡献的,它包括政治自由、经济条件、社会机会、透明性担保和防护性保障等五个方面。“可行能力”是指人们可以凭借其实现有意义的目标的功能组合,比如一个人拥有了财富,未必就有了实现自己目标的能力。因此,阿马蒂亚·森提出的可行能力视角是一个评价个人福祉和社会安排以及政策设计的广阔的规范性框架。它强调人们有能力有效地去做他们想做的事以及成为他们想成为的状态。但是,由于个人的禀赋各有差异,所以一个良好的社会要通过设立

---

① [美]阿马蒂亚·森:《以自由看待发展》,中国人民大学出版社 2002 年版,第 1 页。

恰当的制度,让每一个人充分扩展其生活权利和基本可行能力的空间,以实现各种功能性活动。

自由既是发展的目的,同时又是发展的手段,健康是构成自由要素的重要因素。无论一个经济体系运行得多么好,总会有一些人处于贫苦边缘,需要社会提供防护性保障的安全网对他们进行扶持。基本健康保障就是这种防护性保障之一,它作为"实质性自由",是人类发展的首要目的,是发展的组成部分。因此,在我们正视和解决农村医疗保障缺失、基本医疗服务缺乏等问题时,一方面,我们必须将健康作为发展的一个目的来纳入发展的评价体系中,而不仅仅是通过它对国民生产总值增长或对工业化进程促进等的间接贡献来评价。另一方面,要以可行能力的视角看待因病致贫和因病返贫等问题,疾病造成的贫困不仅仅是收入的相对剥夺,更重要的是可行能力的绝对剥夺。因而,健康保障作为实质自由的"工具性"功能就要求覆盖全民的基本医疗保障制度,特别是覆盖农民的农村医疗保障制度的建立与完善,这样既能直接扩展防护性自由,又能促进社会自由,乃至经济自由、政治自由和透明性自由,从而为发展作出贡献。

(三)人权与健康权

联合国大会于 1966 年通过的《经济、社会及文化权利国际公约》、《公民权利和政治权利国际公约》一起构成了两个最重要的人权公约,它们与《世界人权宣言》一起统称为"国际人权宪章",是国际社会公认的人权准则。公约第 12 条规定了健康权的实质性权利,如创造保证人人在患病时能得到医疗照顾的条件等。我国于 1997 年 10 月签署了《经济、社会及文化权利国际公约》,并于 2004 年将"国家尊重和保障人权"写入了宪法。

一般认为,国家虽然不能保证个人的健康,但它们是最适合创造个人健康得到保护甚至可能得到改善的某些基本条件的实体。因此,健康经常被作为人权来保障,并通过把健康规定为个人权利和或通过规定具体的国家义务来明确国家在健康方面的责任①。世界卫生组织也制定了"人人享有健康"战略和"初级保健"战略,其基本假设是国家有尊重、保护和实现人权的义务。这些健康权的指导原则包括医疗卫生服务的可提供性,医疗卫生服务的财务、地理和文化方面的可获取性,医疗卫生服务的质量,以及享受可用的医疗卫生服务方面的平等性等。

---

① [美]A. 艾德、C. 克洛斯、A. 罗萨斯:《经济、社会和文化权利教程》,中国人权研究会组织翻译,四川人民出版社 2004 年版,第 140 页。

四 市场与政府的边界

尼古拉斯·巴尔认为[①],医疗保障部门的市场失灵将导致市场的无效率,不可能达到帕累托最优的效率。因此,为了提高经济效率、实现社会公正,国家必须对市场进行一定的干预和补充;信息不对称使医疗保险市场上普遍存在着逆向选择和道德风险,这也预示着政府应该扮演重要的角色,使公共卷入、公共基金或公共提供(未必是公共生产)的行为变得更为有效率;风险、不确定性等市场失灵现象就成为潜在的要求国家出面介入这些保险的重要根据。斯蒂格利茨认为,医疗市场与标准竞争性市场比较具有许多特殊性(见表 1-2),有限的竞争与有限的信息等导致消费不足和市场失灵,经济没有效率,从而需要政府的介入。

表 1-2 医疗市场与标准竞争市场之间的区别

标准竞争性市场	医疗市场
有许多卖者	医院的数量有限(除少数大城市以外)
公司的目标是利润最大化	大部分医疗不以盈利为目的
商品具有同质性	商品具有不同质性
买者的信息是充分的	买者的信息是不充分的
消费者直接付款	消费者只支付一部分费用

资料来源:J. E. Stiglitz. Economics of the Public Sector. W. W. Norton & Company, Inc., 1988, p. 290, table 11-1.

市场机制和政府机制是调节和推动社会经济发展的"两只手",它们在各自的领域都能充分发挥优化资源配置的作用。但是市场与政府都不是万能的,当超越其自身的管辖范围时,就会导致失灵。市场领域(私人领域)与政府领域(公共领域)是相互连接、相互作用、相互补充的。一般而言,市场机制能有效地提供私人物品,而政府机制能有效地提供公共物品。在市场与政府这两种机制之间存在着一条边界,这条边界是不确定的、模糊的,具有动态性和交错性(见图 1-6)。市场与政府边界是一条理想的临界线,政府和市场在各自的领域发挥正常的作用,它们之间的界线是社会资源配置达到帕累托最优的状态线。当政府与市场的功能没有达到这条边界线时,社会资源配置就不是最优;而当政府与市场的作用超越这条边界线时,资源配置就会发生紊乱。

---

① [英]尼古拉斯·巴尔:《福利国家经济学》,郑秉文译,中国劳动社会保障出版社 2003 年版。

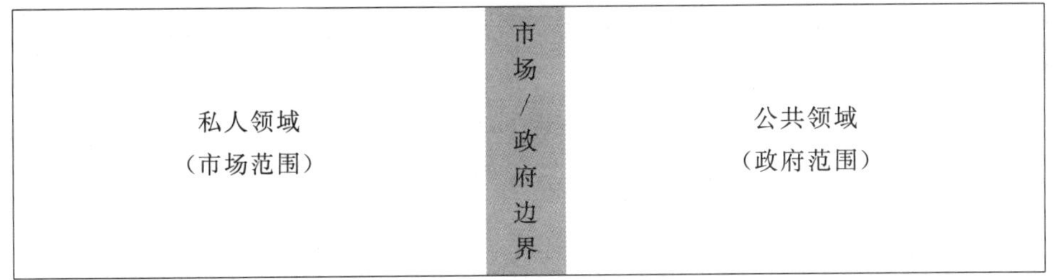

图 1-6　市场范围与政府范围

资料来源：杨俊一等，《制度哲学导论》，上海大学出版社 2005 年版，第 362 页。

无论是公共产品理论、效用外部性理论还是信息不对称理论，抑或是从社会伦理学等角度来说，都表明了政府介入医疗保障领域、介入农村合作医疗领域的必要性。农村合作医疗领域既存在着私人领域，也有公共领域，即单独的市场机制不能使资源配置有效，政府在农村合作医疗领域中有着不可替代的作用。但问题的关键是，如何发挥政府和市场的作用，弥补它们的失灵之处，使其相辅相成，相得益彰。农村合作医疗作为中国农村医疗保障的重要制度安排之一，是一种安全保障机制，政府必须介入并且承担主导责任，来实施国家的福利经济政策；但在服务提供的方式等方面则要充分发挥市场的作用，给予患者自由选择权。

农村的医疗保障问题是发展中国家普遍面临的难题。在大多数发展中国家，农村人口往往占总人口的大多数，但由于经济或地理上的原因，这部分人群往往不能获得有质量的医疗服务。与正规就业部门人群相比，农村和非正规部门人群的就业不稳定，收入不确定，也很难像对正规部门的就业人群那样进行征税，因此如何为他们组织实施医疗保障是一件十分困难的事①。

第三节　医疗保障制度的功能

一　不确定性、风险与医疗保险

（一）不确定性与风险

不确定性是经济的基本特征，不确定性下的决策问题是经济学的基本问题，不确定性会导致不同的经济后果。风险是指人们总会面临不测事件，风险

---

① S. Bennett, A. Crewe, and R. Monasch. Health Insurance Schemes for People Outside Formal Sector Employment. Current Concerns Series. Geneva: World Health Organization, 1998.

的客观存在是不以人们的主观意志为转移的。从某种意义上讲,风险与不确定性有一致的经济内涵。

就个体而言,风险具有偶然性、随机性,风险发生的时间、地点、对象以及危害程度难以事先确定,但就总体而言,风险的发生则具有一定的统计规律性,会表现出必然性的一面。因此,从总体出发,按照大数法则,就可以测算出一定时期内一定风险发生的频率及其损失。这样,对个体而言的不确定性对总体而言就具有一定的确定性,而不确定性的消除或降低则意味着风险的消除或降低。在实践中,人们也发现,对于单个个人力量难以承受的突发的、不可确定的风险,通过集体力量互助共济,就可以得到有效的降低①。

大数法则指的是在随机现象的大量重复出现中,往往呈现出几乎必然的规律,用来说明大量的随机现象由于偶然性相互抵消所呈现的必然数量规律的一系列定理的统称。在保险机理中起作用的三个大数法则是切贝雪夫大数法则、贝努利大数法则和泊松大数法则。一定大数的团体运用大数法则可以把每个成员面对的不确定性集合起来变成相对确定的风险。在成员足够多的情况下,团体可以按照风险发生的概率收取一定的费用来补偿部分成员因发生风险事故而造成的损失。切贝雪夫大数法则证明了补偿金额的平均数与每个人期望赔偿额的误差将很小。贝努利大数法则证明当某个所需求的概率不能通过等可能分析、理论概率分布等近似估计等方法加以确定时,可以通过观察过去大量试验的结果予以估计。泊松大数法则保证尽管在团体内的各个相互独立的风险单位的损失概率可能各不相同,但只要有足够多的风险单位,仍然可以在平均意义上求出相同的损失概率。

保险是对集合原理的运用,是消除风险、降低风险的一种制度安排,通过保险可以提高风险厌恶者的效用水平。从经济角度来看,保险主要是对灾害事故损失进行分摊的一种经济补偿机制和制度。保险机构依据大数法则的原理把单个的不确定性风险集合起来形成具有某种概率分布的可确定性风险,把个人的、随机的、难以承担的损失转化为可预测的、可控制的、具有某种概率的损失。当保险机构的运行成本低于风险溢价时,对全社会而言,引入保险制度就意味着帕累托改进,意味着社会福利的增加。社会养老保险、医疗保险、失业保险等保险制度建立的目的都是使所有公民都能够老有所养、病有所医、生活得到保障。

但是,个人对待风险的态度是不同的,也就是说,不是所有的人都愿意参加保险。假定个体的效用函数为 u,个体的初始财富为 w,随机变量 ε 满足 $E[\varepsilon]$

---

① 赵曼、吕国营:《社会医疗保险中的道德风险》,中国劳动社会保障出版社 2007 年版。

$=0, Var[\varepsilon]>0$。

对于风险厌恶型人来说，会为了消除某一风险而不惜支出超过预期损失的费用，即 $E[u(w+\varepsilon)]<u(w)$。

对于风险中性的人来说，则不会为了消除风险而支出超越预期损失的费用，即 $E[u(w+\varepsilon)]=u(w)$。

对于风险偏好型个体来说，其效用函数可表达为：$E[u(w+\varepsilon)]>u(w)$。

虽然不同的人对风险的态度不同，但在实际生活中，大部分人都属于风险厌恶型，愿意平滑收入的边际效用，即将健康状态下的收入向患病时转移，愿意为了消除某一风险而不惜支出超过自身预期损失的费用价格，因而使得保险成为可能。

（二）医疗保险

疾病的特点是突发性和随机性。与其他商品需求不同，需方很难事先对自己的医疗卫生服务需求有准确的估计。医疗卫生服务是必需品，缺乏需求价格弹性。美国有关研究表明，医生服务的需求价格弹性为－0.2～－0.1；医院服务的需求价格弹性为－0.3～－0.1[①]。这意味着医药价格即使上涨10%，公众的卫生服务需求也只会下降1%～3%。疾病发生后，会给患病个体，甚至还会给某个群体或整个社会都带来困难、损失和不幸，因而，我们将疾病称为风险。

疾病风险与其他风险一样，具有可能发生的客观性、不可预知性及偶然性等共性特点。与其他风险相比，疾病风险也有其自身的特点：它是一种人身风险，其危害后果很严重；其发生频率之高，是其他任何风险无法比拟的；产生机理很复杂，对疾病风险的防范比其他风险更为困难；疾病的危害并不局限于个体，还具有社会性。

医疗服务与医疗保险是当前人类有效应对疾病风险的两项相辅相成的重要措施，医疗服务是人们应付疾病风险的重要技术措施，而医疗保险则是人们应付疾病风险的重要财务手段。

医疗保险建立的理论基础是大数法则，通过社会合作可以将众多个人面临的不确定的风险损害集中起来，将不确定的个人医疗费用支出变为确定的保险费，由整个团体来分散风险、分摊损失，使低风险对高风险、富人对穷人、年轻人对老年人的交叉补贴能够实现（见图1-7），从而使得互助共济成为可能。影响医疗保险需求的主要因素有[②]：回避风险的程度；疾病发生的概率；损失的大小；

---

① Victor R. Fuchs. Economic Aspects of Health. The University of Chicago Press，1982.

② ［美］保罗·J·费尔德斯坦：《卫生保健经济学》，经济科学出版社1998年版，第84页。

保险价格；个人收入，等等。

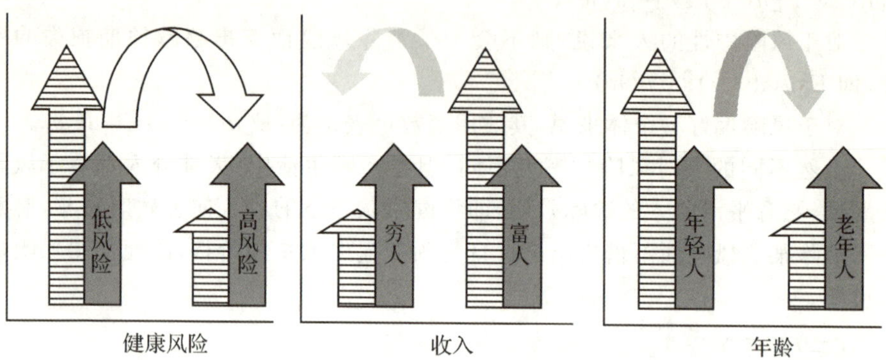

图 1-7 社会合作实现风险分散

资料来源：A. Preker，J. Langenbrunner，and Jakab Melitta. Rich-poor Differences in Health Care Financing. In D. Dror and A. S. Preker，eds.，Social Reinsurance：A New Approach to Sustainable Community Health Financing. Washington，D. C.：World Bank/International Labour Organization (IL，O)，2002：30.

社会医疗保险之所以产生和发展，与疾病风险的特殊性有直接的关系。一方面，疾病风险需要社会提供医疗保险；另一方面，疾病风险非常复杂而且广泛，一般商业保险既无法也不愿承担，因而不可避免地要将其纳入社会保险的范畴。1883 年，德国政府颁布的《疾病保险法》标志着世界上第一个强制性社会医疗保险制度的诞生；1944 年，国际劳工组织通过《医疗服务建议》，呼吁各国政府实行"综合的、普遍的健康保护"；1948 年，英国在"贝弗里奇计划"的影响下，实行国家健康保险；1978 年，世界卫生组织在阿拉木图会议上提出了"2000 年人人享有卫生保健"的战略目标。到 20 世纪 90 年代，社会医疗保险已发展到了 85 个国家，其中一半是工业化国家，医疗保险已经覆盖了城市和农村；另一半是发展中国家，保险范围正在不断扩大。

对于广大农村居民来说，要有效应对疾病风险，不仅需要解决农村医疗卫生服务供给的可及性和公平性问题，还需要解决农村居民医疗费用的支付能力问题。目前，我国农村医疗保障制度的发展滞后于社会经济的发展。根据零点调查公司 2004 年初公布的中国城乡居民医疗保障享有情况调查结果表明：我国农村地区 100 个人中只有 12 人不同程度地享有医疗保障，而在大中城市则为 54 人。当然，新型农村合作医疗制度的试点和推广，使得农村医疗保障覆盖水平有大幅的提升，截止到2007年9月，试点地区参合的农业人口比例达到了85.96%[①]。

二 效率、公平与收入再分配

（一）效率

“庇古效率”和“帕累托效率”是20世纪以来对经济和社会发展已经并将继续产生广泛影响，且常为经济学家使用的两个效率概念。它们之间存在着明显的不同和差异，但对于社会保障理论的公平观和效率观的发展和变迁，都起了重要的历史作用，而且应当、实际上也成为政府介入农村医疗保障的重要理论依据和基本目标之一。

庇古效率，即旧福利经济学[②]，其理论核心是国民收入极大化和收入分配均等化，及二者的有机结合。其政策含义主要包括：第一，效率和福利是紧密联系、相辅相成的，而且是一定意义上的对等。没有效率，就没有福利，福利寓于效率之中，也影响和制约着效率的提高，福利的改善意味着效率的提升。从这一点看，农村医疗保障作为整个社会保障公共福利的构成部分，与效率也是相通、相融的，具有鲜明的互动性。第二，效率或农村医疗保障水平（经济福利）的提高有两个基本源泉：一是增加国民收入总量；二是改善国民收入分配结构。要增加一国的医疗保障福利或增进一国的医疗保障效率，就必须增加国民收入量，必须使各种医疗卫生资源的配置达到最适宜的程度。第三，效率或福利涵盖一国的全体社会成员，但在贫富两者之间，把高收入者的一部分货币收入转移给低收入者，或通过政策导向使穷人的收入增长快于富人的增长，将会增加效用总量，从而提高效率或福利，实行诸如财政转移支付、扩大农村医疗保障支出等公共性干预措施，促进“收入均等化”，将有助于整个社会的效率或经济福利的提高。

帕累托效率，即新福利经济学或现代福利经济学[③]，其基本命题是：第一，消费者追求达到的是“最高的满足水平”，而不是“最大满足的总量”或“最大效用的总量”。第二，最大福利的内容是经济效率，即生产资源的使用达到最有效的状态，而不是收入的均等分配。第三，帕累托效率（帕累托最优），作为评价资源配置的基本标准，是指这样一种状态：在这种状态下，不可能通过资源的重新配置，在其他人的效用水平至少不下降的情况下，使任何个别人的效用水平有所

---

① http://www.gov.cnjrzg2007-11/12/content_803222.htm.

② 李珍：《社会保障理论》，中国劳动社会保障出版社2001年版，第67—68页。

③ 李珍：《社会保障理论》，中国劳动社会保障出版社2001年版，第69—71页。

提高。第四,帕累托无效率指的是一个经济还可能在其他人效用水平不下降的情况下,使得一个或一些人的效用水平有所提高。在帕累托无效率的情况下,如果通过资源重新配置,能使某些人的效用水平在其他人的效用水平不下降的情况下有所提高,那么,这种重新配置就是"帕累托改进"。

该效率理论的基本特征、影响和选择性,主要反映在普遍性、局限性和发展性三方面。普遍性是指它针对所有人的利益分配,面向整个社会的全体居民,帕累托条件下的"无效"和"改进"。在现实经济社会中比较普遍地存在把这两者联系起来,从而可以自然地要求把农村居民的医疗保障的利益置于效率之中,并加以统筹考虑。局限性是说它只提供了最低限度的道德原则,即不损人利己,但并不能提供评价一个社会体系的最优状态的完全合理的标准,因而它需要另一个标准的约束、限制和矫正,这就是公平。发展性则意味着现实生活中的帕累托最优是几乎不可能达到和存在的,资源的重新配置不仅是可能的,而且也是十分必要的,并且是比较经常的。

(二)公平

个人理性的结果表现为个别经济活动结果的效率,集体理性的结果表现为社会经济活动结果的效率,但是个人理性却并不必然导致集体理性,即个别效率并不必然导致集体效率。个人理性必须经过外在的、社会的道德约束,才有可能达到集体理性。而且因为集体效率是一种符合帕累托原则的效率,它只符合最低限度的公正原则,不一定能满足较高目标的公正原则,即互利原则,所以集体理性本身也不一定能导致社会效率。因此,只能在效率原则之外引入另外的原则,即公平原则[①]。

公平的概念内涵丰富且难以准确界定,在不同的领域、不同的环境有不同的含义,它既包括一定的基于物质关系的客观公正度,还包括人们对这种客观公正度的主观理解。从道德意义上来看,公平表现为每个人都拥有同等的生存、发展的空间和权利。从经济学角度来看,公平则表现为起点的公平、分配过程的公平和分配结果的公平三种形式。公平与平等经常联系在一起,但平等并不意味着公平,平等的资源分布反而可能是不公平的表现。"平等"只是简单的平均分布,但"公平"则是以某种假设和社会理念进行的一种分配方式、状态和结果。世界卫生组织认为,医疗卫生健康领域中的公平意味着健康权利的分配不是取决于社会阶层和收入状况,而应该以需要为导向,但这种公平是相对的,个人的生理特点、经济地位、文化习俗等差异决定的不公平才是绝对的。因此,追求健康公平就是要尽量接近相对公平,缩小人们利用医疗卫生服务的不公正

---

① [美]约翰·罗尔斯:《正义论》,中国社会科学出版社 1998 年版。

和不合理的差距。

（三）收入再分配

公平和效率都是社会追求的目标，效率从生产方面影响社会福利，公平则从分配方面影响社会福利。人们在公平与效率之间进行权衡和选择时，经常是愿意放弃一个方面的某些部分而更多地去实现另一个方面。人们在通过市场取得了效率型的原始分配后，再利用各种税收、转移支付（如社会医疗保险）等再分配的手段来改变初次分配格局，适当地纠正初次分配所形成的不合理性和不公正性。

自改革开放以来，我国经济经过了30年的快速增长，市场化的改革取得了举世瞩目的成就。但与此同时，一方面，我国的收入分配差距越来越大，出现了严重的贫富悬殊，基尼系数高达0.47，已超过国际公认的0.4的警戒线，进入了分配不公平区间。另一方面，我国城乡收入差距也持续拉大，2006年城市居民的人均可支配收入为11759元，而农村居民的人均纯收入仅为3587元，城乡收入比为3.27∶1，而在1987年城乡收入比还仅为2.17∶1，这说明中国在经历经济高速增长的20年后，城乡收入差距又扩大了一倍多[①]。实际上，如果考虑进城市居民所享有的社会保障、教育、卫生等公共福利项目的隐性收入，城乡居民实际收入差距则可能高达4～6倍。当前我国城乡收入分配不公问题，已不仅仅是一个社会公平或道义的问题，还是一个需要高度重视的经济问题、社会问题。

国家调节收入分配时可以采用社会保障开支和税收这两个相互联系的手段，通过再次分配的方式来实现收入的均等化。医疗保险作为一种重要的转移支付，被认为是现代西方福利国家体现社会公平的一项重要指标和手段，这一富人向穷人的再分配也是体现纵向公平的一个标志。在实施农村社会医疗、社会养老保险后，各级政府通过对农村社会医疗、社会养老保险的保费补贴方式向农民进行转移支付，可以保障农民医疗支出的补偿和收入的稳定化，相对地增加农民的收入水平。因此，将农村医疗保障看作具有再分配职能的农村收入保障体系的重要构成部分，是非常必要的。医疗保障制度的筹资、基金管理、补偿等各个环节都可以加入政府的再分配意图。筹资时可按照收入的累进方式缴费，那么低收入户进入的门槛就降低，富人就补贴了穷人；如果是医疗救助方式，特困户的补助可由地方政府或慈善机构代为缴纳；在补偿方面，一般经验研究表明，由于贫困户有更多的患病可能性，那么贫困户的社会保险受益机会就多于其他居民，这也就实现了社会再分配功能。

西蒙·库兹涅茨在20世纪50年代中期提出了“倒U字理论”，即一些国家

---

① 根据《中国统计年鉴2007》相关数据计算。

在经济增长阶段初期，由于强化市场机制，其收入分配的不平等呈扩大趋势；当经济增长达到一定阶段以后，政府对收入分配的干预和调节不断加强，该国收入分配的不平等程度则开始逐渐缩小。2007 年我国人均 GDP 已经超过了 2042 美元，实际购买力在人均 4000 美元以上，参考工业化阶段的划分标准，可以认为我国经济发展已经进入工业化的第二阶段，部分发达地区甚至开始进入第三阶段。第二阶段是农业与工业平等发展阶段，第三阶段是工业反哺农业阶段。而当前我国的农业产值仅占 GDP 总值的 1/7 左右，但同时却养活着全国 3/5 的人口。从工业化发展的工农关系理论来看，当前我国的经济发展也已经初步具备了对农业和农民进行全面保护和补贴的物质基础。因此，把农村医疗保障工作放到整个国家现代化进程的大环境、大背景中去考虑，建立政府主导的农村医疗保障制度，实行工业反哺农业战略，来进行收入再分配，以保障社会公平的时机基本成熟。

三　健康投资与格罗斯曼模型

格罗斯曼[①]将健康视为一种资本，但与传统上理解的人力资本有所差异，是人力资本的构成要素。健康资本与知识资本有着根本性的差别，个人的知识资本影响其市场活动和非市场活动的效率，而健康资本则决定其拥有的能够用于生产商品和获取收入的全部时间。健康既是一种投资品，又是一种消费品，医疗服务的需求是健康需求的衍生。格罗斯曼说明了医疗需求与传统需求在很多重要方面有不同之处：(1) 医疗需求是一种引致需求，消费者想要的并不是医疗卫生服务本身，而是为了提高他们的健康存量，而健康存量可以作为生产资源使用；(2)消费者并不是被动的需求者，他们可以通过锻炼等手段得到健康；(3)健康可以持续很长时间，不会立即贬值，可以被看作资本物品；(4)医疗需求既可以看作纯粹的消费，它使人们感觉更好，因为生病会带来负效用，又可以是纯粹的投资，因为健康会增加可用来工作和挣钱的时间，人们可以用健康来赚取更多的利益。格罗斯曼模型提出了医疗需求的决定因素：(1)给定时间和金钱的约束，消费者为了效用最大化的目标，他必须在工作与闲暇之间分配时间；(2)给定了闲暇时间，消费者又必须将时间在健康活动与非健康活动之间分配；(3)购买健康（医疗）和非健康资源；(4)生产可能对将来有帮助的健康保健资本。格罗斯曼是采用经济学的疾病概念和方法，把健康作为一种能产生生产效益、为人提供好处的工具来进行分析的。

格罗斯曼强调了健康资本与一般人力资本的差异：一般人力资本影响的是

---

① M. Grossman. On the Concept of Health Capital and the Demand for Health. Journal of Political Economy,1972(80):223-255.

生产力，健康资本则会影响可用于赚取所得或生产消费品的总时间；投资一般人力资本的报酬是增加工资，而投资健康资本的报酬是增加健康的时间。在格罗斯曼模型中，假设每个人出生时都获得了一定的健康存量，并会随时间的流逝而减少，但人可以通过投资来增加或补充健康存量；一个人的健康并不是外生决定的，至少部分取决于健康生产过程中所投入的资源。格罗斯曼模型的基本架构如下：

消费者一生的效用函数为：

$$U = U(\Phi_0 H_0, \cdots, \Phi_n H_n, Z_0, \cdots, Z_n) \tag{1.7}$$

在公式(1.7)中，H_0 是消费者出生时的健康存量；H_i 是第 i 期的健康存量；Φ_i 是每一单位健康存量所产生的健康日数；$H_i = \Phi_i H_i$ 表示消费者在第 i 期能够消费的总健康日数；Z_i 是第 i 期所消费的其他消费品，其大小取决于消费者在约束条件下追求效用最大化时的 H_i；n 代表生命的年数。

健康资本存量的净投资，等于毛投资减折旧：

$$H_{i+1} = I_i + (1 - \delta_i) H_i \tag{1.8}$$

在公式(1.8)中，I_i 是第 i 期的毛投资；δ_i 是第 i 期健康资本的折旧率。

消费者选择使其个人一生效用最大化的最适毛投资(I_i)决策模型，即纯投资模型为：

$$\frac{W_i Gi}{\pi_{i-1}} = \gamma_i = r + \delta_i \tag{1.9}$$

在公式(1.9)中，W_i 是消费者在第 i 期工作时的工资率；G_i 表示健康资本存量生产健康时间(日数)的边际生产力；π_{i-1} 表示 $i-1$ 期毛投资的边际成本；γ 是健康投资的货币边际报酬率，即健康资本的边际效率；r 为利率。

在最适毛投资决策模型中，消费者的最适健康资本存量取决于最适毛投资额，消费者在第 i 期的最适毛投资取决于投资于健康的资本使用成本加上折旧率。根据均衡条件可以决定消费者的最适毛投资额，进而可以决定消费者的健康需求，即可以决定消费者的医疗需求。由于健康的生产要素不仅只是医疗服务，还包括时间要素，所以医疗需求的决定取决于投资成本最小化的条件是：

$$\frac{P_{i-1}}{MP_{mi}} = \frac{W_{i-1}}{MP_{ti}} \tag{1.10}$$

在公式(1.10)中，$MP_{mi} = \dfrac{\partial I_i}{\partial M_i}$，表示医疗服务生产(投资)健康成本的边际生产力；$MP_{ti} = \dfrac{\partial I_i}{\partial Th_i}$，表示时间要素的边际生产力；$P_{i-1}$ 表示医疗服务在第 $i-1$ 期的价格；W_{i-1} 表示时间要素在第 $i-1$ 期的价格(工资率)。

格罗斯曼论证了健康是一种投资产品，他还利用纯粹投资模型分析了健康投资的年龄效应、收入效应和教育效应[①]。随着年龄的增长，健康资本的折旧率会提高，生产健康存量的边际效率会下降，理性的消费者就会增加健康投资。工资率的提高意味着较高的收入，消费者可能进行较高的健康投资，但同时健康投资的机会成本就会增加。因而，一个理性的消费者将在工作时间和投资于健康的时间中进行优化选择来实行其效用的最大化。教育是健康生产函数中的技术因素，能提高健康的生产效率，同时减少对卫生服务的需求，因而教育对健康资本形成具有正效应，对卫生保健需求具有负效应。

① Zihua Lin. Demand for Health Insurance and Demand for Health Care in Rural China. University of California，2000.

第二章　农村合作医疗制度变迁的路径分析及其特征

诺斯说“历史在起作用”，经济的、社会的变迁不是骤然发生的，而是许多因素长期累积的结果。现在的以及面向未来的选择取决于过去已经作出的选择，要理解现在、展望未来，就要重新认识过去[①]。制度变迁的实质是一种效率更高的制度替代另一种制度的过程，是不同利益集团外部利润引导下的博弈过程，是分阶段进行的，起点于其僵滞阶段，发展于其创新阶段，结束于其均衡阶段。当制度环境发生变化、制度供给与需求非均衡时，新的僵滞开始，社会利益格局开始调整，新一轮的制度变迁又开始。

中国农村合作医疗的制度变迁也呈现出如此特征。从新中国成立之初到20世纪70年代末的30年间，农村合作医疗得以产生和大力发展，为保障广大农民身体健康方面发挥了重大的作用；从20世纪80年代开始，到2001年的20年时间里，中国社会经济从计划经济向市场经济转型，是农村合作医疗制度变迁的僵滞阶段，出现了解体、反复和探索的过程；从2002年10月首次提出在农村实行新型农村合作医疗开始，新型农村合作医疗制度试点面不断扩大，制度也在逐步完善，步入了调整、改革和完善的创新阶段[②]。

第一节　农村合作医疗制度变迁的路径分析

农村合作医疗是我国农村健康保障制度的重要形式，曾被世界银行和世界

① 卢现祥：《新制度经济学》，武汉大学出版社2004年版，第30页。

② 李华：《中国农村合作医疗制度研究》，经济科学出版社2007年版，第79页。

卫生组织誉为“发展中国家解决卫生经费的唯一范例”。20 世纪 80 年代以后，随着农村经济体制改革的深入，农村集体经济组织也开始衰落，合作医疗制度遭遇大面积的解体，政府屡次努力重建合作医疗制度，但收效甚微，农民就医难与因病致贫问题却日益凸现。2003 年在全国范围内开展了以政府为主导的新型农村合作医疗制度的试点，要求到 2010 年在全国农村基本建立起适应社会主义市场经济体制要求和农村经济社会发展水平的农村卫生服务体系和合作医疗制度。

一　传统农村合作医疗的产生与发展

(一)1944—1958 年：传统农村合作医疗的萌芽与产生

合作医疗的萌芽是 20 世纪 40 年代在陕甘宁边区出现的医药合作社(或卫生合作社)，1946 年，卫生合作社有 43 个[①]。新中国成立初期，东北各省也曾积极倡导运用合作制和群众集资的方式举办基层卫生组织，1952 年东北地区 1290 个农村卫生所中，合作社办的有 85 个，群众集资办的有 225 个，两者占东北农村卫生所总数的 17.41%。这些具有互助共济性质的医药合作社虽然称不上是正统的社会医疗保障制度，但可以说是合作医疗的雏形，为后来合作医疗的发展奠定了基础。这类制度初始安排之时，受超经济利益的政治和社会影响，既有明显的自愿性、自发性、倡导性，也有一定的被迫性和应急性，具有极高的效率。

随着农业合作化的发展，农村地区正式出现了合作医疗保障制度。1955 年，山西省高平县米山乡联合保健站较早地实行了“医社结合”，采取由社员群众出“保健费”与生产合作社出公益金补助相结合的办法，建立了历史上有名的“合医、合防、不合药”的集体医疗保健制度。这标志着我国农村正式出现具有保险性质的合作医疗制度。1956 年 6 月，全国人大一届二次会议通过了《高级农业生产—合作社示范章程》，首次在法律层面赋予了集体介入农村社会成员疾病医疗保障的职责，并促使农民在农业生产合作化运动中创造和开展互助合作医疗，解决农民“病有所医”的问题。

在这一阶段，我国农村并没有正式的医疗保障制度，但因为当时国家财政对医疗机构进行补贴，而且严格控制医疗服务和药品的价格，所以，大多数农民享受的是一种低廉的自费医疗方式。与此同时，部分农村开始出现了由广大农民自发组建的“合医、合防、不合药”的互助互利的合作医疗保健形式，但也仅仅是少数乡镇的试验行为，不具有广泛性。

---

① 黄永昌:《中国卫生国情》，上海医科大学出版社 1994 年版，第 21 页。

（二）1959—1980 年：传统农村合作医疗的发展与辉煌

1958 年实现“人民公社化”后，合作医疗发展一度加快。1959 年 11 月，卫生部在山西省稷山县召开全国农村卫生工作会议，肯定了人民公社社员集体保健医疗制度，提出了具体建议，并最早使用了“合作医疗”一词[①]。会后，卫生部向中央上报了《关于全国农村工作山西稷山现场会议情况的报告》以及附件《关于人民公社卫生工作几个问题的意见》。1960 年 2 月 2 日，中共中央以中发〔1960〕70 号文件对报告进行了转发，认为“报告及其附件很好”，并要求各地参照执行[②]。从此，合作医疗开始向全国推广。同年 5 月 18 日，《健康报》发表社论《积极推行基本保健医疗制度》，肯定了这种集资医疗保健制度的办法，全国掀起了合作医疗的第一次高潮，从而极大地推动了农村合作医疗制度的发展，到 1962 年覆盖率达到将近 50%。

合作医疗的真正普及是在“文化大革命”期间。1965 年 6 月，毛泽东同志作出“把医疗卫生工作的重点放到农村去”的指示。同年 9 月，中共中央批转卫生部《关于把卫生工作重点放到农村的报告》，强调加强农村基层卫生保健工作的重要性。1968 年，毛泽东同志亲笔批示了湖北省长阳县乐园人民公社举办合作医疗的经验，称赞“合作医疗好”。在当时的政治氛围下，“搞不搞合作医疗，不仅是重视不重视农民医疗保健的问题，而且是执行不执行毛主席革命路线的问题，因此很快就一哄而起，实现了合作医疗‘一片红’”[③]。全国“合作医疗遍地开花，百万‘赤脚医生’茁壮成长。大批城市医务人员奔赴农村、边疆，走与工农相结合的路子。卫生工作中的人力、物力、财力的重点逐步放到农村”[④]。毛泽东同志的倡导使农村合作医疗制度和“赤脚医生”在全国蓬勃发展起来，全国绝大多数生产大队都办起了合作医疗，1975 年，中国农村合作医疗的覆盖率达到全国行政村的 84.6%。到 1976 年，全国有 90%的生产大队举办了合作医疗。1978 年，合作医疗被写进由全国人大五届一次会议通过的《中华人民共和国宪法》，成为合作医疗产生以来的最高法律形式。1979 年 12 月，卫生部颁布了《农村合作医疗章程（试行草案）》，对合作医疗制度进行了规范，当时农村合作医疗被定义为“人民公社依靠集体力量，在自愿互助基础上建立起来的一种社会主义性质的医疗制度，是社员群众的集体福利事业”；“根据宪法的规定，国家积极支持、发展合作医疗事业，使医疗卫生工作更好地为保护人民公社社员身体健康、

---

① 宋晓梧：《中国社会保障制度建设 20 年》，中州古籍出版社 1998 年版。

② 报告的全文可参看中国农村卫生网，http://www.zhongweiwang.org/healthhtml2nd_pagezcfgncwgwjhb/1951-2000-1-2.php.

③ 蔡仁华：《中国医疗保障改革实用全书》，中国人事出版社 1998 年版，第 344 页。

④ 《人民日报》社论：《卫生战线的深刻革命》，1975 年 6 月 26 日。

发展农业生产服务。对于经济困难的社队,国家给予必要的支持”(见表 2-1)。

表 2-1 合作医疗兴盛时期的覆盖率

年份	1970	1975	1980
全国行政村(生产大队)总数	650720	675445	702910
实行合作医疗的行政村(生产大队)数	498451	571427	483601
合作医疗覆盖率(%)	76.6	84.6	68.8

资料来源:The World Bank. China: The Health Sector. Washington, D. C., 1984, p. 155.

在这一时期,农村的生产资料归属于集体,大队医务室有的是大队自己所建,有的是公社所建,或是由乡镇卫生院建立。合作医疗的费用是在集体提留中所预留的,而不是挨家挨户征收。实行合作医疗的大队,有“合医”、“合药”和“合医合药”三种方式,“合医”即农民在大队卫生室看病减免诊疗费,“合药”则是减免药费,“合医合药”就是诊疗费与药费均予以减免。在经济条件比较好的地方,农民到公社看病,也可以减免部分医药费。传统农村合作医疗制度的安排与公费医疗和劳保医疗制度相比,具有明显的差异,筹资渠道、组织形式、政府角色都有很大的差别,它具有典型的“集体性”和“福利性”,以及农村基层社区意义上的“政府性”、“社会性”。可以说,传统农村合作医疗制度是比较适宜于农村的集体公有产权和高度集权计划经济体制的内在要求的,总体效果也比较好,但受政治影响较大。

20 世纪 80 年代初,世界银行和世界卫生组织都派专家考察我国的农村卫生,并特别指出“中国农村实行的合作医疗制度是发展中国家解决卫生经费的唯一范例”。据世界银行 1996 年的报道,当时我国的合作医疗费用,大约只占全国卫生总费用的 20%,却初步解决了占当时 80%的农村人口的医疗保障问题。“合作医疗”制度与农村三级医疗预防保健网以及数量巨大的“赤脚医生”队伍一起,成为解决我国广大农村缺医少药的三件“法宝”,有效地保障了农村居民的基本医疗服务需求,并促进了健康状况的提高。有统计数据表明①,中国的人口预期寿命由新中国成立时的 35 岁增长到了 1982 年的 67.9 岁,成为该时期世界上人均寿命增长最快的国家和地区之一,而婴儿死亡率则从 200‰下降到了 1980 年的 34.7‰。可以说,这些健康成就很大程度来源于占总人口 80%的农村居民的健康状况的提高。

① 陈佳贵等:《中国社会保障发展报告(1997—2001)》,社会科学文献出版社 2001 年版,第 275 页。

二 转轨时期农村合作医疗的衰退与重建

(一)1981—1989 年:转轨时期农村合作医疗的衰退

党的十一届三中全会以后,中国开始了经济体制改革和对外开放的历程。从整个社会制度变迁的角度来看,这一阶段是从计划经济向市场经济转轨的时期,多项改革都具有探索性和试错性。农村开始实行家庭联产承包责任制为主的经济体制改革,政社合一的“人民公社”取消,农村集体经济产权关系发生裂变,农业生产由原来的集体所有、集体经营体制转变为集体所有、家庭直接承包经营的体制,家庭重新成为农业生产的基本经营单位,农村集体经济组织逐渐解体。即使后来的“合伙制”、“合作制”、“股份制”、“股份合作制”等制度的出现,也没有改变“家庭承包经营责任制”下的“两权分离”的产权的根本特征。

原来由集体经济支撑的合作医疗丧失了经济基础,其筹资来源已“断层”;同时,国家财政体制的改革,并未真正做到“财权”与“事权”的统一和均衡,基层政府的财政困难已无法为包括公共卫生在内的医疗保障制度提供有效的供给,政府对公共卫生院、村卫生室的投入严重不足,使这些农村医疗机构难以为继;赤脚医生不能再靠挣工分取得收入,大多转变成了收取服务费和赚取药费的乡村医生;农村劳动力流动加剧,传统农村合作医疗在满足这部分流动性群体的医疗需求方面也不适应。另外,政府对于合作医疗的政策也由大力支持转变成了放任自流,整个舆论导向也存在失误和偏差。再加上合作医疗在运行过程中也存在着管理不善、监督不力等问题,导致合作医疗大面积解体,濒临崩溃。一方面,是农村医疗卫生服务需求的增长;另一方面,却是供给的不足,供需矛盾日趋尖锐,城乡差距进一步拉大。根据卫生部的调查,全国实行合作医疗的行政村,由 1980 年的 90%,剧降到 1985 年的 5%,农民中参加医疗保障制度的比例仅仅只有 9.6%。到 1989 年,农村实行合作医疗的行政村仅占全国行政村总数的 4.8%,仅存的合作医疗主要分布在上海、苏南等少数经济状况比较发达的地区,全国 90%的农民成为自费医疗群体。合作医疗的解体,给农民的生产和生活都带来了许多负面影响,原先做得很成功的预防保健也难以再落实,农民看病难、看病贵、因病致贫、因贫返病等现象也凸现出来。

(二)1990—2001 年:转轨时期农村合作医疗的重建与恢复

进入 20 世纪 90 年代以后,政府“如何建立新时期农村医疗保障体制”的问题无法回避地摆在了面前,政府试图恢复和重建农村合作医疗制度,并进行了艰难的探索,这又被称为“第二次合作医疗”。1991 年 1 月 17 日,国务院批转了卫生部、农业部、人事部、国家教委、国家计委“关于改革和加强农村医疗卫生工作的请示”,明确提出,要“稳步推行合作医疗保健制度,为实现人人享有卫生保健提供社会保障”。1993年3月,全国八届人大一次会议通过的政府工作报告提出“健全农村合作医疗制度”。同年11月14日,中共十四届三中全会通过《关于建立社会主义市场经济体制若干问题的决定》,提出要“发展和完善农村合作医疗制度”。同年,国务院政策研究室和卫生部在全国进行了广泛调查研究,提出《加快农村合作医疗保健制度的改革与建设》的研究报告[①]。1994年,为了提供合作医疗立法的理论依据,国务院研究室、卫生部、农业部与世界卫生组织合作,在全国7省14个县开展了“中国农村合作医疗制度改革”试点和跟踪研究。1996年《关于国民经济和社会发展“九五”计划和2010年远景目标纲要》中提出,“重视农村医疗卫生工作,发展合作医疗,完善县、乡、村三级医疗保健网”[②]。

1997年1月,中共中央、国务院颁发了《关于卫生改革与发展的决定》,提出要“积极稳妥地发展和完善农村合作医疗制度”,“力争到2000年在农村多数地区建立起各种形式的合作医疗制度,并逐步提高社会化程度;有条件的地方可以逐步向社会医疗保险过渡”。同年5月,国务院又批转了卫生部、国家计委、财政部、农业部、民政部《关于发展和完善农村合作医疗的若干意见》,肯定了农村合作医疗制度是适合我国国情的农民医疗保障制度,对恢复和重建农村合作医疗作出了具体部署。此时,重建农村合作医疗制度的努力达到了新的高潮。

1997年以后,减轻农民负担、提高农民收入成了农村的“中心工作”。农业部等五部委颁布的《减轻农民负担条例》中,把合作医疗项目列为农民负担的收费项目,不允许征收,结果导致一些恢复合作医疗的试点地区又放弃了合作医疗制度,农村合作医疗再次陷入了困境[③]。

从总体上看,重建与恢复时期的这些政策在一定程度上促进了农村合作医疗的恢复发展,但是成效并不显著。据统计[④],全国农村合作医疗制度的覆盖率由1989年的4.8%,上升到1997年的10%,但是地区之间极不平衡,主要集中在上海、江苏、广东、浙江、山东等经济比较发达的东部沿海省份,其合作医疗覆盖率达到20%,而中西部地区特别是贫困地区多数在3%以下,基本上没有恢复。全国90%的农村要自费看病,全国有2000多个县还没有建成初级医疗保障体系。因此,从全国范围来看,合作医疗的恢复和重建并没有取得预期的效果。

从20世纪80年代开始到2001年的长达20年的期间里,农村合作医疗经历了解体—反复—恢复和探索的曲折发展过程。一些经济比较发达的沿海省

---

① 《袁木调查报告集》,红旗出版社1994年版。

② 此处及文中其他的关于历届党代会和人民代表大会的资料来源于人民网,http://cpc.people.com.cn/GB/9508/index.html,http://www.people.com.cnitemlianghmizlhbzlhb.htm。

③ 王延中:《论新世纪中国农民医疗保障问题》,http://www.usc.cuhk.edu.hk。

④ 宋斌文等:《我国农民医疗保障的现状与对策选择》,《调研世界》2003年第11期。

市也针对社会、经济、政治条件的变化，积极探索新的合作医疗形式，主要有初级合作医疗(保小不保大)、风险型合作医疗(保大不保小)、福利型合作医疗(保大又保小)、合作医疗保险等四种模式[①]。如上海市嘉定区的“与城镇职工医疗保险制度并驾齐驱”的农村合作医疗保险制度，江苏省江阴市的“打破城乡二元结构”农村住院医疗保险制度，安徽省望江县的“县办县管的农民大病统筹”合作医疗，重庆市巫溪县的“乡办乡管，合医合药”合作医疗等。在新型农村合作医疗制度提出之前，原有的合作医疗制度已经是名存实亡，这一时期是农村医疗保障制度的真空阶段，80%以上的农民陷入自费医疗的困境，农村自费医疗人群 1993 年为 84.1%，1998 年为 87.3%(详见表 2-2)。

表 2-2　1993 年、1998 年、2003 年中国农村医疗保障情况　(单位：%)

1993 年	农村合计	一类农村	二类农村	三类农村	四类农村
城镇基本医疗	1.6	1.8	1.3	2.1	0.6
大病医疗保险	1.1	2.6	0.7	0.8	0.5
公费医疗	0.7	1.6	0.5	0.6	0.2
劳保医疗	0.3	0.6	0.2	0.3	0.3
合作医疗	0.1	0.4	0.0	0.0	0.0
其他社会医保	9.8	28.8	9.1	0.7	1.0
自费医疗	84.1	64.1	88.1	95.4	83.1
其他形式	2.2	0.1	0.3	0.1	0.1
1998 年	农村合计	一类农村	二类农村	三类农村	四类农村
公费医疗	1.2	1.1	0.8	2.0	0.3
劳保医疗	0.5	1.4	0.5	0.2	0.0
半劳保医疗	0.2	0.6	0.1	0.1	0.1
医疗保险	1.4	2.4	1.6	1.2	0.1
统筹医疗	0.0	0.2	0.0	0.0	0.0
合作医疗	6.6	22.2	3.6	1.6	1.8
自费医疗	87.3	71.8	92.5	94.8	81.5
其他形式	2.8	0.3	0.9	0.2	0.2

① 程晓明：《卫生经济学》，人民卫生出版社 2003 年版。

续表

2003 年	农村合计	一类农村	二类农村	三类农村	四类农村
城镇基本医疗保险	1.5	1.9	1.3	1.5	1.2
大病医疗保险	0.1	0.4	0.1	0.1	0.0
公费医疗	0.2	0.4	0.2	0.2	0.1
劳保医疗	0.1	0.2	6.1	0.1	0.0
合作医疗	9.5	17.6	0.6	0.7	24.3
其他社会医疗保险	1.2	2.9	0.6	0.8	0.3
商业医疗保险	8.3	8.9	10.9	7.9	3.2
无医疗保险	79.0	67.8	80.7	88.6	70.8

资料来源:《2007 卫生统计年鉴》,中国协和医科大学出版社 2007 年版,第 176 页。

合作医疗制度衰退带来最严重的后果便是大约有 90%的农民沦为了自费医疗群体,在医疗供给系统被推上市场化的同时,医疗费用飞速上涨,农民的有效医疗需求不足,农村医疗服务供给既不足也低效,农村三级预防保健网缺乏抵抗力,导致农民看不起病、因病致贫、因病返贫等现象。农村合作医疗的"恢复与重建"陷入困境,制度亟待变迁与创新。

三 新型农村合作医疗制度的实施

中国的改革开放和市场经济建设取得了举世瞩目的成绩,但与此同时,社会经济发展的非均衡现象也日趋明显,农民健康问题日益突出,因病致贫现象严重,不仅影响了农村的经济发展,也成为中国经济均衡、持续发展的障碍和社会稳定的隐患因素,加之 2003 年 SARS 的蔓延也为我国的公共卫生体系敲响了警钟。与此同时,城镇医疗保障制度经过 1998—2002 年五年的实施和推广,已基本定型,政府也能够将医疗保障工作的重心向农村转移。20 世纪 90 年代合作医疗的重建努力失败之后,国家进行了大量的研究和试点工作,进一步研究和探索新的适合中国农村的合作医疗制度,最终在 2002 年 10 月明确提出要"逐步建立新型农村合作医疗制度"。2002 年 10 月,中共中央、国务院出台了《关于进一步加强农村卫生工作的决定》,该《决定》明文要求:到 2010 年,要在全国农村基本建立起适应社会主义市场经济体制要求和农村经济社会发展水平的农村卫生服务体系和农村合作医疗制度,使农民人人都能享受初级卫生保健。

2003 年 1 月 23 日,国务院办公厅转发了卫生部、财政部、农业部联合发出的《关于建立新型农村合作医疗制度的意见》的文件,正式在文件的标题上提出了与传统的、旧的合作医疗制度相区别的新型农村合作医疗制度。《意见》对新型农村合作医疗制度进行了界定,"新型农村合作医疗制度是由政府组织、引导、支持，农民自愿参加，个人、集体和政府多方筹资，以大病统筹为主的农民医疗互助共济制度"。同时，《意见》要求从2003年起，各省、自治区、直辖市至少要选择两到三个县(市)先行试点，取得经验后逐步展开，到2010年，实现在全国建立覆盖农村居民的新型农村合作医疗制度的目标；新型农村合作医疗制度一般采取以县(市)为单位进行统筹，实行个人缴费、集体扶持和政府资助相结合的筹资机制①。2005年10月，党的十六届五中全会通过的"十一五"规划中的社会主义新农村建设内容中，明确地提出了建设农村基本医疗服务体系，以及基本建立新型农村合作医疗制度的具体任务。2005年12月31日发布的《中共中央、国务院关于推进社会主义新农村建设的若干意见》(2006年中央一号文件)明确提出要"积极发展农村卫生事业，积极推进新型农村合作医疗制度的试点工作"，确认了"从2006年起，中央和地方财政较大幅度提高补助标准，到2008年在全国农村基本普及新型农村合作医疗制度"的目标。

2006年1月，卫生部等七部委局联合下发《关于加快推进新型农村合作医疗试点工作的通知》，明确提出，"2006年，使全国试点县(市、区)数量达到全国县(市、区)总数的40%左右；2007年扩大到60%左右；2008年在全国基本推行；2010年实现新型农村合作医疗制度基本覆盖农村居民的目标"。与此同时，中央和地方财政对参加合作医疗农民的补助标准由20元提高到40元。2007年3月，卫生部、财政部联合下发《关于做好2007年新型农村合作医疗工作的通知》，明确指出"从2007年开始，全国新型农村合作医疗由试点阶段进入全面推进阶段，覆盖全国80%以上的县(市、区)"。同年，党的十七大提出了"建设覆盖城乡居民的公共卫生服务体系、医疗服务体系、医疗保障体系、药品供应保障体系，为群众提供安全、有效、方便、价廉的医疗卫生服务"的目标，并坚持公共医疗卫生的公益性质，以农村为重点，强化政府责任和投入。9月，卫生部、财政部和国家中医药管理局颁发了《关于完善新型农村合作医疗统筹补偿方案的指导意见》，进一步规范了统筹模式和补偿方案等。

所谓新型农村合作医疗制度(简称"新农合")，是相对于传统合作医疗而言的，是指"由政府组织、引导、支持，农民自愿参加，个人、集体和政府多方筹资，以大病统筹为主的农民医疗互助共济制度"。其中，以大病统筹为主，即新型农民合作医疗制度重点解决农村居民因患病出现的因病致贫和因病返贫问题，首先保证对农村居民大额医疗费用补助，并同时兼顾小额门诊医疗。与传统农村合作医疗制度相比，新型农村合作医疗制度具有筹资的稳定性、补偿的"保大"性、参合的整体性、管理的外在性、统筹的高层性、农民的被动性等诸多新特征。

---

① 《国务院办公厅转发卫生部等部门关于建立新型农村合作医疗制度意见的通知》(国办发〔2003〕3号)。

从2003年开始试点以来，中国新型农村合作医疗的推进速度很快。截至2008年9月底，全国开展新型农村合作医疗的县(市、区)达2729个，参加新农合人口8.14亿人，参合率达91.5%，越来越接近新型农村合作医疗制度全覆盖目标。与2007年相比，开展新农合县(市、区)增加278个，参合人口增长12.1%，参合率增长5.3个百分点。中央和地方政府对参合农民的补助标准由人均40元提高到80元，农民缴费也相应提高。截至2008年9月底，全国新农合本年度已筹资710.0亿元，其中中央财政补助资金246.1亿元，地方财政补助资金340.7亿元，农民个人缴费118.3亿元。2008年前三季度全国新农合基金支出总额为429.1亿元，累计受益3.7亿人次①。而2004年12月2日公布的第三次国家卫生服务调查结果是：农民就诊率仅为13.92%，参加传统合作医疗的人口比例为9.5%。对比之下，可以看出，新型农村合作医疗制度还是受到广大农民群众的普遍欢迎的。

第二节　农村合作医疗制度变迁的特征

一　强制性制度变迁与诱致性制度变迁并行

传统农村合作医疗起源于农民自发的医疗互助组织，然后才是政策的支持，使之呈现繁荣趋势。这种变迁首先是自下而上的诱致性制度变迁，当政府强大的政治动员力量对之进行干预时，强制性制度变迁也随之开始出现。这种制度需求反映了农民的根本愿望，而制度供给则适应了农民旺盛的需求，因而得到了农民的拥护，鼎盛时期的制度覆盖率达到了90%。

恢复重建时期的农村合作医疗几起几落，一直未能持续，即便是在政府大规模恢复与重建合作医疗高潮的1997年，合作医疗的覆盖率也只占全国行政村的17%。1997年卫生部对2960户农村居民的调查表明，有近1/3的农民出于不信任等因素并不愿意参加合作医疗制度②。在这种情况下，依靠政府力量自上而下的强制性制度变迁基础不牢，并未取得成功。

新型农村合作医疗的定位与以往的合作医疗一样，还是自愿互助性质的。但是，传统农村合作医疗的经济基础是集体经济的大力扶持，转轨时期农村合作医疗的经济基础主要是依靠农民的自我缴费，而现行的新型农村合作医疗的

---

① 卫生部：《2008年我国卫生改革与发展情况》。

② 刘远立等：《论建立中国农村医疗保障之必要性和相关政策问题》(研究报告)，中国农村基本保障问题国际研讨会，北京，2001年7月，第7—9页。

经济基础则是政府给予了大量的资金资助。2002 年 10 月颁布的《关于进一步加强农村卫生工作的决定》明确提出,“建立由政府组织、引导、支出,农民自愿参加,个人、集体和政府多方筹资的新型农村合作医疗制度”。随后几年陆续颁发的文件也表明,新型农村合作医疗制度从制度的设计、出台、具体安排以及预期目标等都体现了强制性的特点,但与此同时,政府期望“农民自愿参加”逐步引导合作医疗的推广,又体现了诱致性的一方面。2003 年国家卫生服务调查结果显示,真正愿意参加新型农村合作医疗的农民比例也只达到了 70.9%。2006 年武汉大学社会保障研究中心对全国新型农村合作医疗开展状况的实地调查结果显示,农民认为“有好处”而参保的占 72.1%,而“被动员”和“干部带头”的比例分别占了 19.2%和 8.7%,而且其前提条件是有政府强大的经济资助。到 2007 年底,我国参加新型农村合作医疗的人口又上升至全国农业人口的 86.2%。正是政府类似于“强制性”的强大政治动员,以及大量的资金资助对农民的吸引,使得强制性制度变迁和诱致性制度变迁得以持续,从而合作医疗制度的覆盖率得以提高(如图 2-1)。

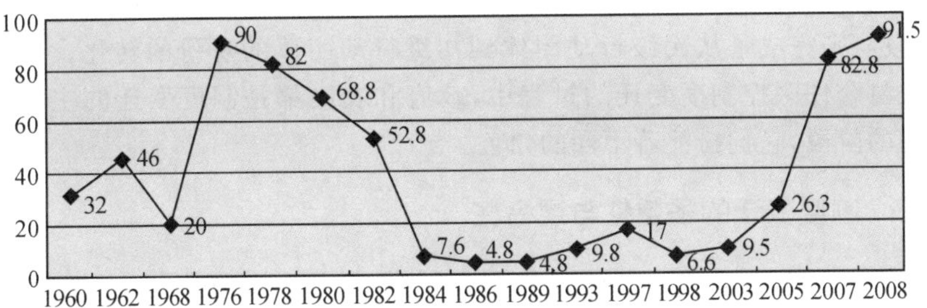

图 2-1　合作医疗覆盖率趋势

说明:1993 年、1998 年和 2003 年数据是调查人口中参加合作医疗的比例;2005 年、2007 年数据是开展新型农村合作医疗试点地区的农业人口占全国人口的比例。其余的数据是合作医疗的村覆盖率。

资料来源:卫生部《2008 年我国卫生改革与发展情况》;杨红燕、李宜凌:《构建新型农村合作医疗可持续发展的需求基础》,《2007 年和谐社会构建与社会保障国际论坛论文集》,第 547 页。

二　制度变迁主体的多元化

诺斯把制度变迁的主体统称为“组织及其企业家”,因为它们在本质上都是为了从创新中获取自身利益,政府、团体、个人等都可以充当制度变迁的主体。根据它们在制度变迁中角色的不同,可以将它们分成“初级行动团体”和“次级行动团体”。初级行动团体是一个决策单位,它们的决策支配了安排创新的进程，次级行动团体是用于帮助初级行动团体获取收入而建立的，主要帮助初级行动团体作出一些能获得收入的策略性决定[①]。

在农村合作医疗制度的变迁过程中，制度变迁主体呈现多元化，农民和政府都是制度变迁的主体。考察整个农村合作医疗制度变迁过程，我们可以看出非常清晰的变迁脉络：20 世纪 50 年代，农民认识到合作医疗优越于自费医疗模式，于是自发创立了合作医疗制度；随后，政府也从农民自发的试点中认识到了合作医疗的好处，并在 50 年代末加以肯定和推广；20 世纪 60 年代，政府大力提倡和积极推动合作医疗制度在全国的普及，并为此创造了适宜的制度环境。在这一时期，可以将农民看作初级行动团体，政府虽然对合作医疗制度的推广起了至关重要的作用，但其实质上仍然是作为次级行动团体出现的。

在 20 世纪 90 年代中期，中央政府曾努力恢复和重建农村合作医疗制度，从 2002 年开始，政府提出了“新型农村合作医疗制度”，随后，进行了积极的试点与推广。在这一阶段，中央政府和地方政府已经成为制度的设计者和制度变迁的直接推动者，农民则成为制度安排的接受方，农民的身份不再是初级行动团体，政府则完成了从次级行动团体到初级行动团体的身份的转化。因而，在我国农村合作医疗制度变迁的过程中，政府和农民都是制度变迁的主体，而且在不同的阶段，它们扮演着不同的角色。

三　制度变迁的多重性与混合性

中国农村合作医疗制度的兴衰沉浮，就是制度的均衡与非均衡的交替过程。它作为一种农村医疗保障制度，同其他任何一种制度一样，也是一种权力和利益的分配格局，只不过它约束的只有农民这一个阶层和群体。制度均衡是制度稳定的基础和条件，但制度非均衡不等于制度的变迁，它只是制度变迁的必要条件，却不是充分条件。首先，农村合作医疗制度变迁的内在动因具有多重性，不仅仅是经济制度（生产关系）与生产力发展（社会分工、技术变迁、人的素质提高）的内在矛盾，还包括医疗保障体制与产权制度和经济体制之间的内在矛盾。其次，农村合作医疗制度变迁的外动力，既不是单一的农民阶层，也不是单一的政府，更不是简单的成本与收益预期，而是多种主体、多种预期、多种因素综合作用的结果。按照辩证唯物主义的原理，内动力是制度变迁的根据，外动力是制度变迁的条件。农民作为一个弱势群体或阶层，难以获取预期的收益，即是说，尽管农民有了变迁合作医疗制度的动力和需求，但要想变为现实，

---

① ［美］L·E·戴维斯、D·C·诺斯：《制度变迁的理论：概念与原因》，载：《财产权利与制度变迁——产权学派与新制度学派译文集》，上海三联书店 1991 年版，第 271－272 页。

仅靠农民自身难以负责和承担，难以实施合作医疗制度的变迁，还必须由另一行为主体（即国家或政府）来发动、引导、组织和实施[①]。

四　制度变迁的周期性

制度变迁的周期是指制度变迁在主导型利益集团的推动下，制度从非均衡阶段经由创新阶段而到均衡阶段的发展，是由制度非均衡、制度创新和制度均衡所构成的周期循环过程。由于人的理性有限，制度创新和建立都需要花费时间和成本，而且制度创新存在着“认知与组织”时滞、发明时滞、“菜单”选择时滞、启动时滞等，因而需要有一个相当长的渐进的过程，从出现制度不均衡到最后实现制度变迁是一个长时期的过程。

制度变迁是分阶段进行的，是不同利益集团外部利润引导下的博弈过程。制度变迁起于非均衡阶段，发展于创新阶段，结束于均衡阶段，实际上是一个又一个的由制度非均衡、制度创新、制度均衡阶段组成的循环过程，在不同阶段有不同的内容和特征，下一个制度变迁是以一种效率更高的制度对另一种制度的替代过程，是一个更高层次的循环，社会和经济就是在这个循环过程中得到发展的。

我国农村合作医疗的变迁也具有周期性。从新中国成立初期到 20 世纪 70 年代末的 30 年间，是农村合作医疗产生和获得快速发展的时期，农村合作医疗在保障广大农民身体健康方面发挥了不可磨灭的历史作用，制度经历了从创新到均衡的阶段；从 20 世纪 80 年代到 2001 年的 20 年时间里，中国整个社会都处于由计划经济向市场经济转型的整体制度变迁过程中，农村合作医疗制度出现了解体、反复和探索的过程，这一时期是农村合作医疗制度变迁的非均衡阶段；以 2002 年 10 月首次提出在农村实行新型农村合作医疗开始，新型农村合作医疗制度试点面不断扩大，制度也在不断向完善方面发展，逐步走出了非均衡阶段，从而步入了调整、改革和完善的创新阶段。

当新型农村合作医疗制度或其演变成的相关农村医疗保障制度在农村全面推行，基本覆盖全体农村居民，在良好的制度环境、科学的制度安排、配套的制度体系中，进入稳定、良性的可持续发展过程，此时才是新型农村合作医疗制度创新的结束，并步入均衡发展阶段的开始。在此之后，又将开始制度变迁的新一个周期，如此循环往复，制度不断演变与进化，实现由低到高，从落后到先进，由传统至现代的发展总过程[②]。

---

① 李和森：《中国农村医疗保障制度研究》，经济科学出版社 2005 年版。

② 李华：《中国农村合作医疗制度研究》，经济科学出版社 2007 年版，第 70 页。

五　过程的渐进性与目标的动态性

传统的农村合作医疗制度是以农村集体经济为依托的社区型医疗保障制度,也称集体互助保障,是与新中国成立初期我国经济发展水平较低、城乡分离的医疗保障体系相适应的。社区型医疗保障依靠其自身的力量,遵循互助互济的原则,既不依赖政府拨款,也不依靠自由医疗市场所能提供的医疗服务,而是靠社区自身的力量,将其他各种医疗制度的优点结合起来,是从多方面筹集资金来解决当地居民的医疗保健问题的一项综合措施。但是社区医疗保障覆盖的人群少,资金力量有限,抗风险能力低。社区保障与私人保障不同,但也不是真正意义上的社会医疗保障,很多学者都将它视为社会医疗保障的萌芽形式。

20 世纪 70 年代我国的农村合作医疗被确认为是社区型医疗保障,属于发展中国家存在的"微型保险"。在当时中国经济发展水平有限,农村集体经济组织拥有一定经济实力的制度背景下,由政府倡导农村居民互助共济而建立的农村合作医疗制度填补了农村医疗保障制度的空白,但同时也制约了医疗保障的范围和程度。其总体保障水平低,难以避免逆向选择和诱导需求,不符合保险维持财务可持续的大数法则,最终走向了僵滞。

新型农村合作医疗的性质界定具有重要性,它涉及该项制度的发展目标和方向。到目前为止,还没有正式的规则和文件明确地界定新型农村合作医疗制度的性质,这一直是一个悬而未决的问题,学术界的看法也富有争议性。但是,在当前背景条件下,农村合作医疗早已成为农村医疗保障制度的主体制度甚至是化身,也就是说,在城乡居民保障二元分割的现实情况下,虽然农村合作医疗的社会化程度、保障层次、保障水平都比城镇医疗保障制度低,但是农村合作医疗制度也应该与城镇医疗保障一样,社会保障责任由集体经济组织或国家来承担。实际上,新型农村合作医疗无论是在组织单位、筹资主体、保障水平上都超过了原有的农村合作医疗,社会化程度有了很大的提高,也已经初步具有社会医疗保障的相关要素,如政府投入和管理、不以营利为目的、更加注重公平、具有一定的规模等①。因此,新型农村合作医疗已经由社区型医疗保障向社会医疗保障制度发展。

---

① 郑功成:《社会保障学》,商务印书馆 2003 年版。

第三章　农村合作医疗制度变迁的原因分析

第一节　制度环境

环境的变动性和不确定性一方面源于物质世界的运动，人们对其尚未认识或有一定的认识却无法对付，人类在很大程度上只能被动地接受它们的影响；另一方面，人类通过科学技术改变了自然环境，这些改变常常是不能很好预测的。如果环境不发生变动，人们一旦建立一套有效的制度就不必再为之操劳，制度变迁就不会发生；但世界是运动、变化、发展的事实，要求人们适时改变和调整已有的行为规则，才可能使自身的利益最大化[①]。

制度环境是指一系列用来建立生产、交换和分配基础的政治、社会和法律基础规则，如支配选举、产权和合约权利的规则就是构成经济环境的基本规则。制度环境是可能改变的，但与其他制度安排相比较，制度环境的变迁要缓慢得多。制度环境一般被视为制度创新模型中的外生变量[②]。科斯则认为，制度环境影响着生产的动力和交易的成本。制度安排一般在制度环境的框架里进行，制度环境决定着制度安排的性质、范围和进程等，但是制度安排也会反作用于制度环境。

一种制度，如果在制度设计上不合理，不为制度环境所许可，那么就会付出很高的交易成本，而且管理成本也不容易得到控制，会出现较大的 X 低效率，其

① 国彦兵:《新制度经济学》，立信会计出版社 2006 年版。

② 卢现祥:《西方新制度经济学》，中国发展出版社 2003 年版，第 227 页。

激励和约束的机制失灵，制度的生存就成问题。制度设计、制度实施（治理机制）与制度环境三者之间的耦合情况直接影响着制度的效果。同样的制度设计，如果面临的是不同的制度环境，就会出现不同的实施结果，制度环境、互补性制度的影响有时候甚至会起决定性的作用。因此，理想的制度设计必须与现存的制度环境耦合。

许多发展中国家选择的医疗保障制度在其设计上可能是相似的，但是因为各国的制度环境千差万别，特别是农村的制度环境差异就更大，所以制度绩效就迥然不同。中国的农村合作医疗制度具有鲜明的中国特色，这种机制的技术设计、组织管理，特别是与制度环境的耦合程度是制约其可持续性发展的重要因素。

典型的合作医疗是由社区组织筹资、社区成员参与的医疗费用保险计划，可以说是一种社区医疗筹资计划，是一种“小额保险”①。小额保险计划大多具有非营利性、社区参与、简单性等特点，从而为低收入者提供服务，但是，由于规模太小，不符合一般保险的“大数原理”，因此不能有效分散风险。成功的社区医疗筹资组织比其他类型的组织更多地拥有一种特殊的资本——社会资本，但社会资本非常脆弱，因此社会资本的存在并不是社区医疗筹资可持续的唯一可靠保障，自愿性保险必定面对的逆向选择问题也是其核心条件。要想克服这一制度缺陷，社区医疗筹资这一制度安排必须是镶嵌在一个适宜的制度环境之中的，并能够保证它获得外部支持；同医疗服务提供者建立制度化的联系，以确保其成员可以享受低廉的医疗服务；实现良好的治理，从而增加筹资计划的吸引力。同时要满足这三个条件的政治经济制度环境，并不容易实现②。

一　传统农村合作医疗的制度环境

传统农村合作医疗是随着农业合作社的兴盛而逐渐发展起来的，随着建设人民公社的热潮而在全国迅速推进，并从自愿性的社区医疗转变成了强制性的集体福利。从某种意义上说，传统合作医疗制度的成功，在很大程度上是因为有了一个合适的制度环境，是其所嵌入其中的高度集权的、革命性的、全能主义的政治经济体制和国家与社会关系，使得逆向选择和控制医疗服务成本的问题

① Jakab, M., and C. Krishnan. Community Involvement in Health Care Financing : A Survey of the Literature on the Impact, Strengths, and Weaknesses. Report Submitted to Working Group 3 of the Commission on Macroeconomics and Health. WHO, Geneva, 2001; Liu, Yuanli, Shanlian Hu, Wei Fu, William C. Hsiao. Is Community Financing Necessary and Feasible for Rural China. Health Policy, 1996(38): 155-171.

② 顾昕等：《诊断与处方：直面中国医疗体制改革》，社会科学文献出版社 2006 年版，第 136 页。

根本不存在[①]。

（一）政治上的高度重视和强有力的外部支持

传统农村合作医疗获得了政治上的高度重视和强大的政治动员力等强有力的外部支持，有着良好的政治氛围，制度间、部门间的摩擦小，农民参与的热情高。毛泽东发表"合作医疗好"批示，合作医疗"是医疗战线上的一场大革命"，"解决了农村群众看不起病，买不起药的困难"，"值得在全国推广"[②]后，各地纷纷响应领袖和政府的号召实施合作医疗，支不支持合作医疗，关系到是不是团结贫下中农，是不是支持社会主义新生事物，是不是执行毛主席无产阶级卫生路线的大问题。因此，为了贯彻最高指示，各级政府把推行合作医疗列入政府重要日程，采取群众运动的办法加以推广[③]。在舆论控制方面，政府采用了一切手段褒扬和鼓吹实行合作医疗的好处，凡是被认为是赞扬、提倡实施合作医疗制度的言行均被媒体和舆论高度评价，使合作医疗制度成为家喻户晓、人人皆知的"民心工程"。同时贬损和批判一切阻碍实行合作医疗的观念与言行，批判反面人物，甚至被认定为反对"毛主席无产阶级卫生路线"。这种政治上的高度重视和强大的政治动员力使合作医疗获得了无与伦比的外部支持，农村医疗卫生的投入以政府为主，形成了以县医院为龙头、以乡（镇）卫生院为枢纽、以村保健站为基础的三级医疗预防保健网络。

（二）农村集体经济组织有效解决了逆向选择问题

集体经济组织拥有生产资料的所有权、使用权和收入分配权，这是农村合作医疗产生并生存的经济基础。在人民公社运动化以后，广大农村普遍建立了政社合一、分级管理的体制。这种集生产、分配甚至政治一体的人民公社对所管辖范围内的一切资源进行自由调配，可以直接动用资源用于合作医疗，以便完成上级规定的任务。如农户参加合作医疗的费用、赤脚医生的费用、药品的费用、预防群众性疾病的费用、医疗设施费用等都是由集体经济支撑的。"三级所有，队为基础"的人民公社排斥了市场机制的作用，能够有效筹集农民个人应缴纳的合作医疗基金，避开了挨门挨户收费的难题。"集体经济组织既是农村合作医疗的组织者，也是农村合作医疗资金的主要提供者，实际上在区域内充当了公共品提供者，成为大大小小的国家或政府的化身。"[④]

---

① 邹谠：《二十世纪中国政治：从宏观历史与微观行动角度看》，牛津大学出版社 1994 年版。

② 1968 年 11 月，毛泽东对反映湖北长阳乐园公社合作医疗情况的调查报告所作的批示。见胡振栋：《农村合作医疗的创始人覃祥官》，《炎黄春秋》2001 年第 3 期。

③ 人民卫生出版社编辑部：《合作医疗遍地开花》，人民卫生出版社 1975 年版，第 3 页。

④ 李华：《中国农村合作医疗制度研究》，经济科学出版社 2007 年版，第 130 页。

(三)计划经济体制下的低成本医疗供给体系可以与合作医疗有效整合

“医社合一”的管理体制将医疗费用的控制内部化;制度(合作医疗)、机构(三级医疗保健网)以及人员(赤脚医生)“三大法宝”一起发挥作用。一方面,政府控制了医疗服务和药品资源配置的权力,药品价格受到严格控制,并实施低价供给策略,这就为合作医疗提供了低成本的医疗服务提供体系。另一方面,无论是赤脚医生(兼职的乡村卫生人员)、公社卫生员,还是县级及以上医疗机构的医务人员,其收入由集体或国家规定,其价值理念和行为模式与农民有相似之处,不存在提供过多服务的激励机制,基本上消除了医疗服务提供者诱导消费的现象。由于客观上存在供给短缺以及主观上不存在高价高回报的激励机制,赤脚医生以及各级医疗服务提供者们,在基层集体组织预算约束下,普遍采用了更加低廉的针灸疗法和中草药,这些原因都抑制着医疗服务成本无从提高①。

(四)地域的封闭性使合作医疗的运行具有较强的稳定性

人民公社制度、户籍制度、就业歧视政策等使农民牢牢被束缚在土地上,使农村的卫生供给与需求很少受到城市的影响。

二　转轨时期农村合作医疗的制度环境

改革开放以后,农村合作医疗所依附的政治动员式的集权体制、人民公社制度和计划经济条件下的低廉医疗服务供给体系等制度环境,均发生了重大的变化,有些甚至消失殆尽。

(一)社会转型

1978年中国共产党第十一届全国代表大会第三次会议彻底否定和改变了“以阶级斗争为纲”的指导思想,确定了全党全国的工作重心转移到“社会主义现代化建设”中来,传统农村合作医疗制度是否仍然关系到“毛主席无产阶级医疗卫生路线”就有待于新政策的实施了。实际上,政府在相当长的一段时期(见表3-1)没有把农村合作医疗列入议事日程,特别是有一段时间合作医疗曾被认为是“左”的产物,甚至被当作“文化大革命”的产物而被否定。而且原先以政治动员为核心的全能主义式政治体制发生根本改变之后,过渡时期的合作医疗便很自然地从强制性集体福利回归到了自愿性的社区医疗筹资,当国家的外部支持力度衰落时,合作医疗也自然随之衰落。

---

① 人民卫生出版社编辑部:《合作医疗遍地开花》,人民卫生出版社1975年版。

表 3-1 1960—2002 年有关农村合作医疗的文件

年份	文件名	发文单位	主要内容
1960 年 3 月	关于全国农村卫生工作山西稷山现场会议情况的报告	中共中央转发	社员每年交纳一定的保健费；看病时只交药费或挂号费；另由公社、大队的公益金中补助一部分
1979 年 12 月	农村合作医疗章程	卫生部	自愿互助；个人和集体共同筹集资金；大队办为主；国家给予必要的扶持
1990 年 3 月	我国农村实现“2000 年人人享有卫生保健”的规划目标	卫生部、国家计委、国家环保总局、全国爱卫会	提出“2000 年人人享有卫生保健”的各种最低目标；经济发达地区和经济不发达地区分别实现 60%和 50%的集资医疗覆盖率
1992 年 9 月	关于加强农村卫生工作若干意见的通知	卫生部、财政部	以自愿互利为原则建立合作医疗；受益群众、全民、集体企事业单位和社会团体多方筹集资金
1997 年 5 月	关于发展和完善农村合作医疗若干意见的通知	国务院转发	个人投入为主，集体扶持，政府适当支持；农民自愿交纳合作医疗费用，属于农民个人消费性支出，不计入乡统筹、村提留
2001 年 5 月	关于农村卫生改革与发展的指导意见	国务院体改办、国家计委、财政部、农业部、卫生部	要求地方政府加强对合作医疗的组织领导；重申“自愿量力、因地制宜、民办公助”的原则；提倡在有条件的地方实施以县(市)为单位的大病统筹
2002 年 10 月	关于进一步加强农村卫生工作的决定	中共中央、国务院	建立以大病统筹为主的新型农村合作医疗制度；建立中央补助金制度，补助对象为中西部地区除市区以外的参加新型农村合作医疗的农民，补助标准为人均 10 元/年；要求地方财政对参加农民人均补助不低于 10 元/年

资料来源：卫生部网站，http://www.moh.gov.cn/wsflfg/index.htm；中国法院网“法律文库”，http://www.chinacourt.orgflwk。

（二）人民公社的解体使合作医疗缺少了强制性组织载体

20 世纪 70 年代末安徽凤阳“联产承包责任制”实验逐步得到肯定，并在全国范围内推广。随着家庭联产承包责任制的逐步推广，土地使用制度的改变使农业经营体制发生变化，原先能实施全能性社会经济控制的“政社合一”的人民公社逐步瓦解，计划指令、社员集体劳动与分配不再也不能承担公共品责任，合作医疗便逐渐丧失了可以实施其强制性的组织载体。但是，变更后的组织载体即农村基层组织无论是社区性的还是政府性的，都具有一定的组织能力，却由于缺乏促使大部分农村基层组织自发主动地开展合作医疗的激励机制，大部分基层组织对合作医疗都无所作为，合作医疗别无选择地走向了衰落。

(三)医疗服务供给体系市场化的冲击

20 世纪八九十年代以后,中国社会经济生活发生了急剧的变化,整体上朝着尊重市场这只“看不见的手”的方向发展。随着农村商品经济和市场经济的发展,以及国家财政体制的改革,医疗服务供给体系也走向市场化,传统农村合作医疗时期的“赤脚医生”被“市场”化为自负盈亏的“乡村医生”,卫生资源被“优化”地配置到城市地区。加之缺乏政府投入,医疗资源的分配呈现倒三角形的非均衡状态(见表 3-2),医疗供给系统的主要收入来源不是政府财政投入和非政府机构的捐赠,而是主要依赖于其业务收入(见表 3-3),即使是公共卫生机构也不例外。1980 年,国家开始进行“划分收支,分级包干”的财政体制改革。1984 年,国家设立乡级财政,许多原来由县卫生局直接领导的乡镇卫生院被下放乡镇政府管理,财政支持减少,卫生院运转发生困难。1982 年,乡卫生院减少了 16%,卫生院床位减少了 38%,卫生院人员减少了 15%;大批农村卫生室承包给乡村医生经营,据 1988 年统计,55.6%是属于非稳定型的个体经营的村医疗点,传统合作医疗时期的“三大法宝”几乎消失殆尽[①]。与此同时,同非营利性的、同属一家(即国有的)公立医疗机构按市场运作相对应的是数以亿计的彼此独立的个体消费者,这些由消费者组成的私人财政无法影响医疗卫生服务的传递,他们在同医疗机构的博弈中处于极为不利的地位,在没有第三方干预的情况下,消费者从一开始就已注定是输家,公平性、可及性、费用等问题自然很快就会暴露出来[②]。同时,在激励结构发生变化之后,供方诱导下的过度消费问题也在乡村医疗部门出现,使转轨时期的合作医疗不得不面临如何提高低收入人群的医疗可及性、如何控制供方诱导下的过度消费等全世界社区医疗筹资都得面对的经典难题[③]。

表 3-2 1949—2003 年中国农村三级医疗卫生网发展变化情况

指　标	单位	1949 年	1959 年	1977 年	1990 年	2000 年	2003 年
县综合医院	个	1300	2091	2355	2240	2037	2057
县卫生防疫站	个		52	2080	1912	1684	1762
县妇幼保健所	个		2307	1803	1728	1417	1687
县级卫生机构床位数	张	20133	51344	1088625	1386746	1033674	1102570
县级机构卫技人员	人		548324	1278269	1712636	1656046	1478052

① 蔡仁华:《中国医疗保障改革实用全书》,中国人事出版社 1998 年版,第 328 页。

② 张奇林:《制度的逻辑:中美医疗保障制度比较》,《社会科学报刊》2007 年第 4 期。

③ 顾昕等:《诊断与处方:直面中国医疗体制改革》,社会科学文献出版社 2006 年版,第 141—146 页。

续表

指　标	单位	1949 年	1959 年	1977 年	1990 年	2000 年	2003 年
乡(公社)卫生院	个			54978	47749	49229	44279
平均每院床位	张			13	15.1	14.9	15.2
平均每院卫技人员	人			15	16.3	23.8	20.5
平均每千人床位	张	0.05	0.1	1.36	1.55	1.50	1.41
平均每千人卫技人员	人		1.05	1.59	2.15	2.41	2.19
乡村医生(赤脚医生)	人			1760413	776859	1019845	791956
卫生员	人			3395027	454651	299512	75822

资料来源:饶克勤、刘远立,《中国农村卫生保健制度及相关政策问题研究》,载卫生部统计信息中心编:《卫生改革专题调查研究:第三次国家卫生服务调查社会学评估报告》,中国协和医科大学出版社 2004 年版,第 34 页。

表 3-3　2002 年医院主要收入来源

	全　国	城　市	农　村
总收入(万元)	6979	9920	3145
财政补助(万元)	569	878	166
上级补助(万元)	91	136	33
业务收入(万元)	6281	8861	2916
业务收入占总收入的比重(%)	90	89.3	92.7

资料来源:卫生部统计信息中心,《中国卫生服务调查研究——第三次国家卫生服务调查分析报告》,中国协和医科大学出版社 2004 年版,第 148—149 页。

三　新型农村合作医疗的制度环境

农民因病致贫、因病返贫现象严重,威胁农民的生命健康,影响农业劳动生产率的提高和农村经济的发展,已成为中国经济均衡、可持续发展的障碍和中国社会稳定的隐患。2002 年 10 月,中共中央、国务院召开全国农村卫生工作会议,下发了中共中央、国务院《关于进一步加强农村卫生工作的决定》,要求到 2010 年,使农民人人都能享受初级卫生保健;在今后八年的时间里,在全国农村基本建立起适应社会主义市场经济体制要求和农村经济社会发展水平的农村卫生服务体系和农村合作医疗制度。2003 年 1 月 23 日,国务院办公厅转发了卫生部、财政部和农业部所发的《关于建立新型农村合作医疗制度的意见》,要求从2003年起，各省、自治区、直辖市至少要选择2～3个县(市)试点，取得经验后逐步推开。

新型农村合作医疗制度涉及占总人口70%的农村居民的健康水平，既是全面小康社会的指标体系的组成部分，也是建设社会主义和谐社会的重要内容。新型农村合作医疗制度是在新的制度环境中试行的，与20世纪90年代相比，新制度的推行有着优越的制度环境。首先，我国经济连年呈现高速增长的态势，人均GDP已达1000美元，人民生活总体上达到了小康水平，已具备一定的经济基础，而且政府的职能转变、公共财政体制的确立也提供了适宜的环境和基础。其次，均衡发展战略已经体现在发展的各个方面，城乡统筹发展，“三农”问题日益得到重视，倾农、惠农措施不断出台，“三农”问题重要性上升到了政治高度。第三，政府是新型农村合作医疗的筹资和管理主体，农民对政府的信任在增强。

毫无疑问，在计划经济体制时期，当时的社会政治经济制度环境是农村合作医疗的合适土壤，从而合作医疗覆盖率高，并取得了很大的成功。当计划经济体制不可逆地向市场经济体制转变时，传统农村合作医疗所镶嵌的制度环境发生了急剧的变迁，尽管当政府意识到其严重性后，希望恢复、重建合作医疗制度，但那些缺少有效制度创新的简单制度模式已不能与大的外部制度环境相融合，合作医疗难以为继。新型农村合作医疗制度是一项关系“三农”问题的社会系统工程，与多因素相关，需要一定的制度环境。制度环境优化是新型农村合作医疗试行成功和可持续发展的保障。因此，农村合作医疗要实现可持续发展，这个制度安排就必须镶嵌在与之匹配的、适宜的社会经济政治等制度环境之中。

第二节　制度均衡

一　制度均衡与非均衡

诺斯认为，制度均衡是“指这样一种状态，在给定的一般条件下，现存制度安排的任何改变都不能给经济中任何个人或任何个人的团体带来额外的收入。如果：(1)安排的调整已经获得了各种资源所产生的所有潜在收入的全部增量；(2)或者这样的潜在利润存在，但是改变现存安排的成本超过了这些潜在利润；(3)或者如不对制度环境作某些改变，就没有可能实现收入的重新分配，那么，这一状态就存在"[①]。张曙光则将制度均衡定义为:"所谓制度均衡,就是人们对既定制度安排和制度结构的一种满足或满意状态,因而无意也无力改变现行制度。"[②]从供求关系来看,制度均衡是指在影响人们的制度需求和制度供给的因素一定时,制度的供给适应制度的需求。

制度均衡只是一种理想状态,实质上是指制度达到了"帕累托最优",其形成过程是一个错综复杂的过程,制度变迁在某种程度上说,就是一个"帕累托改进"的过程。

制度非均衡就是人们对现存制度的一种不满意或不满足,意欲改变而又尚未改变的状态。之所以出现不满意或不满足,是由于现行制度安排和制度结构的净收益小于另一种可供选择的制度安排和制度结构,也就是出现了一个新的盈利机会,这时就会产生新的潜在的制度需求和潜在的制度供给,并造成潜在制度需求大于实际制度需求,潜在制度供给大于实际制度供给。但是由于外部效果和"搭便车"等变革成本的关系,制度变革的动机和力量还不够强和不够大,或者是只有变革的动机而无变革的力量,潜在的制度供给却不能变成现实的制度供给,因而出现"意欲改变而尚未改变"的制度状态,这就是制度非均衡。从供求关系上看,制度非均衡就是指制度供给与制度需求出现了不一致[③]。

一种制度安排和制度结构从制度均衡到制度非均衡,进而发生变革,是多种因素共同作用的结果,制度变迁实际上是对制度非均衡的一种反应。从外部因素来看,外部环境的变化、资源条件的改变、技术改变、偏好变化、相对要素价格变化、外部发展的影响和效应等,一方面,会使原来的制度安排和制度结构变得不是净效益最大的制度,因而产生了制度变革的动机和需求;另一方面,又会改变可供选择的制度集合和选择范围,从而改变制度服务的有效供给,这一切就会导致制度非均衡的出现。从内部因素来看,任何一种制度安排和制度结构都有其特殊的矛盾关系,矛盾的双方既相互联结又相互斗争;各种矛盾也不断发展变化和不断再生。这种内在矛盾必然会通过制度行为的两个不同角色,即制度决定者与制度接受者之间的矛盾外化和表现出来。在新制度建立之后的初始阶段,由于其内部矛盾尚未充分展开,制度运行的摩擦和阻力较小,制度成本较低,同时能够带给人们较大的制度效益,这时制度决定者对新制度感到满意和满足,无意也无力改变。制度接受者对新制度或者感到满意和满足,也无

---

① [美]戴维斯·诺斯:《制度创新理论》,载:《财产权利与制度变迁》,上海三联书店 2004 年版,第 297 页。

② 张曙光:《论制度均衡和制度变迁》,载:《现代制度经济学》(下卷),北京大学出版社 2003 年版,第 244 页。

③ 卢现祥:《西方新制度经济学》,中国发展出版社 2003 年版。

意和无力改变；或者虽有些不满，但其影响不足以改变现行制度运行的成本—效益关系，既不能改变制度决定者的行为，也不能使自己成为制度决定者，因而处于制度均衡之中。制度决定者只要采取某些补救和完善措施，就能够保持原有制度具有最大的制度净效益，不会发生制度非均衡，也用不着进行重大的制度变革。但是，随着内部矛盾的不断发展，各种制度障碍和制度摩擦不断发生，并逐渐成为制度运行的主要状态，制度接受者的不满逐渐积累起来，降低了制度的运行效率。随着制度成本的不断增加，以及制度效益的不断下降，就会改变制度运行的成本—效益关系，制度决定者也对现行制度感到不满意和不满足，于是就会出现制度净收益非最大的制度非均衡[①]。

二　传统农村合作医疗的蓬勃发展与制度均衡

(一)蓬勃发展与制度均衡

1978年农村经济体制改革前，我国农村社会保障整体上处于服从工业化积累资金需要的集权化保障阶段，农村人民公社制度是为国家工业化进行原始积累服务的政社合一组织，农民作为“制度接受者”，被剥夺了家庭保障这一制度选择。国家政权在征收农业剩余的同时，向农村地区提供基本的公共物品成为实施国家赶超战略以及取得合法性的必要支撑。国家作为“制度提供者”，为了维持农村劳动力的再生产，同时也是作为社会控制的一种手段，将自愿性的社区医疗转变成为强制性的集体福利，这其实是一种计划经济时代典型的家长制的保障。雅诺什·科尔奈和翁笙和认为，经典社会主义的哲学是：“我们将照顾你们，你们将获得免费的医疗保障。因而，我们将决定你们可以获得何种以及多少医疗保障。”[②]

计划经济时代高度集权的、革命性的、全能主义的政治经济体制为实现这种家长式的保障提供了体制和组织基础。正如前文所述，当时强大的政治动员机制、全面控制农村经济社会的人民公社组织和计划经济体制下低成本的医疗服务递送体系、地域的封闭性等，基本上解决了逆向选择和医疗成本的攀升问题[③]。因此，中国的合作医疗在市场化改革开始之前曾取得过奇迹般的绩效。

在这一阶段，一方面，国家实行的是城乡分割的二元社会经济福利政策，没有向广大农村居民提供类似于城镇居民的国家福利，人民公社制度的集体经济

---

① 张曙光：《论制度均衡和制度变迁》，载：《现代制度经济学》(下卷)，北京大学出版社2003年版，第244页。

② [匈]雅诺什·科尔奈、翁笙和：《转轨中的福利、选择和一致性——东欧国家卫生部门改革》，中信出版社2003年版，第106页。

③ 顾昕等：《诊断与处方：直面中国医疗体制改革》，社会科学文献出版社2006年版，第137－141页。

也剥夺了传统家庭的经济保障功能。因此，国家作为“制度提供者”，其他可提供的制度选择集合非常有限，只能提供合作医疗这种集体福利制度。另一方面，外部环境很好地抑制了需求方逆向选择问题和卫生服务提供者的诱导需求等医疗保障领域的经典难题，客观地提高了农村卫生服务的可及性和可得性，从而使“制度接受者”得到了实惠，处于较为满意的状态，或是享受制度带来的收益大于改变制度所需成本的状态。因此，合作医疗制度走向供求均衡，从而获得快速发展①。

(二)外因、内因与制度非均衡

合作医疗的变迁是一个从制度均衡到非均衡，再到均衡的周而复始的循序渐进的过程。合作医疗从制度非均衡进而发生变革、解体，同样是多种因素共同作用的结果。就在传统农村合作医疗快速发展的同时，也同样蕴含着许多制度障碍和制度摩擦，合作医疗在不少地方都是春建秋散，难以持久。一项基于档案资料的考察发现，安徽省凤阳县 1969 年开始进行合作医疗试点，到 1971 年全县 342 个生产大队都实行了合作医疗。可不到两年，这一制度的推广就“出现了‘一紧二松三垮台四重来’的局面”。随后的几年中，合作医疗的覆盖面大起大落。到 1979 年“全县仅有 24.5％的大队实行合作医疗”②。另外一项基于口述史和档案资料的田野调查发现，在闻喜县，合作医疗的发展始终起起落落，即使在其高峰期，也有相当一部分大队的合作医疗因为财务问题而停办③。

从制度环境等外部因素来看，改革开放以后，合作医疗嵌入其中的政治制度和政策环境发生了变化，合作医疗所依附的政治动员式的集权体制不复存在，人民公社制度的解体和低廉医疗服务供给体系等制度环境均已消失，传统农村合作医疗制度变得不再是净收益最大的制度，原本作为社会控制手段的合作医疗制度也就难以运行了，合作医疗自然从强制性集体福利回归到自愿性社区医疗筹资。

从内在矛盾来看，传统农村合作医疗制度并没有随着整体社会经济制度的变迁而改革，存在内在的不稳定性和制度缺陷，导致这个曾经在特定环境下充满勃勃生机的制度缺乏生命力。如合作医疗的资金来源有限，但是道德风险未受到很好的约束导致了支出没有控制，结果是合作医疗资金收不抵支，财务制

① 朱俊生:《全民健康保障制度》,《市场与人口分析》2007 年第 4 期。

② 王耕今等编:《乡村三十年(下):凤阳县农村社会经济发展实录(1949—1983 年)》,农村读物出版社 1989 年版。

③ 朱佩慧、李卫平:《闻喜县农村医疗保障的历史沿革》,载李卫平编著:《中国农村健康保障制度的选择》,中国财政经济出版社 2002 年版,第 104－127 页。

度不具有可持续性;在患者具有过度消费医疗服务倾向的同时,医疗服务也被腐败和特权扭曲,甚至在制度实施方面还存在着差别待遇,严重影响了制度的公平性;合作医疗的统筹层次仅限于级别很低的大队或公社,风险集合小,农民的疾病风险也只能是在较低水平的集合范围内进行分散,因而保障水平低。由于诸多内在制度缺陷的存在,从而不断发生制度障碍和制度摩擦,增加着制度成本,降低着合作医疗制度的运行效率和净收益,最终导致了制度的不可持续性。

综上所述,在外部环境变化和内在矛盾演化的共同作用下,在特定的历史条件下生存和发展的传统农村合作医疗制度从均衡走向了非均衡,最终走向了解体。

三　转轨时期农村合作医疗制度供给的短缺

传统农村合作医疗在20世纪六七十年代曾辉煌过,80年代以后又迅速解体,在经过重建和恢复的努力后,最终以失败而告终。与此同时,农村也没有其他正式的医疗保障制度得到相应的发展。20世纪80年代合作医疗解体后,中国政府对于农村人口既没有采取通过税收的国家医疗保障制度,也没有采取社会医疗保障制度,农村医疗保障几乎被完全推向了市场。在这一时期,为什么农村一直没有建立起相应的正式医疗保障制度呢?

(一)制度供给的成本—收益分析

任何一种制度的选择都不是随意决定的。人们在选择一种制度时,首先要进行成本—收益分析和权衡,只有当制度净收益大于零时才可能会选择这种制度。制度变迁和制度建设是复杂的社会活动过程,其成本构成和成本水平也具有很大的不确定性。

制度净收益大于零只是制度选择的前提和必要条件,而不是充分条件。正如诺斯所说:"如果预期的净收益(即指潜在利润)超过预期的成本,一项制度安排就可能会被创新。只有当这一条件得到满足时,我们才可望发现在一个社会内改变现有制度和产权结构的企图。"[①]因为在同一具体条件下,往往存在着多种制度,即存在一个制度选择集合,并且它们的净收益可能都大于零,但人们只能选择其中的一种制度。这时就需要进行多个成本—收益分析,最后选择净收益最大的那种制度。一种制度只要其净收益大于零,且在各种可供选择的制度中净收益最大,就是最佳的制度。显然,对于最佳的制度人们自然会对它感到

---

① [美]R·科斯、A·阿尔钦、D·诺斯等:《财产权利与制度变迁》,上海三联书店2004年版,第274页。

满意和满足。但是,不同的行为主体对同一制度变迁的成本和收益的计算不同,如个体成本—收益、社会成本—收益与政治成本—收益往往不一致,即存在“制度变迁认知中的视角限制”[①]。

(二)制度供给不足

制度的供给,取决于政治秩序提供新的制度安排的能力和意愿,一个社会的各既得利益集团的权力结构或力量的对比往往决定制度供给的内容和速度。意愿制度供给与实际制度供给往往不一致,包括制度供给不足和制度供给过剩。

所谓制度供给不足,是指制度供给不能满足社会对新制度的需求,从而导致制度真空的存在或低效制度不能被替代。制度供给不足有两种情形:一是制度的短期供给不足,即诺斯所说的制度供给的“时滞”。在要素和产品相对价格等发生变动的情况下,人们产生对新制度服务的需求,但由于该制度实际供给的形成往往要经过一段时间,从而造成制度的暂时供给不足,这种不足一般会随着制度的实际供给即制度的变迁得到克服,不足所持续的时间取决于制度变迁“时滞”的长短。二是制度的长期供给不足,是指制度的供给长期不能满足社会对新制度的需求,从而导致制度真空的存在或低效制度的持久不能被替代。

对于制度长期供给不足,新制度经济学家认为主要有以下几个原因:

第一,由个人或自愿团体在潜在利润的诱致下推动的制度变迁常常会导致外部效果和“搭便车”问题,这会导致制度长期供给不足。这一点主要体现在拉坦提出的诱致性制度变迁理论中。诱致性制度变迁必须由某种在原有制度安排下无法得到的获利机会引起,制度变迁的过程实质上就是外部利润内部化的过程。这涉及一系列环节:一是要有外部利润和新制度安排的“发明者”,这个发明者就是“初级行动团体”;二是还要看制度环境和其他外部条件给新的制度安排留下的空间和边界。即使制度变迁的预期收益大于预期成本,如果新的制度安排可能超过制度环境所允许的边界,那么新的制度安排就难以实现。

第二,在潜在利润诱致的制度变迁不能满足社会对有效制度的需求的情况下,政府的强制性制度变迁成为必然。应该说,政府的强制性制度变迁确实在一定程度上能够弥补由潜在利润诱致的制度变迁导致的制度供给不足。但是,政府也可能“失灵”,也存在信息不对称、不确定性、地方差异等因素,在政府失灵的情况下,制度的长期供给不足就不可避免。新制度经济学家常把由国家及其政府进行制度供给的市场称为“政治市场”,并认为政治市场是典型的垄断性

---

① 卢现祥:《西方新制度经济学》,中国发展出版社2003年版,第130—131页。

市场。诺斯明确指出，政治市场中的“统治者像一个歧视性的垄断者一样行事”[①]。拉坦也指出，“影响制度创新的需求与供给的力量是通过相对不完全的市场来操作的”[②]。

就像商品供给中会出现产品供给不足和价格偏高的低效率情形一样，带有垄断性的政治制度市场同样会导致制度供给的低效率，这就解释了低效制度会持续存在的原因。一方面，中央政府和省、县政府在提供农村合作医疗等基本公共品职责上推卸责任，强制性的制度变迁没有发生；另一方面，农民自治和自组织没有得到发展，农村合作医疗对抗风险的潜在制度利润得不到通过诱致性制度变迁获取的机会。结果在这一阶段，农村合作医疗及其他形式的医疗保障制度的诱致性制度变迁和强制性制度变迁都没有发生。

(三)诱致性制度变迁不足

制度变迁是指制度的替代、转换和交易的过程。一般来说，它是一种效率更高的制度安排对另一种制度安排的变迁。诱致性制度变迁指的是现行制度安排的变更或替代，或者是新制度安排的创造，它由个人或一群(个)人，在响应获利机会时自发倡导、组织和实行[③]。即诱致性制度变迁必须是由在原有制度安排下无法得到的某种获利机会而引起。

就制度需求而言，在这一时期，合作医疗制度强调的是自愿参加原则，而且整个制度已没有了改革开放前的强政治动员、低成本医疗供给体系等政治经济环境，因而，人们的支付意愿和支付能力就成为制度可持续发展的关键因素。首先，中国长期实行的农业哺育工业政策以及二元社会结构的现实存在，使得农村地区的整体可支配收入水平偏低，加之其他多种因素综合作用，农户的支付意愿水平较低。其次，逆向选择和道德风险的存在，使得推动制度变迁的获利机会减少。此外，农民的组织化程度有限，这一切都使潜在的获利机会得不到充分利用。

就制度供给而言，合作医疗作为社区健康融资计划只为农村的社区提供了一个受益组合，并不能满足人们多样化的需求。大多数合作医疗计划统筹层次很低，仅仅只是在村庄层面运作，风险集合非常小，而且因为资金筹集能力的有限性，许多合作医疗计划只提供初级卫生保健，使农民对大病的保险需求无法得到满足。因而，在农村合作医疗的发展过程中，制度供给与制度需求往往不

---

① [美]诺斯：《经济史上的结构与变迁》，厉以平译，商务印书馆1992年版，第23—25页。

② [美]拉坦：《诱致性制度变迁》，载R·科斯、A·阿尔钦、D·诺斯等著：《财产权利与制度变迁》，上海三联书店2004年版。

③ 林毅夫：《诱致性制度变迁与强制性制度变迁》，载盛洪主编：《现代制度经济学》(下卷)，北京大学出版社2002年版，第260页。

相匹配。

就制度环境而言，农村医疗保险制度的发动和管理是一项非常复杂的工作，涉及制度设计、资金筹集、偿付比例、基金管理、质量和成本检测以及支付方式选择等多个环节和多个层面，对许多农村地区，特别是低收入地区，往往并没有制度安排所需求的组织能力。这样，新的可能的医疗保障制度安排就超过了制度环境所允许的范围，新的制度安排从而也就难以实现。

就制度变迁而言，要进行诱致性制度变迁，必须由某种在原有制度安排下无法得到的获利机会引起。这种获利机会来源于制度变迁的预期收益与预期成本之差，当"初级行动团体"首先发现这一外部利润后，当具有组织和实行制度变迁的能力后，诱致性制度变迁才能实现。合作医疗制度的诱致性变迁的"初级行动团体"既可以是政府，也可以是农民组织。但在这一时期，政府的工作重点是经济建设，对合作医疗采取了放任自流的做法，即政府并不是"初级行动团体"。对农民而言，支付意愿和支付能力都较低下，采用自愿参加原则的合作医疗毫无疑问会遭遇到逆向选择这一经典难题①。一套新的行为规则要被接受和采用，那么个人之间就需要经过讨价还价的谈判并达成一致意见。在农村合作医疗制度变迁中，农民组织面对呈现"原子化"状态的农民(而这种原子化状态也似乎更加有助于实施稳定的农村控制)，显然谈判成本过高，即农民组织也无法胜任"初级行动团体"这一角色。因而，诱致性制度变迁无法产生②。

(四)政府强制性制度变迁不足

强制性制度变迁由政府命令和法律引入和实行。与诱致性制度变迁不同，强制性制度变迁可以纯粹因在不同选民集团之间对现有收入进行再分配而发生。国家作为垄断者，在制度供给上除了规模经济这一优势外，在制度实施及其组织成本方面也有优势，国家凭借其强制力，在制度变迁中可以降低组织成本和实施成本③。实际上，作为强制性制度变迁主体的国家在进行制度供给时也会遵循成本—收益原则，只有当其预期收益高于强制推行制度变迁的预期成本时，才会采取行动来消除制度非均衡，强制性制度变迁才可能发生。但是，国家的预期效用函数中除了经济因素以外，还有许多非经济因素，因此，国家的成本—收益计算比较复杂。

由于制度供给不足、制度需求有限、制度环境的限制等多方面影响，这一时期并没有发生诱致性制度变迁。那么，农村合作医疗等医疗保障制度的建立就

---

① 唐楚生、黄飞:《新型农村合作医疗兴起的制度经济学分析》,《湛江师范学院学报》2008 年第 10 期。

② 朱俊生:《全民健康保障制度》,《市场与人口分析》2007 年第 4 期。

③ 卢现祥:《西方新制度经济学》,中国发展出版社 2003 年版,第 110—111 页。

只能依赖于政府强制性制度变迁，需要政府的财务支持和组织支持，来弥补制度供给的不足。

改革开放以后，直至20世纪90年代，政府对于推动农村合作医疗的强制性制度变迁同样动力不足，农村公共产品提供在长时间内都出现了制度性短缺。从1979年到1989年，中央政府几乎没有出台任何关于农村合作医疗（或农民医疗保障）的专门文件；1990年，中央政府就实现“2000年人人享有卫生保健”提出了具体目标；1992年，卫生部等部门颁布了《关于加强农村卫生工作若干意见的通知》，重申了自愿互利原则，但只是笼统地提出要鼓励多方筹资发展合作医疗；1997年，关于重建合作医疗的专门文件《关于发展和完善农村合作医疗若干意见的通知》才出台；在1998年，国务院曾颁布《关于建立城镇职工基本医疗保险制度的决定》，但此时广大农民的医疗自费状态依旧没有改善；由于“三农问题”日益突出，重建合作医疗是在2002年以后得到政府重视的；直到2003年1月《关于建立新型农村合作医疗制度的意见》出台，新型农村合作医疗制度才开始试点并展开。也就是说，中国农村合作医疗等医疗保障制度的建设是缺乏政府支持的，政府的强制性制度变迁明显不足。

在这一阶段，政府强制性制度变迁的动力不足，仍然维持了无效率的制度非均衡，农村合作医疗等医疗保障制度供给不足的问题也就没有消除，主要影响因素是发展观的偏差以及财政体制改革等。一方面，从最初的经济改革开始，政府一直优先发展经济，包括卫生保健在内的社会发展一直在公共政策中处于次要的地位，政府只对传染病、免疫和健康教育等公共产品承担责任（事实上，即便在这些领域政府也没有很好地履行自己的职责），而把支付医疗卫生服务的责任主要留给农民家庭。另一方面，伴随着经济体制改革后而来的财政体制的强制性制度变迁，使中央政府的汲取能力获得了空前扩张，但相应的事权没有得到履行，在农村合作医疗等医疗保障制度面前，中央和省级政府仅仅是有限的“转移支付”，主要却由乡村政府甚至家庭负责，那么这项公共物品的性质就已改变，出现持续短缺也就很自然了①。

综上所述，由于制度需求、制度供给、制度环境等多方面的作用，特别是由于政府没有能够提供强有力的支持，致使农村合作医疗制度的诱致性制度变迁和强制性制度变迁动力都不足，造成了20世纪90年代政府试图恢复和重建农村合作医疗的努力并没有取得实质性的效果，同时，也没有能够建立起其他形式的有效农村医疗保障制度。

---

① 朱俊生：《全民健康保障制度》，《市场与人口分析》2007年第4期。

四　新型农村合作医疗与强制性制度变迁

改革开放以后，在全面激发农村农户个体积极性的同时，随着城市居民生活的改善，二元差距逐渐拉大，“三农问题”越来越突出，社会矛盾越来越尖锐，加之国家对于农村公共产品提供的疏忽，由此导致的问题也逐渐显现。自传统农村合作医疗解体以后，由于强制性制度变迁的动力不足，农村医疗保障制度供给一直不足，农村医疗保障制度长期缺失，导致因病致贫、因病返贫等现象，严重损害人力资本，对农村居民的消费和生产产生了严重的负面影响。

首先，就医疗保障领域而言，国家必须将医疗保障作为一项公共产品进行最低水平的公共供给。一方面，医疗保障是值得投入的，它是经济增长的源泉，作为人力资本投入，它还有助于实现统治者的税收最大化，从而全面建设小康社会。另一方面，政府做好覆盖广大农村人口的医疗保障制度，有助于阻止二元分治的恶化态势，减少未来统治合法性可能遭遇的风险，使执政当局获得农民阶层的政治支持，巩固其执政党执政的合法性，构建和谐社会。此外，改革开放以来农村医疗保障制度的理论与实践也证明，中国目前的环境还不具备为医疗保障制度实行诱致性变迁提供外在的条件，而医疗保障又不是一个可以听任市场调节的领域，因而，政府必须进行干预和支持。

其次，缺乏有效的组织也是政府介入新型农村合作医疗的重要动因。人数庞大的农民群体虽然对合作医疗有较强的需求，但这个群体并没有成为有效的组织结构，基层政府、村民自治组织都不能成为制度变迁的有效组织，只能依赖高一级的地方政府和中央政府作为制度的创新者和推动者，即制度变迁的初级行动团体。

第三，由政府主导的这种强制性制度变迁可以显著地减少制度供给的障碍，降低制度供给的成本。因为政府可以利用其制定公共政策的职能和天然优势，从而低成本地设计出具有科学性、可行性的新型农村合作医疗制度，而且这种强制性的制度变迁还可以规避诱致性制度变迁所要求的“一致同意”原则，从而较为有效地防范负外部性与“搭便车”现象，以便在最短的时间内快速推行新型农村合作医疗制度，满足急需医疗保障的农民群体需求①。

政府也在试错性质的实践过程中学习和成熟，长久的制度低效状态带来的负面影响超出了政府的承受限度，当政府预期到改革的政治、社会乃至经济等收益将大于所支付的成本时，新型农村合作医疗制度便作为一种强制性的制度安排得以出现。

---

①　谭湘渝：《新型农村合作医疗保险的制度设计与模式选择》，《安徽大学学报》（哲学社会科学版）2007 年第 7 期。

第三节 成本—收益与制度变迁

制度变迁实际上是对制度非均衡的一种反应。在社会经济发展过程中,制度非均衡是一种"常态",而制度均衡则像帕累托最优一样只是一种理想状态,难以出现也难以持续存在。因为影响制度供求的成千上万个"变量"在不断变化,这种不断变化导致不断出现潜在利润,促使人们进行制度创新,因而制度非均衡又成为制度变迁的诱致因素①。那么,是否所有的制度非均衡都会导致制度创新甚至制度变迁的出现呢?

诺斯认为,只有制度变迁主体在意识到制度创新所带来的收益会超过其所耗费的成本时,为得到获利机会带来的好处,才会去进行制度创新,促成制度的变迁。每一项能预期带来收益的制度安排都要耗费成本,当然不同行为主体的效用函数和约束条件存在差异,它们对同一制度安排的收益和成本可能存在着不同的评价标准,如个人成本与收益、社会成本与收益以及政治成本与收益往往不能一致,这种现象称为"制度变迁认知中的视角限制"。制度变迁和制度建设是一项非常复杂的社会活动过程,其方式和内容均有很大的不确定性,从而成本也有很大的不确定性,即制度变迁的风险很大。如正式制度的供给成本至少包括:规划设计、组织实施的费用,清除旧制度的费用,消除制度变革阻力的费用,制度变革及其变迁造成的损失,实施成本,随机成本,等等②。

制度变迁实质上是一个"非帕累托改变"的过程,要求全体对每一制度安排作出一致协议几乎是不可能的,一部分人利益的增加可能要以另一部分人的利益损失为代价。影响制度变迁的因素也很多,主要有经济因素、政治因素和意识形态等。在制度变迁的不同阶段,三种因素都会发生作用,但作用大小是不同的。一般而言,在制度创新的酝酿阶段,经济因素作用比较明显;在选择变迁的目标的方向时,意识形态因素处于中心地位;而在变迁的实施过程中,政治因素则相对更为重要③。

新制度安排的来源有诱致性创新和国家干预两类。有些制度不均衡可以由诱致性创新来消除,有些则会继续存在下去,当诱致性创新不能提供适当的制度安排时,国家干预可以补充制度供给的不足。当然,也只有当统治者的预期收益高于它强制推行制度变迁的预期成本时,它才会采取行动来消除制度不

---

① 卢现祥:《西方新制度经济学》,中国发展出版社 2003 年版,第 146 页。

② 张曙光:《论制度均衡和制度变革》,《经济研究》1992 年第 6 期。

③ 卢现祥:《西方新制度经济学》,中国发展出版社 2003 年版,第 130－131 页。

均衡。因此,从这个意义上讲,20 世纪 50 年代中国农村合作医疗制度的变迁,最初可以说是一种诱致性的变迁,农民是制度安排的创新者。正是由于农民意识到合作医疗可能带给他们的预期收益将超过制度建立以及实施的各项成本,才导致农民合作集资办保健站和随后合作医疗制度的正式确立。随之,当政府也意识到合作医疗制度的推广对农村医疗事业以及政府和国家所带来的预期收益后,便开始积极推广合作医疗制度,农民和政府为了收获制度创新的收益,共同促成了农村合作医疗制度的创立和推广,使我国农村的医疗保障制度完成了第一次变迁,由原来的自费医疗模式变迁为传统的农村合作医疗制度模式。20 世纪 90 年代以后,农民重新回到自费医疗方式,高昂的医疗费用已经成为农民的沉重负担,他们迫切需求摆脱这种困境,广大农民都有对新的医疗保障制度的需求;对政府而言,"三农"问题,农民因病致贫、因病返贫等诸多问题不仅影响到卫生事业的发展和农村经济的发展,也严重影响整个国家的社会稳定,因而提供合适的农村医疗保障制度安排,国家的预期收益也是十分巨大的。因此,在国家恢复和重建合作医疗,以及设计并推行新型农村合作医疗这两个阶段,政府是制度变迁的主体,强制性制度变迁是制度变迁的主要方式,政府的介入正是政府意识到预期收益大于成本,为满足制度需求而供给新制度的表现。

此外,根据边际效用递减原理,政府加强对农村医疗卫生事业的投入所获得的社会福利增量将大于投资于城镇的。因此,政府选择实践和推广新型农村合作医疗制度,实行政策倾斜和财政投入,不仅可以解决农村地区的医疗卫生问题,稳定社会,更重要的是可以大幅度提高全社会特别是农村地区的社会福利总水平①。

---

① 雷晓康、王茜:《新型农村合作医疗制度运行的困难及突破——基于合作—收益框架的研究》,《理论学刊》2008 年第 9 期。

第四章　农村合作医疗制度的绩效与约束分析

诺斯对制度绩效进行了阐述:"我把经济史的任务理解成解释经济在整个时期的结构和绩效。所谓'绩效',我指的是经济学家所关心的、有代表性的事物,如生产多少,成本和收益的分配或生产的稳定性。"[①]诺斯所指的制度"绩效"存在两种相对的制度状态:有(高)效率的制度和无(低)效率的制度。他认为,"有效率的制度,指的是资源配置较为合理、浪费较少、经济增长率较高、人民生活水平和满足程度提高较快;相反,无效率的制度,指的是资源配置不当,浪费或资源闲置严重,生产增长率缓慢,人民生活水平提高不快的制度"[②]。

制度的绩效如何取决于制度是否健全完善,是否有漏洞可寻。经济人总是有追逐自身效用最大化的动机,他们总是想从制度中寻找机会,因而,制度与经济人之间存在着博弈的可能性。当经济人将其内在成本外部化的成本很大时,制度绩效也将增大。

世界卫生组织1998年研究了非正规部门人群的医疗保险计划,从两个层面来评估社区医疗融资计划。从计划内部来讲,其绩效评估可以评价一个计划在提供有效、公平和高质量的医疗服务方面是否成功;从社会整体来看,还需评价一个计划对其所在医疗体系的整体效率、公平和质量的贡献,而这两个方面又有可能是相互冲突的。这些具体的评价指标包括:健康指标、效率指标、公平指标、消费者满意度指标、可持续性指标等。其中,计划设计要素如目标覆盖人口、缴费标准、逆向选择问题、保障水平、供方支付机制、需方成本控制机制等;

---

① [美]诺斯:《经济史上的结构与变革》,商务印书馆1992年版。

② 转引自樊纲:《渐进之路:对经济改革的经济学分析》,中国社会科学出版社1993年版。

管理方面要素如行政管理、基金管理、信息管理;制度环境要素如政府作用、政治和社会背景、医疗服务系统等。本章所论及的中国合作医疗制度的绩效及其约束,会因不同时期其发展阶段不一致而侧重点有所不同。

中国农村合作医疗制度本着自愿参与、地方自治的原则建立起来,它提供的服务和保障对于参与者来说也具有难以排他、分别享用的特点。奥斯特罗姆认为①,成功的可持续的制度必须具有三条原则:集体选择的论坛(沟通)、冲突解决的机制(公平)、被认可的组织权(合法性),"除非有进一步的制度发展,除非制度安排基本符合整套设计原则,否则人们很难预测这些制度是否强有力的",如果满足不了其中之一,无论是发展中的还是成型的制度都是不可持续的,总归要失败的。她在《公共事务的治理之道》中还给出了一个制度变迁的分析框架(见表 4-1)。

表 4-1 制度设计的原则与制度绩效

个案	边界清晰成员明确	收益与成本对称原则	集体选择的论坛	监督	分级制裁	冲突解决的机制	被认可的组织权	分权制单位	制度绩效
日本农村山林	是	是	是	是	是	是	是	不相关	强有力
斯里兰卡加勒亚	是	是	是	是	资料遗失	弱	弱	否	脆弱
莫哈维地下水	否	否	是	否	否	是	是	否	失败
中国合作医疗	?	?	?	?	?	?	?	?	成功/失败?

第一节 传统农村合作医疗制度的绩效分析

传统农村合作医疗制度的绩效如何?有学者②认为,集体主义本位时代农村合作医疗制度是一个特殊时代奇怪的混合物,因为从具体实验措施来看,它是成功的;但是从制度实施的路径来看,它却是失败的。

一 成功经验

传统农村合作医疗尽管是作为一种计划经济条件下推行的政策,因经济水

① [美]埃莉诺·奥斯特罗姆:《公共事务的治理之道》,余逊达等译,上海三联书店 2000 年版,第 271—272 页。

② 沈寿文:《农村合作医疗制度演进浅论》,中国社会科学出版社 2007 年版,第 97 页。

平差异和政治动员而有所起伏。但总体来看，这一制度当时在保障农民健康、提高全民身体素质方面发挥了极其重要的作用，堪称世界农村社区医疗保障制度的典范。据世界银行 1987 年的估算，1966 年中国人均 GDP 为 110 美元，1985 年为 300 美元，1984 年人均 GDP 超出 11000 美元的国家人均期望寿命为 75 岁，人均 GDP 为 1720 美元的 99 个发展中国家人均期望寿命为 59 岁，而 1982 年中国人均期望寿命却达到了 68 岁，即中国至少比同等收入的国家在期望寿命上高出 15 岁[①]。据《2002 年世界发展指标》公布的资料显示，1995—1998 年期间，中国医疗卫生费用占 GDP 的比例为 5.1%，人均期望寿命达到 70 岁，而同属发展中国家的印度、泰国和巴西，医疗卫生费用占 GDP 的比例高于中国，人均期望寿命却低于中国，分别为 63 岁、69 岁和 68 岁。有研究指出[②]，中国在平均预期寿命上取得的辉煌成就主要是在 20 世纪 80 年代以前取得的。80 年代以后，增长似乎失去了动力，1980—1998 年 19 年间平均预期寿命只增加了 2 岁，而在此期间，低收入国家平均增加了 3 岁，中等收入国家则增加了 5 岁，高收入国家 4 岁，世界平均也有 4 岁。中国能以较低的卫生投入产出较高的健康效益，这与传统农村合作医疗发挥巨大作用、打好牢固的健康基础是分不开的。

传统农村合作医疗制度是在农业合作化运动基础上，在各级政府倡导与支持下，农民群众依靠集体力量，在自愿和互助共济的原则下建立起来的一种医疗保障制度，也是中国农村唯一一种覆盖了广大人口、产生了深远影响并提供过有效保障的医疗保障制度。因此，合作医疗对于满足大多数农民的初级医疗卫生保健需求，提高农村居民的健康水平，促进农村经济社会发展等方面，曾经有过重要的历史作用。主要表现在三个方面[③]：

第一，合作医疗制度在较短时间内基本解决了农村缺医少药和农民看病问题。1950 年开始，我国初步建立了农村卫生服务体系，开始创办合作医疗，为广大农民提供基本的医疗预防保健服务。在较短的时间内，中国广大农村普及了农村基层卫生组织和合作医疗制度，使农民初步解决了“看不上病”和“看不起病”的问题。为此，合作医疗曾被世界卫生组织推荐为发展中国家解决群众基本医疗保健问题的范例。

第二，合作医疗制度促进了农村三级医疗预防保健网的建设。合作医疗的实施和推广也有利于发挥农村三级医疗预防保健网的作用，促进了基本医疗和计划免疫工作的实施，并促进了健康教育、爱国卫生、妇幼保健、计划生育等工

---

① 世界银行：《1987 年世界发展报告》，中国财政经济出版社 1988 年版。

② 李绍光：《中国公共卫生的危机与转机》，《比较》2003 年第 7 期。

③ 王保真：《医疗保障》，人民卫生出版社 2005 年版，第 265—266 页。

作的开展。通过发挥农村三级医疗预防保健网的作用，使危害农民最重的传染病、地方病逐步减少或消灭，从而有效地保护了农业劳动力，为发展农业生产作出了贡献。

第三，合作医疗制度促进了农村经济社会的发展。合作医疗制度的建立和发展，减轻了农民的疾病经济负担，减少了因病致贫、因病返贫等现象，农民得到了初级卫生保健和一定水平的基本医疗保障，健康水平得到提高。农民的身体健康为农村经济社会的发展提供了有力的人力资源保障。

传统农村合作医疗在当时各地农村缺医少药情况下，利用农村当时具有统分统配权力的社区组织——人民公社、生产大队，把农民发动起来，通过农民的个人投入，培养了农村自己的卫生人员，重预防、重中医及医社合一的管理体制较好地抑制了医疗费用的膨胀，用很低廉的成本保证了大部分农民得到最基本的医疗保障。应该说，上世纪六七十年代覆盖了大部分农村地区，并成为我国农村医疗保障制度主体的合作医疗是有其合理的思想内核的，有学者将其成功归因于其治理结构的合理性，即合作医疗制度所嵌入其中的被制度化的外部制度环境的运行框架和合作医疗的内在制度形成了天然的重合①。

传统农村合作医疗是在特定历史时期下形成的特殊制度安排，从治理结构来看，是公助结构外部化和民办结构内部化相结合的"卷心菜"结构。所谓公助结构外部化，即政府对合作医疗起到支撑作用的医疗服务、医疗资源供给等方面加以控制和垄断，如政府拥有包括公社和生产大队医疗机构在内的所有医疗服务供给渠道，政府控制所有药品渠道和价格，政府负责对地方病预防的资助，政府负责培养农村医生等。公助结构强度取决于对医疗服务、医疗资源供给等方面控制的强弱和政治权威治理的认同大小。所谓民办结构内部化是指合作医疗基金的筹资主要依靠生产队公益金提取、农民缴纳保健费等，政府对农村基层卫生机构并没有财政拨款，民办水平与集体经济强弱和农民的收入多少有直接的关系。

从治理结构上看，任何一种医疗制度的治理结构是否有效都要看其能否化解供方诱导需求、逆向选择和道德风险这三大难题，在农村还要解决医疗服务的可及性和可得性问题，而传统合作医疗制度在一定程度上恰恰化解了这些难题，从而走向制度均衡。第一，虽然传统合作医疗供方医疗服务机构是医疗服务的垄断者和价格的制定者，但医疗服务机构和服务人员的收入福利与医疗服务的供给量没有相关关系，不存在提供过度服务的激励机制，这在一定程度上可以抑制供方诱导需求。第二，在逆向选择问题上，虽然传统合作医疗强调自

① 林闽钢：《我国农村合作医疗制度演变及其治理结构的转型》，《医院领导决策参考》2006年第1期。

愿原则,但农村基层组织全面掌握了所管辖范围内政治、经济、文化等权力,任何农民个人无法脱离公社而独立存在,根本无从选择,从而有效消解了逆向选择问题。第三,在道德风险问题上,计划经济下的低成本医疗递送(供给)体系,可以有效地同合作医疗整合,政府控制了医疗服务和药品资源配置的权力,并实施低价供给策略。如国家曾经分别在1959年、1960年、1963年、1969年、1973年和1980年六次降低常用药品价格,降价幅度最高达95%以上,最低的也有50%[①]。由于不存在高价高回报的激励机制,赤脚医生以及各级医疗服务提供者,在道德风险上能很好规避。第四,政府通过大量赤脚医生的培养,做到了"有病早治,无病早防"、"小病不出组,大病不出村",而且通过强调使用中医的草药和技术来减轻农民的经济负担,从而使农村医疗服务的可及性和可得性问题得到了很好的解决。

从制度的实施来看,其具体措施是得力有效的[②]。第一,传统农村合作医疗的医疗保健与医疗救助的双重功能成为其长期持续的重要因素。从传统农村合作医疗制度形成的初衷来看,是针对农村一般人群中的患病人员的医疗保健措施。在制度的运行过程中,人民公社化时代农村群众处于的普遍贫困状态因农村人口无法正常流动到城镇而更为凸显,因而将特殊的贫困人口纳入合作医疗不仅是道义上的责任,还是一种政治责任,因此,合作医疗还肩负了医疗救助的责任。第二,以集体经济为主要经济基础、人民公社为行政组织的合作医疗制度有助于实施疾病预防工作,患病概率下降,不仅节约资源,而且促进预防的积极性。这种将疾病预防与救治整合于一体的方法,也是传统农村合作医疗得以持续的重要因素。第三,赤脚医生不仅解决了传统农村合作医疗所需的医疗卫生人员的问题,而且因为赤脚医生不脱离集体生产劳动,不脱离集体分配,不脱离群体[③],他们与患病的普通农民之间形成了一种特殊的相对平等的医患关系,受到了"贫下中农"的热烈拥护。

二　传统农村合作医疗制度的约束

传统农村合作医疗制度有着美好的设计目的,其衰退固然受到了经济体制改革的重要影响,但其制度设计本身以及实施模式也缺乏可持续性,不能长期维持一种有效的社会福利制度,因而只能在特定的历史条件下生存和发展,最终因时代的变迁而衰落。

---

① 王列军:《对中国农村医疗保障制度建设的反思与建议》,国务院发展研究中心课题组报告,第3页。

② 沈寿文:《农村合作医疗制度演进浅论》,中国社会科学出版社2007年版,第97页。

③ 《把群众性的医疗卫生工作办好——关于农村医疗卫生制度的讨论(九十九)》,《人民日报》1975年9月16日第3版。

（一）与福利改革的个人自主权原则相冲突[①]

传统农村合作医疗制度虽然萌芽于农民群众之中，但其开展与实施，特别是后来的大面积普及，与当时的政治环境和集体经济密切相关，是一种类似于强制性的从上而下的制度变迁。该制度的思想和做法与福利改革的个人自主权原则是严重冲突的，只不过在当时的条件限制下，即便农民不愿意参加合作医疗也无法用脚投票。例如，合作医疗制度建立了严格的转诊制度，赤脚医生几乎充当了"看门人"的角色，决定是否进行诊断和治疗，是否应将病人转送往上一级医院，在这样的制度下，病人是没有选择的自由的。

（二）政治运动的时效性

从一定意义上说，传统农村合作医疗是政治运动的产物，虽然开始时是农民自发性的实验，但其推广和维持则是政治领袖与政府自上而下政治动员的结果，因而有着深深的政治运动的烙印。在当时的社会环境中，政治运动的策划者和组织者是政治领袖及其团体，数以亿计的普通群众参与，是一种极端高效的社会治理模式，在其"效力发挥期"极大地调动了各方面的积极因素。但它在高效促进政策落实实施的同时，其浓厚的人治色彩模式也阻碍了正常的、理性的矫正机制的形成，并延缓了常规性法律治理模式的建立，因而导致了"人亡政息"的后果。

（三）财务制度的不可持续性

合作医疗的资金来源有限，而且由于道德风险未受到完全有效的抑制，导致了支出没能很好控制。在既不符合农村多数地区经济发展水平，又缺乏合理费用分担机制的背景下，仅仅依靠少量财政拨款、有限的集体经济积累以及农民象征性的缴费，农村合作医疗体系的运行是很难持续的。朱玲对安徽凤阳县1949—1983年的档案材料进行了调研，该县合作医疗的筹资标准是"根据大队不同情况，最多每人1元，最少每人1个鸡蛋"；对医药支出的规定则是"社员除交纳5分钱挂号费外，其他费用由合作医疗负担"，而且"本公社治不了的病人转到外地的一切费用由公社医院负担"。这种制度设计，加之受到"左倾"意识形态的影响，不少地方片面追求看病吃药全免费，病人没有任何控制其需求的机理，因而容易诱发患者的道德风险，对医疗服务进行过度消费，结果导致财务收不抵支，农民不愿增加缴费，在集体经济力量有限补贴不能持续的情况下，合作医疗就难以支撑。例如，安徽凤阳县的合作医疗制度在1969年到1979年的10年间，就几度大起大落。该县1969年开始试点，到1971年全县342个生产

① ［匈］雅诺什·科尔奈、翁笙和：《转轨中的福利、选择和一致性》，中信出版社2003年版。

大队都实行了合作医疗。可还不到两年，这一制度的推广就"出现了'一紧二松三垮台四重来'的局面……截至1973年底，全县只有2个公社和5个大队在办合作医疗，占大队总数的15.8%"。"1974年底，实现合作医疗的大队比率上升到88%"。1979年"全县仅有24.5%的大队实行合作医疗"①。

(四)医疗保健服务中的不公平性

在患者具有过度消费医疗服务倾向的同时，这种家长制的保障和平等获得的医疗服务也被腐败和特权扭曲着。许多地方合作医疗制度不健全，财务混乱，尤其是在制度实施方面还存在差别待遇的问题。一方面，社队干部及其家属率先过度消费，往往多拿药、拿好药等；另一方面，在实行个人按一定比例缴纳医药费用的地方，干部及其家属带头欠账。以至于社员认为合作医疗就是"群众交钱，干部吃药"，"群众吃草药，干部吃好药"，丧失了对制度公平的信心。如凤阳县卫生局在1983年关于整顿农村卫生组织的文件中还强调："谁看病谁给钱，改变过去合作医疗时干部看病特殊化的现象。"②

(五)规模小、保障水平低、风险分散能力低

合作医疗制度和城市企业职工的医疗保险具有本质的不同，后者能够满足职工的基本医疗需要，而前者的保障水平很低。如同计划经济时代的其他部门一样，农村医疗保健服务部门也出现了长期短缺。据统计，1978年我国农村人民公社的集体提留为103亿元，其中公积金74.84亿元，公益金18.12亿元，平均每个生产大队有集体提留14927.54元，公益金2626.09元；人均集体提留12.82元，公益金仅2.26元③。因此，农民生病，特别是患了大病，来自合作医疗制度的帮助是很少的，农民的疾病风险只能是较低水平的在生产队或公社等集体范围内进行分散。

虽然传统农村合作医疗在计划经济时代保证了农民普遍获得相对有效的基本医疗服务，但其保障水平很低，并在安全、一致性和平等方面作出了巨大贡献，但是，低的保障水平、垄断和中央集权官僚体制造成的短缺、强制性替代、不公平享用，更重要的是财务制度的不可持续性等诸多内在制度缺陷的存在，从而不断发生制度障碍和制度摩擦，增加着制度成本，降低了合作医疗制度的运行效率，最终导致了制度的不可持续性。

---

① 朱玲：《政府与农村疾病医疗保健保障制度选择》，《中国社会科学》2004年第4期。

② 朱玲：《政府与农村疾病医疗保健保障制度选择》，《中国社会科学》2004年第4期。

③ 卫兴华：《中国社会保障制度研究》，中国人民大学出版社1994年版，第152页。

第二节 转轨时期农村合作医疗制度的得失分析

2000年,世界卫生组织根据健康系统改善人们健康、对人们期望的反应性、筹资公平性三大目标,规定了健康系统绩效评估框架的五个指标:健康水平、健康分布、反应性水平、反应性分布和筹资公平性分布。按照这个评估框架,对191个国家卫生体系的表现进行了国际排名,中国总的健康系统绩效排在第144位。

表4-2 中国健康系统绩效在世界上排名

健康系统绩效评价指标		排 名
指标名称	指标权重	
健康水平	25	81
健康分布	25	101
反应性水平	12.5	87—89
反应性分布	12.5	105—106
筹资公平性分布	25	188
健康系统达标排名		132
健康系统绩效排名	健康水平	61
	总的健康系统绩效	144

资料来源:The World Health Report 2000. Health System: Improving Performance. WHO,2000:152,annex table 1.

一 成功经验

这一时期,整个医疗卫生体制改革走向了商业化与市场化,民间经济力量开始广泛介入,所有制结构上有所变动,竞争与激励机制的引进使内部运转效率有了一定的提高。农村合作医疗在经历了衰退之痛后,也开始了艰难的探索过程,主要取得了以下的成功经验①:

第一,制度的建立自上而下。与改革前不同,这一时期的合作医疗主要是由中央推动地方,并部分得到了国际组织提供的支持和援助,采取中央支持、发动,地方贯彻、执行的模式。如规模和影响较大的有1985年卫生部与美国兰德公司进行的"中国农村健康保险试验项目"(世行Ⅱ项目),1993—2000年卫生部与美国哈佛大学承担的"中国农村贫困地区卫生保健筹资与组织"(联合国儿童基金会项

① 邓大松、刘昌平:《新农村社会保障体系研究》,人民出版社2007年版,第203—204页。

目)等。由于有上层组织的支持和推动,这些探索性的合作医疗很容易得到地方政府在资金、组织、管理等各方面的配套支持,因而制度的建立比较顺利。

第二,技术先进、管理科学。与传统农村合作医疗制度缺乏科学管理不同,在这一探索时期,较注重借鉴国外成熟的技术和管理经验来推动合作医疗的发展。如 1985 年美国兰德公司与卫生部联合进行的"中国农村健康保险试验项目"就在国内首次应用了保险精算原理,对合作医疗制度运行中所涉及的保险费率、补偿比例、管理费、不同补偿模式等技术问题进行研究和预测,以此来解决合作医疗的相关业务问题,并取得了成功。该项目的探索对推动我国农村合作医疗制度的发展提供了理论基础和可供选择的操作框架。在此之后,又有大量的合作医疗项目进行了理论与实践的深入探讨,进一步完善了合作医疗制度的理论基础,并为合作医疗制度模式的选择、开展和实施提供了借鉴。

二 问题分析

(一)制度覆盖率低

高昂且快速增长的医疗费用与农村较低、有限的收入增长形成了鲜明的对比。如果农村居民处于较完善的医疗保障制度环境中,那么农民的医疗需求束缚将有所缓解,由此所导致的因病致贫、因病返贫现象也必定不会如此严重。事实却是随着农业集体合作制的解体,农村合作医疗的覆盖率直线下降。卫生部 1998 年进行的"第二次国家卫生服务调查"显示,全国农村居民参加合作医疗的比重仅为 6.6%。这样,农民失去了最基本的医疗保障,90%左右的农民成为毫无保障的自费医疗群体。2003 年"第三次国家卫生服务调查"则显示仍然有高达 80%的农民没有任何医疗保障(详见表 2-2)。

这一段时期,大多数农民无任何医疗保障,主要采取自费医疗的形式。当面临大病时,许多农民干脆放弃了治疗,这直接影响了健康状况。收入的不平等导致获得医疗设施权利的不平等,最终转化为医疗卫生方面的不平等[①]。

在合作医疗覆盖率极低的情况下,农民主要通过土地和家庭自我保障、亲朋好友互助、商业保险、政府和村委会的救济措施等方式来规避医疗风险。但是,这几种辅助方式的保障能力也非常有限。第一,随着城市化的发展步伐加快,人口政策的进一步落实,土地政策的边际效用逐渐递减,土地和家庭自我保障模式已成为约束进一步深化农村改革的瓶颈。第二,建立在个人信誉基础之上的亲朋好友互助关系,由于交易成本较低,在很长一段时间内,都会在我国农村大部分地区作为农户分担风险的主要形式而存在,但其风险防范能力却非常

---

① 吴成丕:《中国健康保险制度改革中的公平性研究》,《经济研究》2003 年第 6 期。

有限。第三，借助保险机制规避医疗风险的意识在农村精英中正在逐渐深入，一些富裕家庭和村干部购买了商业保险，但是整个农村地区的商业医疗保险发展水平非常低。第四，社会医疗保险是最有效的医疗风险管理机制，但农村地区社会医疗保险的覆盖面非常低。只是在一些富裕地区或城郊的农民被覆盖。第五，公共医疗救助作为政府集中财力援助经济脆弱人群的一项措施，能够部分地缓解贫困家庭的生活困境，但目前医疗救治覆盖范围非常小，救助力度也非常有限①。

综上所述，由于农村医疗保障机制缺失，造成覆盖率低下，疾病发生的高额费用大部分由农民自己支付，导致了两种结果：一是很多人有病而不去看病，影响健康状况；二是疾病风险带来诸如贫困等一系列社会经济问题。

（二）农民健康指标部分恶化

在这一时期，由于农村合作医疗的急剧衰退以及重建和恢复工作并没有收到显著效果，广大农村居民没有享受到医疗保障制度，不仅使农村的公共卫生状况局部恶化，而且也直接导致了农村人口部分健康指标恶化。

第一，农村公共卫生状况局部恶化。虽然政府用于农村公共卫生的经费在逐年增长，而公务和业务经费却从 1991 年的 2.58 亿元下降到 2000 年的 1.84 亿元，剔除价格影响因素，年均增长速度为负 10.7%；实际支出从 1991 年的 2.5 亿元增长到 17.15 亿元，年均增长速度为 15.45%②。这就意味着原来由国家、集体免费提供的免疫接种、地方病防治等公共服务开始全面收费，防疫站等公共卫生机构通过“有偿服务”进行“创收”，政府没有充分承担起公共卫生领域的责任，大大削弱了公共卫生的应有功能，在很大程度上导致了公共卫生的局部恶化。如肝炎、肺结核、血吸虫病等传染病和一些地方病在我国部分地区，特别是农村贫困地区死灰复燃，对人民健康造成了极大的威胁（见表 4-3）。

表 4-3　中国近年来几种传染病的发病率　（单位：1/10 万）

年份	1995	1997	1999	2000
病毒性肝炎	63.57	64.35	68.93	63.04
肺结核	—	32.73	39.03	41.68
淋病	11.64	12.87	20.63	18.31
梅毒	0.54	1.68	4.16	4.73

资料来源：王绍光，《中国公共卫生的危机与转机》，载《比较》（第 7 辑），中信出版社 2003 年版，第 57 页。

① 朱俊生：《全民健康保障制度》，《市场与人口分析》2007 年第 4 期。

② 李和森：《中国农村医疗保障制度研究》，经济科学出版社 2005 年版，第 118－119 页。

第二,农村人口部分健康指标恶化。对比1993年和1998年两次国家卫生服务调查数据,可以看到,农村地区的每千人患病人数、每千人休工天数、每千人休学天数都有不同程度的上升(见表4-4),这在很大程度上应归因于农村缺乏医疗保障制度。

表4-4 1993年和1998年农村部分健康指标对比

年份	每千人患病天数	每千人休工天数	每千人休学天数
1993	989	262	81
1998	1125	347	95

资料来源:中华人民共和国卫生部《第二次国家卫生服务调查分析报告》。

(三)医疗卫生费用高

随着中国经济和卫生事业的不断发展,中国的卫生总费用也不断增长。全国卫生总费用从1978年的110亿元增加到了2000年的4764亿元,增长了43.3倍;卫生总费用占GDP的比例从3.0%增长为5.3%,增长了2.3个百分点;人均卫生总费用也从12元增加到366元,增长了近30倍。同样,农村的卫生总费用和人均卫生费用也得到了很大增长。从1990年至2000年,农村卫生总费用和人均卫生费用一直呈上升趋势,农村卫生总费用从1990年的251亿元增长为2000年的1530亿元,增长了近6倍,人均卫生费用从39元增长为172元,也增长了4.4倍①。

表4-5 1991—2000年农村卫生总费用情况 (单位:亿元,%)

年份	1991	1992	1993	1994	1995	1196	1997	1998	1999	2000
全国卫生总费用	890	1091	1370	1770	2260	2859	3385	3777	4180	4764
农村卫生费用	230	370	457	586	804	1065	1270	1349	1475	1530
占卫生总费用比重	25.8	33.9	33.4	33.1	35.6	37.3	37.5	35.7	35.3	32.1
其中:政府农村卫生投入	23.8	42.9	46.2	60.3	66.8	74.7	81.5	86.1	94.2	100.7
占农村卫生费用比重	10.3	11.6	10.1	10.3	8.3	7.0	6.4	6.4	6.4	6.6
社会农村卫生投入	20.2	23.5	26.1	30.6	43.8	49.0	52.9	56.4	52.0	49.8
占农村卫生费用比重	8.8	6.4	6.5	5.2	5.5	4.6	4.2	4.1	3.5	3.3
个人农村卫生投入	186	302	384	495	694	941	1136	1206	1329	1379
占农村卫生费用比重	80.8	82	84.0	84.5	86.3	88.4	89.4	89.4	90.1	90.2

资料来源:卫生部卫生经济研究所中国卫生总费用核算小组。

但是,随着财政制度改革与变迁,财政卫生支出和社会医疗保险支出在卫

① 根据《2007中国卫生统计年鉴》和《2007中国统计年鉴》的相关数据整理。

生总费用中的比例不断下降，而农民个人自付的比例则不断上升。表 4-5 和图 4-1 是农村卫生总费用的资金来源构成情况，可以看出，农民个人在卫生总费用中的负担比例自 1991 年以来一直居高不下，2000 年，个人医疗卫生支出占农村总医疗卫生费用的比例高达 90.2%。

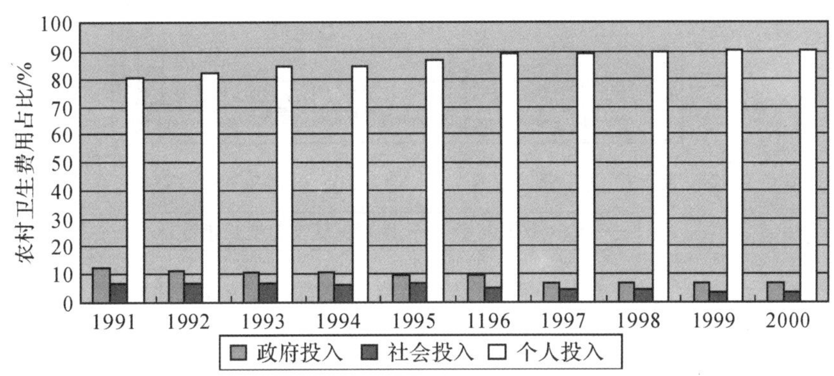

图 4-1　1991—2000 年农村卫生费用结构

资料来源：根据卫生部《2007 年卫生统计年鉴》相关数据绘制。

与相同时期的国际水平相比较，中国个人承担的医疗卫生费用比例相当高，不仅要高于发达国家，还要高于其他发展中国家和最不发达国家。2000 年，全世界个人负担卫生总费用的比例平均为 38.2%，发达国家为 27.0%，其他发展中国家为 42.8%，最不发达国家为 40.7%，但这些比例都远远低于中国的 60%左右的比例（见表 4-6）。

表 4-6　2000 年各国卫生支出结构比较　（单位：%）

	卫生总费用占 GDP 比重	个人负担比重	政府负担比重
中国	5.3	60.6	39.4
发达国家	8.5	27.0	73.0
转型国家	5.3	30.0	70.0
最不发达国家	4.4	40.7	59.3
其他发展中国家	5.6	42.8	57.2
世界平均	5.7	38.2	61.8

资料来源：王绍光，《中国公共卫生的危机与转机》，《比较》（第 7 辑），中信出版社 2003 年版，第 62 页。

在医疗费用快速上升和农民收入徘徊不前的双重约束下，农村居民的相对支付能力下降，就医成本攀升。从 20 世纪 90 年代开始，农民医疗保健支出的增长速度开始大于收入的增长速度，医疗保健支出增长与收入增长之间的差距越来越大。从1980年到2002年,农民人均收入增长指数为1294.4,但医疗保健支出增长指数则高达3039.18(见图4-2)。这种差距的增大表明了医疗市场的价格扭曲与农民收入增长的缓慢,抑制了农民的有效医疗需求,医疗服务的可及性下降。

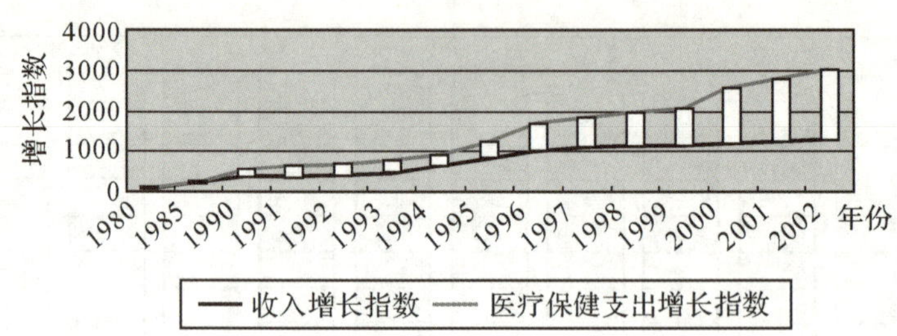

图4-2 1980—2002年农民人均纯收入、医疗保健支出变化曲线

资料来源:根据《中国农村统计年鉴2007》和《中国卫生统计年鉴2007》相关数据绘制。

那么农民收入的增长是否引发了农民对医疗需求的增加而导致医疗保健费用上升呢?这可以从两个方面来说明医疗费用的上涨至少大部分的原因不是由于农民医疗需求的增加,当然,随着收入的增加、生活条件的改善,农民的医疗需求是在增长的。一方面,上面已经用数据证实医疗保健费用增长的速度远远大于农民收入增长的速度;另一方面,农村次均门诊和住院医疗费用的大幅上升也能说明这个问题(见表4-7)。据卫生部第二次国家卫生服务调查统计,在1989—2001年期间,农民的人均收入增长了393%,而诊疗费和住院费却分别增长了965%和998%,医疗费用的增加是人均收入增长的两倍多。医疗费用远远超过了农民医疗消费的正常承受能力,加重了农民的医疗消费负担,制约了农民对医疗服务的相对支付能力。

表4-7 1993—2003年农村次均门诊和住院医疗费用及变化情况

		农村合计	一类农村	二类农村	三类农村	四类农村
次均门诊医疗费用(元)	1993年	22.2	33.3	19.30	18.8	19.0
	1998年*	25.0	31.8	24.90	22.3	21.6
	2003年*	50.0	67.0	42.0	46.0	55.0
1993—1998年均增长(%)		2.42	−0.91	5.28	3.43	2.53
1998—2003年均增长(%)		14.74	15.94	11.02	15.73	20.36

续表

		农村合计	一类农村	二类农村	三类农村	四类农村
次均门诊医疗费用(元)	1993 年	541.0	629.0	581.0	521.0	356.0
	1998 年*	837.0	1023.0	854.0	815.0	546.0
	2003 年*	1455.0	1889.0	1566.0	1265.0	1026.0
1993—1998 年均增长(%)		9.13	10.22	8.01	9.36	8.89
1998—2003 年均增长(%)		11.68	13.05	12.91	9.18	13.46

资料来源:卫生部统计信息中心,《中国卫生服务调查研究——第三次国家卫生服务调查分析报告》,中国协和医科大学出版社 2004 年版,第 46 页。

注:* 按消费指数进行调整。

在这期间,由于农村合作医疗极低的覆盖率,加之其他形式的农村医疗保障也未能有效实施,广大农民沦为完全自费的医疗群体,农村医疗卫生体制基本上演变为私人付费制度。国家和集体的支持十分薄弱,农民以较低的收入应对日益飞涨的医药费和治疗费,很自然便成为有药不敢买、有病不敢医的弱势群体,高额的医疗费用阻止了大量的低收入人群获得医疗保健服务,巨额医疗支出还导致了许多农户家庭经济崩溃。农民有病未就诊率、有病未住院率、疾病未愈要求出院率升高,因病致贫、因病返贫等现象相当普遍。据统计①,在四类农村,居民因经济困难而有病未就诊率达 38.72%,疾病未愈就要求出院率高达 79.94%(详见表 4-8);因病致贫的比例全国平均达 22%(见图 4-3),有些省份的问题则更严重。2003 年第三次卫生调查结果表明,医疗服务费用增长速度大大超过人均收入的增长,医药卫生消费支出成为家庭食物、教育支出之后的第三大消费。1998—2003 年,农村居民人均纯收入年增长为 2.4%,而医疗卫生支出的年增长却为 11.8%②。

表 4-8 1998 年农民因经济困难有病而未就诊率、未住院率、未愈要求出院率 (单位:%)

	一类农村	二类农村	三类农村	四类农村
未就诊率	30.09	31.67	42.29	38.72
未住院率	63.80	54.12	70.26	69.38
未愈要求出院率	56.30	54.10	59.30	79.94

资料来源:卫生部《1998 年第二次国家卫生服务调查分析报告》。

① 卫生部:《第二次国家卫生服务调查》,http://www.moh.gov.cn/tjxxzx/index.htm。

② 第三次国家卫生服务调查主要结果,www.moh.gov.cn。

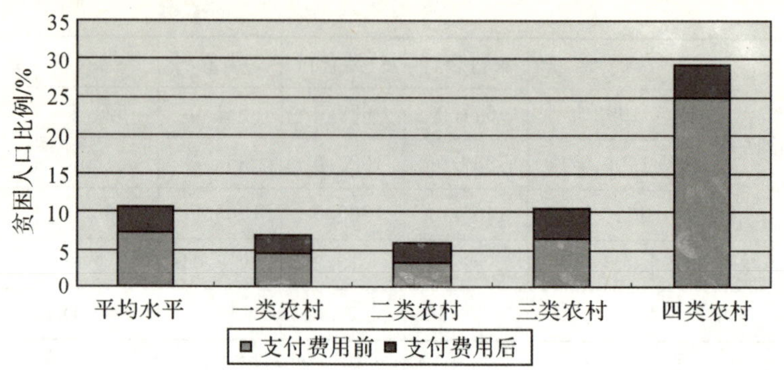

图 4-3　1998 年支付医疗费用前后贫困人口比例

资料来源:根据卫生部《第二次国家卫生服务调查》相关数据绘制。

(四)公平性差

医疗卫生公平涉及四个方面[①]:健康公平、医疗卫生服务可及性公平、实际服务利用公平和筹资公平。健康是人类生存和发展最基本的前提条件,是最基本的人权。健康公平可以被理解为一种结果公平,即保障不同收入水平、不同经济状况和不同社会地位的人们都拥有健康;医疗卫生服务的可及性公平要求卫生资源合理配置,使所有人都能够获得最基本的医疗服务;实际服务利用的公平表现为具有相同医疗服务需求的人都可以得到相同的服务,而不论他们的支付能力如何;筹资公平分为横向公平和纵向公平,横向公平是指具有相同支付能力的人应该对卫生服务提供同等的支付,纵向公平是指人们的实际支付额度要与其支付能力成正比。世界卫生组织提倡卫生筹资应体现筹资公平,即拥有越多社会财富和经济资源的家庭,缴纳的费用应越多。合作医疗制度实施的最大目标之一就是保障农村居民的健康,所以,本文将借用这几方面的指标来衡量合作医疗制度的公平性。

1. 供给的公平性

(1)城乡公平性分析

第一,卫生投入与支出差距。增强公共部门的投入,促进卫生服务的可及性,被公认为是降低不平等程度,促进健康公平的有效政策选择。

在新中国成立以后、改革开放之前,国家都非常重视医疗卫生事业的发展,并制定了以预防为主的工作方针,农村作为医疗卫生工作的重点,卫生服务供给能力和公平性都得到了很大的改善。但是,改革开放以后,分税分权制的财政体制改革使各级医疗机构成为所在政府的责任。在中国,一般越是基层的政

① 邓大松、刘昌平:《新农村社会保障体系研究》,人民出版社 2007 年版,第 163—180 页。

府，财政越是薄弱，因此政府财政卫生支出也随行政级别的降低而减少，处在最底层的县级医院和乡镇卫生院的财政卫生投入也最少，结果医疗资源在城乡的投入比例明显失衡，80％的医疗资源流向了大城市、大医院，只有20％投入了农村，而我国城市与农村人口的比例分别是30％和70％，卫生资源投向与人口比例极不协调；2000年，农村卫生资金投入占财政支出的比重仅为0.54％[①]。1999年，政府对城市医院的人均财政投入为17.7元，而对县级医院和乡镇卫生院的人均财政投入仅为5元多一点，不足城市医院的三分之一[②]。

在政府财政卫生支出的城乡差距没有得到缓解的同时，城乡收入差距却在逐步扩大。从1978年到2002年，城乡居民之间的收入差距一直呈上升趋势（见图4-4），2002年城镇居民家庭人均可支配收入为7703元，而农村居民家庭人均纯收入仅为2476元，城镇居民家庭人均可支配收入是农村的3.11倍。

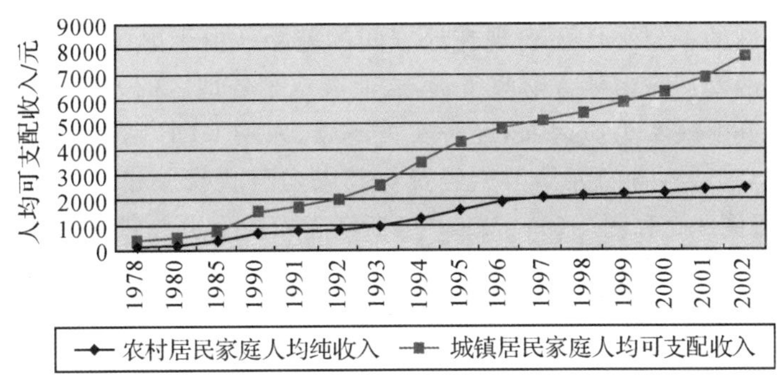

图4-4　1978—2002年城乡居民家庭人均收入变化趋势

资料来源：根据《中国统计年鉴2007》相关数据绘制。

第二，卫生资源的差距。卫生投入方面的差距必然会引起卫生资源的差距。据统计，卫生机构在数量及其覆盖方面存在着较大的城乡差异。城市地区拥有医院的数量高于农村地区，而且随着区域经济差距的扩大而提高，农村医院数量在逐渐下降。从表4-10中可以看到2003年医疗卫生机构在城乡的配置情况，每10平方公里的医疗机构数分别为1.41个和0.21个，城市是农村的约7倍。大、中城市条件最好，每10平方公里拥有的机构数分别为12.62个和7.31个，而农村地区则很低，在四类农村地区仅有0.07个，还不到大城市的6‰。

2003年，我国每千人口拥有的医院和卫生院床位是2.34张；而在农村地区，每千农业人口拥有的乡镇卫生院床位数仅为0.76张[③]，只是全国平均数的

① 苏明：《统筹城乡：财政如何出拳》，《中国财经报》2005年1月6日。

② 黄佩华：《中国：国家发展和地方财政》，中信出版社2003年版，第186页。

③ 卫生部统计信息中心：《2003年中国卫生事业发展情况统计公报》。

三分之一,与城市相比则差距更大。城乡每千人口拥有的执业医师数量和注册护士数量的差距在 4 倍左右,大城市、小城市存在差距,一类农村和四类农村也存在差距(见表 4-9)。

表 4-9 2003 年医疗卫生人员配置情况 (单位:人/千人)

	城市	农村	大城市	中城市	小城市	一类农村	二类农村	三类农村	四类农村
执业医师数	3.8	1.0	5.8	4.4	1.7	1.3	1.0	0.8	0.6
注册护士数	3.8	0.7	5.8	4.8	1.4	1.1	0.7	0.6	0.4

资料来源:卫生部统计信息中心,《中国卫生服务调查研究——第三次国家卫生服务调查分析报告》,中国协和医科大学出版社 2004 年版,第 143 页。

(2)地区公平性分析

医疗领域的不公平性还表现在地方间的差距。由于财政体制改革导致地方卫生经费的安排需由地方财政负责,这就决定了各地区的人均卫生经费实际上是取决于其财政实力。因而,经济实力越强、人均 GDP 越高的省份,人均财政收入也越高,即各省的人均卫生经费与其人均财政收入和人均 GDP 呈高度的相关性(见图 4-5 和图 4-6)。1998 年,浙江省人均卫生总费用为 616 元,而甘肃省则只有 162 元,前者比后者多了近 4 倍。2003 年各省人均卫生经费的差距非常大,最高的北京有 341 元,最低的湖南只有 25 元,两者相差达 13.64 倍。有研究[①]根据经济水平的差异,运用泰尔指数(TI)进行测算,通过对东部、中部和西部三类地区的卫生事业财政补助分析了地区间卫生资源分布的均衡性,发现 2001—2003 年,东部地区地方财政扶持力度大,而在西部地区有中央政府通过财政转移支付加大卫生投入,中部地方财政有限,而且中央卫生财政补助较少,所以东部地区 TI 值大,西部次之,中部则为负值。

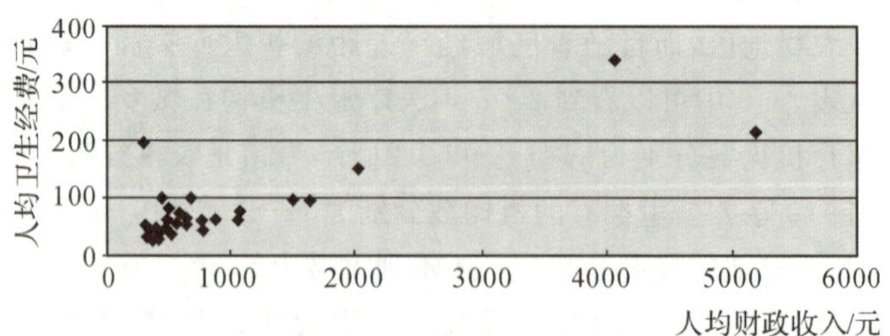

图 4-5 2003 年各省人均财政收入与人均卫生经费

资料来源:根据《2004 中国统计年鉴》相关数据绘制。

① 李华:《中国农村合作医疗制度研究》,经济科学出版社 2007 年版,第 148—152 页。

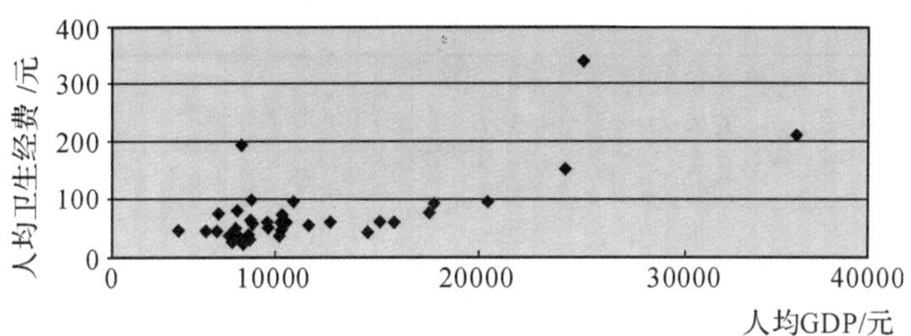

图 4-6　2003 年各省人均 GDP 与人均卫生经费

资料来源：根据《2004 中国统计年鉴》相关数据绘制。

2. 筹资公平

20 世纪 80 年代以来，农村实行了家庭联产承包责任制改革，促进了农村生产率的提高。但与此同时，乡村集体经济组织也开始走向衰落，合作医疗赖以生存的经济组织走向了瓦解。由于认识上的误区和不统一，政府对合作医疗的指导方针也发生了改变，采取了放任自流的态度。诸多因素的共同作用导致了合作医疗覆盖范围的大面积滑坡，只有集体经济组织发展势头较好的上海、苏南等地区的合作医疗一直存在。根据卫生部门的调查，1985 年全国实行合作医疗的行政村由 20 世纪 70 年代的 90%急剧下降到了 5%，1989 年则进一步下降到 4.8%。20 世纪 90 年代以后，政府重新认识到了合作医疗的重要性，将重建合作医疗提上了重要日程，但合作医疗并没有像政府所预期的那样普遍覆盖起来，1997 年，合作医疗的覆盖率仅占全国行政村的 17%，参加合作医疗的农民比例仅为 9.6%，农民中自费医疗的比例接近 90%。如果大部分医疗服务的费用都要在需要治疗时支付，这就意味着只有能够付得起费用的人才能获得服务，这可能会把穷人排斥在外①。如果所有的医疗卫生服务都是自费，即由个人支付，由于不存在集合，其风险分散能力、融资平等性、效率等方面都是处于几种融资方式的最差层面（见表 4-10）。

表 4-10　融资方式与医疗保障政策目标的关系

	提高可及性的能力	更大的风险集合	提高质量	融资平等	提高效率与降低成本
税收	高	高	中等	高	中等
社会保险	高	高	中等	高	中等
私人营利性保险	低	低	高	低	高

---

① P. Gertler, and J. Vander Gaag. The Willingness to Pay for Medical Care. Baltimore/Washington, D. C.: Johns Hopkins University Press, 1990.

续表

	提高可及性的能力	更大的风险集合	提高质量	融资平等	提高效率与降低成本
社区融资	高	高	中等	低	低
个人支付	低	低	低	低	低

资料来源：CMH. Macroeconomics and Health：Investing in Health for Economic Development. Report of the Commission on Macroeconomics and Health. Geneva：WHO，2001.

长期的城乡二元经济政策使中国城乡居民收入差距逐步拉大，有限的医疗保障制度保障的只是少数有工作、有收入的城镇人口，众多收入低下需要医疗保障制度庇护的农民却享受不到医疗保障，结果医疗卫生服务的提供不是根据实际的医疗需要和需求，而是取决于收入水平，城乡收入水平的不平等导致了医疗卫生服务筹资的不平等。有研究①根据国家卫生服务调查数据，以总人口中享有各种医疗保障的人数比例之和为基础计算城乡医疗卫生服务筹资的基尼系数，1993 年、1998 年和 2003 年基尼系数分别为 0.518596、0.523624 和 0.313357，将它们与联合国有关组织规定用来计算收入差距的基尼系数标准进行比较，可以看出，1993 与 1998 年的筹资基尼系数已远远超出 0.3～0.4 的可接受范围。根据这一衡量标准，20 世纪末中国城乡医疗卫生服务筹资处于十分不公平的位置。

2000 年，世界卫生组织对其 191 个成员国的医疗保障制度进行综合排名，中国在医疗筹资分配公平性方面在所有国家中位列倒数第四。

3. 可及性

在公平性降低的同时，农村医疗卫生服务供给的效率并没有提高。1981 年以来，乡镇卫生院的门诊人次和入院人数呈下降趋势，分别从 1981 年的 14.38 亿次和 2123 万人下降到了 2002 年的 7.10 亿次和 1625 万人(见图 4-7)；病床利用率总体上也在下降，从 1981 年的 53.5％下降到了 2002 年的 34.7％(见图4-8)。

特别是在一些贫穷落后、交通条件不方便的偏远地区，农民就医难的问题特别突出，即使是有些最常见的疾病也不能及时、就地医治，甚至得跑上几十里的路程，以至于很多可以救治的病人因此而延误了时间，造成病情加重甚至丧失了生命。据调查，1998 年，在四类农村中，24.13％的农民需要花 30 分钟以上的时间才能到达最近的医疗服务点，在一些受经济条件和地理环境制约的贫困农村，有超过 40％以上的农村居民离最近的医疗服务点在 5 公里以上(见表 4-11)。

① 杨红燕：《我国城乡居民公平性研究》，《财经科学》2007 年第 3 期。

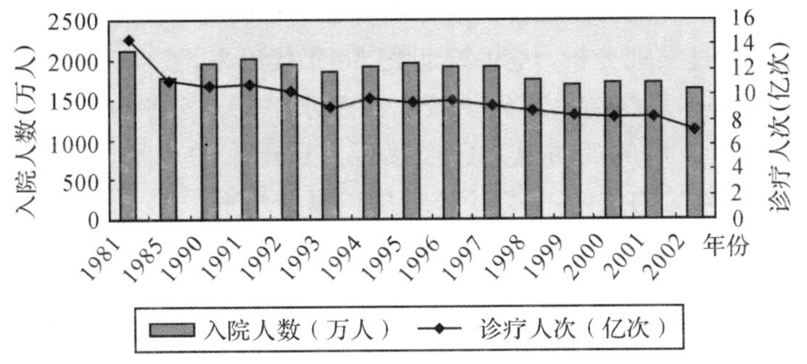

图 4-7 1981—2002 年乡镇卫生院医疗情况

资料来源：根据《2007 卫生统计年鉴》相关数据绘制。

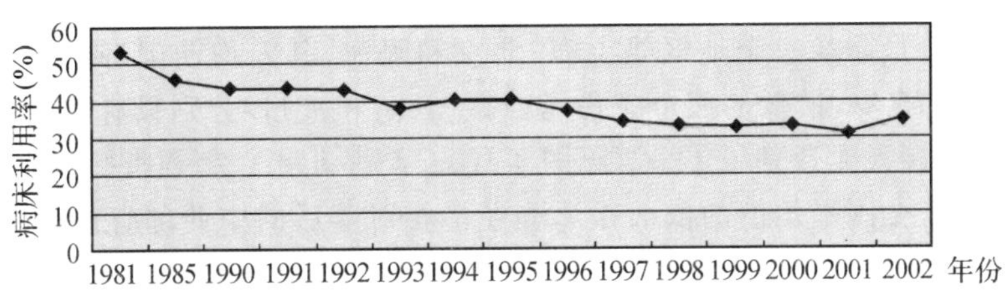

图 4-8 1981—2003 年乡镇卫生院病床利用率

资料来源：根据《2007 卫生统计年鉴》相关数据绘制。

表 4-11 1998 年城乡居民到最近医疗点的距离及时间比较

		城市	农村				
			合计	一类	二类	三类	四类
离最近医疗点距离	不足 1 公里	77.52	67.5	72.61	78.88	62.96	43.29
	1—2 公里	14.13	14.29	14.12	10.92	16.84	15.44
	2—3 公里	5.15	8.49	8.43	4.86	9.50	14.52
	3—4 公里	1.74	3.81	3.30	2.60	3.89	7.52
	4—5 公里	0.69	1.61	0.79	1.30	1.58	4.00
	5 公里以上	0.78	4.30	0.75	1.43	5.23	15.23
到最近医疗点时间	10 分钟以内	72.37	67.18	73.73	76.35	63.41	43.40
	10—20 分钟	22.08	17.49	16.68	15.19	18.87	20.65
	20—30 分钟	3.76	7.60	7.25	4.73	8.77	11.83
	30 分钟以上	1.79	7.74	2.34	3.73	8.95	24.13

资料来源：1998 年第二次国家卫生服务调查。

4. 健康公平

医疗卫生供给和筹资方面的不公平性以及较差的可及性的累积将不可避免地导致健康状况上的不公平性，因为它们是衡量健康公平关键性的、具有较强说服力的指标,健康状况的公平性是两者公平性的综合反应。

有研究[①]通过实证分析,认为20世纪80年代以来,城乡医疗卫生服务的供给与筹资的不公平累积结果导致了城乡健康水平的不公平和疾病模式转变的差异。城市地区人口的疾病模式已经接近发达国家的水平,而大部分农村地区,尤其是经济落后的地区,还处于发展中国家的水平。

根据卫生部的统计,其监测的农村与城市新生婴儿死亡率、婴儿死亡率以及5岁以下儿童死亡率等指标存在着很大的差距(见表4-12)。某些健康指标不仅在城乡之间存在着差距,而且在不同地区之间也存在着巨大差距。1990年,各地区的婴儿死亡率显现出明显差距,最低的北京市为8.8‰,最高的西藏达96.2‰,两者相差十几倍。全国的平均水平为27.3‰,死亡率高于全国平均水平的大部分省份也都在经济条件比较落后的中西部地区(见图4-9)。2000年,期望寿命最高的三个地区是上海、北京和天津,其人均期望寿命分别为78岁、76岁和75岁,最低的三个省份是西藏、云南和贵州,分别只有64岁、65岁和66岁,差距最大达到了14岁(见图4-10)。与婴儿死亡率等指标具有相似特征的是,低于全国平均值的依旧是那些经济相对落后的中西部省份,地区差距由此可见一斑。

表4-12 2000年监测地区儿童死亡率 (单位:‰)

	总计	城市	农村
新生婴儿死亡率	22.8	9.5	25.8
婴儿死亡率	32.2	11.8	37.0
5岁以下儿童死亡率	39.7	13.8	45.7

资料来源:卫生部,《2007卫生统计年鉴》,中国协和医科大学出版社2007年版,第191页。

第三节 转轨时期农村合作医疗制度的约束

对于农村合作医疗制度衰退与解体的原因,有许多专家学者进行了研究与分析,观点也不尽相同,提出的原因包括政治、经济、制度、政策、管理等多方面。在这里我们侧重从制度方面来探讨这一时期农村合作医疗的衰落原因与重建约束。

① 邓大松、刘昌平:《新农村社会保障体系研究》,人民出版社2007年版,第175—180页。

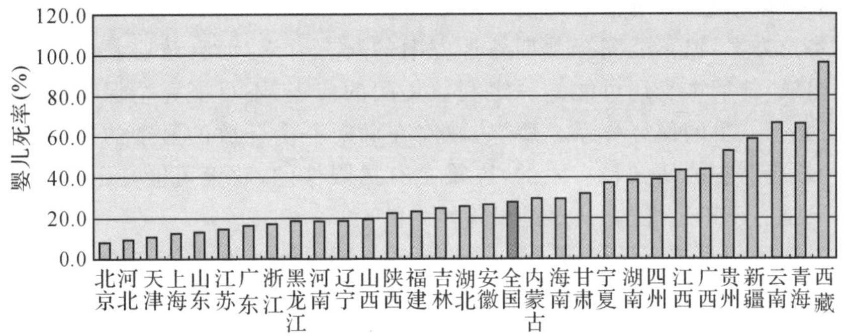

图 4-9　1990 年各地区婴儿死亡率

资料来源：根据卫生部《2007 卫生统计年鉴》，中国协和医科大学出版社 2007 年版第 191 页相关数据绘制。

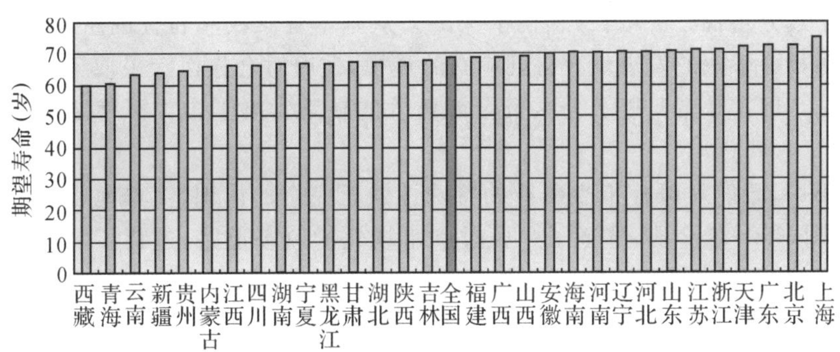

图 4-10　2000 年各地区期望寿命

资料来源：根据卫生部《2007 卫生统计年鉴》，中国协和医科大学出版社 2007 年版第 191 页相关数据绘制。

一　政府的有限理性与职能缺位

国家责任理论认为国家的职能不仅在于保障个人的生命、财产的安全，还应该依据公正的概念改善公共卫生、保护老幼病贫等。我国《宪法》第 45 条第 1 款规定："中华人民共和国公民在年老、疾病或者丧失劳动能力的情况下，有从国家和社会获得物质帮助的权利。国家发展为公民享受这些权利所需要的社会保险、社会救助和医疗卫生事业。"市场失灵的存在，也同样使合作医疗的可持续发展需要政府的参与。

（一）政府的有限理性

政府作为决策者并不是绝对的理性人，而是一个具有有限理性的组织。由于政府获取信息、处理信息的能力都是有限的,作为决策者的政府并不能找到全部备选方案,也不能完全预期备选方案的所有后果,而且政府是由有限理性的人组成,他们本身还可能是一定利益集团的代表,不可能完全保证有一套明确的、完全一贯的偏好体系。所以,政府在面对一个开放的复杂的社会经济系统时,政府对它的认知是有限的,决策是有局限性的,政策可能是不连续的,行为后果是有不确定性的,甚至是风险性的。

经济体制改革开始以后,以生产队为单位的集体农作制度向农户家庭为单位的联产承包责任制变迁,在激励农业生产高速增长的同时,也引致了农村公共产品供给制度的变迁,从集体农作制度下的国家财政负担、动员并组织群众以劳代资的供给模式,转变成了政府与私人共同承担的农村公共产品供给模式,传统的医疗卫生体制特别是医疗保障体制受到了严重冲击①。在这一时期,政府在改革的目标设定、政策实施方面存在明显的偏差,在改革和发展模式的选择中过分重视经济增长,忽视了保护公众基本健康权利目标的重要性,医疗卫生等社会事业的发展没有得到应有的重视,政府对合作医疗采取了放任自流的做法,"国家缺席",以及公共资金或监管的缺乏影响了合作医疗制度的顺利转型②。

第一,政府对医疗卫生事业的特殊性缺乏完全的认识,简单地将医疗服务机构视同于一般企业,选择了一条过度市场化的改革道路,违背了医疗卫生事业发展的基本规律和要求,从而偏离了医疗卫生服务于社会的大目标。与此同时,政府对医药生产流通企业也放弃了必要的监督和规制。

第二,20 世纪 80 年代的财政分级包干体制以及 90 年代的税制改革,使中央财力有了很大增强,但在医疗卫生事业的投入方面并没有形成有效的转移支付制度,使得不少落后地区缺乏发展医疗卫生事业的基本能力。此外,在医疗卫生事业不公平也缺乏效率的发展过程中形成的既得利益集团也会阻碍改革措施的推行,使医疗卫生事业的发展逐步偏离合理方向。

第三,政府在相关制度与政策的制定方面,出现了多变甚至冲突的现象。如 20 世纪 90 年代,国家为了尽快"恢复和重建"农村合作医疗制度,民政部规定地方政府可以向农村居民征收一定的费用;可是到了 1999 年,农业部等有关部门发出通知,明确指出要减轻农民的经济负担,不得强制推行农村合作医疗;2000 年,农业部则批评"合作医疗集资在一些地方仍未禁止"。在地方上,合作医疗政策则具有更大的不稳定性,往往政策跟着领导走。政府政策不统一与不

---

① 吴美华、郭晔:《中国农村公共产品研究综述》,《南京财经大学学报》2005 年第 3 期。

② Charlotte Cailliez. Rural China Entering the 21st Century: The Rural Health System. China Perspectives, 1998(18).

可持续性，导致农民不能对合作医疗形成稳定的预期，基层干部也无所适从，从而使合作医疗工作陷入两难处境。

合作医疗制度的整个变迁过程，从其产生、发展、高潮、衰退，再到恢复和重建，与农村产权制度和经济体制的安排和变迁有着千丝万缕的联系。合作医疗制度起源于合作化，并依附于合作化，还适应于合作化。由于传统合作医疗制度筹资的公共权利不是独立于农村集体经济组织的收益分配权之外，而是依附于集体经济组织，当政社分开、政企分开、农村经济市场化程度不断提高，原有农村产权制度和经济体制都已变迁，原来带有“从属性”或“依附性”的合作医疗制度并没有进行适应性的调整和变革，只是一味地进行了“恢复与重建”。因此，可以说政府对产权制度与医疗制度之间的这种相关性的隐性变化并没有意识到或至少没有高度重视，有十多年的时间，合作医疗制度处于准放任自流状态，后来选择的“恢复”和“重建”合作医疗制度的策略不但要“筹资个人投入为主”，还需面对“准市场化”的“以盈利为导向”的医疗服务供给体系。当政府的理性有限时，制度设计自然遭遇了约束，制度的绩效就可想而知了。

（二）资金投入上的政府缺位

一项政策的实施与可持续发展，必须要有足够的人力、物力、财力等资源的保障，对农村合作医疗而言，最重要的就是政府财政力量的支持。但是，由于政府放弃了为医疗保障制度提供经费保障的责任，导致农村合作医疗制度的财政极不稳定。党的十一届三中全会以后，中国农村普遍实行了家庭联产承包经营责任制，从本质上来说，它是对人民公社集体经济组织的产权制度或产权关系的一种调整或变革，是农村一系列改革中具有根本意义的基础性改革，它使许多原有的制度安排失去了依存的基础。这一产权制度的变迁与实施，不仅仅是将土地等主要生产资料的经营权承包给了农民，而且从根本上改变了原有的公共分配制度，集体组织与农民个人在分配关系中的地位发生了变化，集体组织由原来的主动变为被动，而农民则由被动变成了主动。因此，在农民支付意愿不大的情况下，承包制下农村集体经济组织公共财产或公共筹资就越来越难，并且每况愈下。原来依赖社区集体经济组织的直接扣除劳动剩余而提供资金支持的合作医疗制度，在资金筹集上就陷入了“断层”状态。

农村医疗保障作为公共物品是无法由私人按市场机制来提供的，为了使所有农民都能享受到医疗保障的公共利益，由政府向全体居民提供强制性社会医疗保障将是最优的选择。但是，在重建与恢复时期的合作医疗实施过程中，采用的是“民办公助”形式，而且政府在卫生事业方面的投入迅速减少（见表4-13）。中央及地方政府履行的经济支持的责任极少，1979 年全国各级财政对合作医疗的补助合计约为 1 亿元，到 1987 年急剧下降到 2537.5 万元，此后一直在低位徘徊，在1997年中央第一次颁布推动合作医疗新政策之后才有所回升。1998年，补助金合计达到5353.2万元，但是，摊到每个农民头上却仅仅只有6.2分钱。

表4-13　1978—2002年政府财政卫生支出

年份	政府财政卫生支出(亿元)	占卫生总费用(%)	占GDP(%)	占财政支出(%)
1978	35	32	0.98	3.16
1979	41	32	1.01	3.17
1980	52	36	1.15	4.22
1981	60	37	1.23	5.24
1982	69	39	1.30	5.61
1983	78	37	1.31	5.51
1984	89	37	1.25	5.26
1985	108	39	1.20	5.37
1986	122	39	1.20	5.54
1987	127	34	1.06	5.63
1988	145	30	0.97	5.84
1989	168	27	0.99	5.94
1990	187	25	1.01	6.07
1991	204	23	0.94	6.03
1992	229	21	0.86	6.11
1993	272	20	0.79	5.86
1994	342	19	0.73	5.91
1995	387	18	0.66	5.68
1996	462	17	0.68	5.82
1997	524	16	0.70	5.67
1998	590	16	0.75	8.46
1999	641	16	0.78	4.86
2000	710	15	0.79	4.47
2001	801	16	0.82	4.24
2002	864	15	0.82	3.92

资料来源：杜乐勋等，《中国医疗卫生发展报告 No.1》，社会科学文献出版社2004年版。

（三）医药市场监控的政府缺位

20 世纪 90 年代以来，我国的医药管理体制改革基本上是走向市场化，政府在卫生事业方面的投入迅速减少，各医药机构公益性下降，纷纷追求营利性，造成了医药价格和供给的失控。在农村地区，由于乡镇政府财力有限，乡镇医院的经营模式很多变成了个体。医疗卫生资源越来越集中在市区和县城的大医院；在药品及医疗器械市场，垄断性失灵现象越来越严重。这种垄断性失灵引起的医药资源非合理配置，无法保证农村卫生市场农民利益的最大化，政府对放开后的医药市场调控能力越来越有限，导致医疗资源的严重浪费和医疗费用的快速增长。

（四）城乡资源、收入分配的政府缺位

萨缪尔森说："价格机制的辩护者和批评者都应当认识到，有效率的市场制度可能产生极大的不平等。"因而帕累托最优状态只能解决经济效率问题，而不能解决合理分配问题，市场经济下产生的分配不公问题需要政府通过财政税收等再分配手段进行调控干预。改革开放 30 年来，我国城乡收入差距不仅没有缩小，反而在不断扩大，2007 年城乡收入比已经是 3.32 ∶ 1，基尼系数也高达 0.47，超过国际公认的 0.4 警戒线。约占中国总人口 30％的城市居民享用着 2/3 的卫生保障服务，而约占 70％的农村人口却只能享用不到 1/3 的医疗卫生保障服务。政府在长期以来的城乡二元结构下形成了严重的城市偏好惯性，造成了城乡医疗资源配置等呈现出"马太效应"，医疗资源集中在发达的城市和地区，贫穷落后、需要医疗保障的广大农村地区的医疗保障条件却反而很差。2000 年在世界卫生组织对 191 个成员国进行的医疗卫生公平性评价中，中国排在倒数第四位[①]。医疗卫生保障是整个社会保障系统的有机组成部分，属于公共产品，政府理应承担责任来弥补市场失灵。而事实上，我国在医疗资源、社会保障方面存在城乡分配的严重不公和政府调控的严重缺位。

（五）信息供给上的政府缺位

"资源配置的好坏，取决于决策者所掌握的信息的完全性与准确性。"[②]由于市场参与者的认知有限性、搜寻信息存在的成本障碍、信息优势方对信息的垄断等，市场参与者所掌握的信息不仅是不完全的，而且是非对称的，并且这种现象在市场中是普遍地、长期地存在的。信息的生产具有高成本和低边际成本的特性，信息使用者普遍存在"搭便车"的心理，因此，信息明显地具有公共物品的性质。这就需要政府统一提供、统一管理。此外，"信息悖论"也从另外一个角

① 王延中：《试论国家在农村医疗卫生保障中的作用》，《战略与管理》2001 年第 3 期。

② ［英］哈耶克：《个人主义与经济秩序》，北京经济学院出版社 1991 年版。

度要求政府有义务将其所掌握的信息向公众公开。

农村合作医疗制度至少涉及保险机构、农民和医疗服务提供方三个利益主体,医疗市场与保险市场都存在着严重的信息不对称,使合作医疗的发展无法达到最优状态。这就要求政府强化在信息供给上的责任,政府要提供准确的独立于各方的信息资料,而且这些资料能够被分析和提供给包括农民等的潜在利用者,从而在一定程度上实现制度提供者、生产者和受益者等各方信息供给和获得的平等。但是,在整个转轨时期,政府在这一方面的作为是很欠缺的,不仅导致了合作医疗的低效,而且导致部分农民对合作医疗和医疗机构甚至政府的不信任,从而影响参与合作医疗的积极性。

二 制度供给的滞后

新制度经济学家认为,制度需求源于制度创新的压力,所以正式制度安排会呈现一种"滞后调整",这种制度供给的滞后性是必然的。因为制度的供给有一个设计、学习和实施的滞后过程,人们的效用在新制度的供给过程中也会发生变化,加之现期的制度供给主要受先期既得利益集团和旧制度惯性的影响,从而现期的制度供给是滞后于现期的制度需求的。推动制度变迁的行动集团基于成本—收益分析,选择决策方式和制度装置的过程需要耗费时间,从而引起制度供给的滞后。诺斯和戴维斯将制度滞后分为四类:"认知和组织"时滞,即辨别外部利润到组织初级行动集团所需的时间;制度创新时滞,即认识外部利润内在化及相应的制度"发明"时滞;"菜单选择"时滞,即搜寻已知的可替换的菜单和从中选定一个能满足初级行动集团利益最大化安排的时间;"启动"时滞,即可选择的最佳制度安排与开始旨在获取外部利润的实际经营之间的时滞。舒尔茨认为,这种滞后又正是许多重大社会经济问题的关键所在①。

农村合作医疗制度的滞后是一个长期积累下来的复杂问题,在这个过程中,农民、政府和医疗机构等相关利益方进行着多方的非均衡性博弈,导致了制度供给的滞后。

第一,农民的认知与接受程度直接决定了他们对合作医疗的需求,他们的预期成本—收益分析要受到整个制度环境、自身健康状况及其风险态度的制约,逆向选择是他们在制度激励作用下追求自身利益最大化的必然选择。当逆向选择成为不容忽视的问题时,农村合作医疗的诱致性制度供给就一定滞后了。

第二,政府也是由有限理性的经济人,甚至是利益集团的代表所组成的。

---

① [美]R·科斯等:《财产权利与制度变迁》,上海三联书店 2004 年版。

由于政府的有限理性导致其政策的制定与实施出现偏差，把应该由政府主导的合作医疗交给了不完善的市场，公共卫生机构不仅没有起到应有的公益性作用，而且可能因为存在政府保护下的垄断，使合作医疗中的医疗服务提供者的定点成为问题，不能满足广大农民的需求。结果不仅没有达到互助共济、分散风险的目标，反而使合作医疗的运作成本高昂，削弱农民参加合作医疗的积极性，从而也成为农村合作医疗制度供给滞后的重要原因之一。

第三，经济体制改革以后，合作医疗的筹资工作变得十分困难，乡村基层政权本是合作医疗的组织者和管理者，但是却缺乏激励机制，导致许多地方乡政府和村集体推动合作医疗的积极性不足。

转轨时期农村合作医疗制度面临的就是这种滞后性问题，并且这种滞后是超出了农民、政府等各级行动集团忍耐限度的滞后，是相对于农村经济的增长、人力资本投资等问题上的滞后，从而使外部潜在的收益不能及时内部化，增加着制度变迁的成本。一方面，时滞过长，从 20 世纪 70 年代末开始已有 20 多年的时间，这对于已有一定社会基础和实践经验的农村合作医疗制度来说，从创立到完善是有足够时间的。另一方面，这种制度滞后导致的后果严重，不仅对农民的健康和农村人力资本的投资构成威胁，而且影响了整个农村社会保障制度的运转，不利于和谐社会的构建①。

三　路径依赖与意识形态的刚性

（一）路径依赖

经济学中的路径依赖类似于物理学中的惯性，诺斯把它从对技术的经济学研究“嫁接”到了制度变迁理论中。诺斯认为，制度变迁过程存在着报酬递增和自我强化的机制，一旦最初选择了某一路径，由于制度创新过程中的规模经济、学习效应、协调效应以及适应性预期等因素，会导致该制度沿着既定的方向不断自我强化，这就是路径依赖。任何制度创新都离不开一定的历史社会环境，路径依赖意味着人们过去的选择决定了他们现在可能的选择，既可能进入良性循环，从而使制度不断优化；也可能顺着原来的错误路径往前走，甚至被“锁定”在无效或低效的状态，并陷入恶性循环状态。同时，路径依赖还常常将制度创新牵引到旧的轨道上，使新的制度安排掺杂着许多旧的因素，甚至有可能成为旧制度的变种②。

---

① 王小宁：《我国农村合作医疗制度供给的非正常性滞后问题及其成因初探》，《中国医院管理》2005 年第 9 期。

② ［美］道格拉斯·诺斯：《制度、制度变迁与经济绩效》，上海三联书店 1994 年版，第 120—124 页。

A·格雷夫曾采用比较研究的方法，对热那亚商人和马格里布商人在社会、文化、政治和经济等方面的差异进行了研究，得出了“制度变迁的轨迹具有路径依赖性”的结论，并分析了三个相关因素：经济制度由文化信仰和组织这两个相关要素组成，经济制度的变迁受其历史的影响；以前的组织和制度决定了今后组织和制度的发展；因为过去的行为、文化信仰、社会结构和组织都影响着价值观念和社会实施机制的发展，从而压制了背离旧有行为模式的灵活性，因此制度结构表现出路径依赖。

农村合作医疗制度作为农民医疗卫生保障的重要防线，从其产生、发展、衰落，到恢复与重建，已经历了半个多世纪的历程。在其制度变迁的过程中，由于政府长期以来采用城乡分割、工业优先增长的发展战略，以及对传统农村合作医疗制度绩效的满足，其路径依赖的痕迹依稀可见[①]。

第一，制度供给仍沿袭着传统的在城乡分割基础上的“二元保障”路径。新中国成立以来，我国政府制定并实施优先发展工业的战略，这是以牺牲农业发展和几亿农民的利益为代价的。据资料统计，1950年到1990年，政府通过农业税、“剪刀差”等形式从农民手中无偿取走了10000亿元。这种城乡二元社会结构，直接导致了政府对城乡居民分别采取了不同的医疗保障政策，由此开始了长期的城乡二元化医疗保障制度。随着中国由计划经济体制向市场经济体制转型，合作医疗所面对的社会环境发生了深刻的变化，强有力的政府支持也不复存在。但是，城乡实施的不同的“城镇职工基本医疗保障制度”和“农村合作医疗保障制度”面对的却是统一的医疗市场，而且医药价格和医疗服务的价格是根据城市的标准来制定的，结果导致城乡居民在医疗卫生服务方面的差距过于悬殊。很显然，在这种断裂的社会与统一的医疗市场并存的格局中，任何想在农村建立社会医疗保障的措施都有可能失效。这种城乡社会医疗保障制度分割的发展战略一直延续至今，是合作医疗制度变迁冲破原有制度框架最大的障碍之一。

第二，合作医疗的兴衰成败依赖于政府支持力度的强弱。1955年在山西省高平县由农民自发建立的集体医疗保健制度受到了毛泽东的赞赏，并随着人民公社的建设热潮在全国迅速推进；但在20世纪60年代初期和中期，其覆盖率有所下降；1968年毛泽东的“合作医疗好”的著名批示使这一制度再次在全国推广开来；20世纪七八十年代的经济体制转型，以及政府对合作医疗采取了放任自流的做法，使合作医疗制度在大部分地区几近消失；1993年，中共中央提出要发展和完善合作医疗制度，合作医疗有了一定程度的恢复，但覆盖率仍不是很

---

① 曹建新：《合作医疗：制度变迁与路径依赖》，《发展研究》2006年第2期。

高。从农村合作医疗发展的轨迹来看,其覆盖率的每次骤然上升,都是政府动员的结果,农民与政府之间并没有建立起稳定而持久的契约关系。这种自上而下的政府强制性制度变迁方式已形成了严格的路径依赖。

第三,集体经济仍然是政府制度供给决策中的依赖对象。在转轨时期,传统农村合作医疗赖以依存的"政社合一"的集体经济已经解体,但政府在恢复与重建农村合作医疗制度时所依赖的还是"集体补助",因为在新型农村合作医疗制度试点之前政府没有参与筹资。但是,在中国广大的农村地区,集体经济条件好的一般只是极少数拥有乡镇企业的地区,即便是拥有乡镇企业的地区,集体筹资也得取决于企业本身的盈利程度,还得取决于当地政府的筹资意愿。因此,转轨时期农村合作医疗筹资主体中的"集体"已不是传统农村合作医疗筹资中的那个"集体",制度继承的只是一个空虚的"名分",实际上则是一种制度空缺。

第四,合作医疗始终定位于"互助共济"。传统农村合作医疗是一种典型的互助共济制度,最初是在土地改革后在农业互助合作运动的启发下,由群众自发集资创办的具有公益性质的保健站和医疗站。1979 年,国家发布的《农村合作医疗章程(试行草案)》中强调"农村合作医疗是人民公社社员依靠集体力量,在自愿互助的基础上建立起来的一种社会主义性质的医疗制度"。在农村合作医疗的重建时期,在《中共中央、国务院关于卫生改革与发展的决定》(1997 年)中,合作医疗的基本性质被表述为,"农村合作医疗制度是农民通过互助共济,共同抵御疾病风险的制度"。即便是到了 2003 年,在国务院办公厅转发三部委《关于建立新型农村合作医疗制度意见的通知》中,新型农村合作医疗制度仍被界定为"由政府组织、引导、支持,农民自愿参加,集体和政府多方筹资为主要内容的农村医疗互助共济制度"。在不同时期不同的制度与条例的中关于合作医疗的实行基础和原则,都在"互助共济"的框架之内。这种互助共济所带来的松散格局,也成了历次合作医疗遭遇波澜起伏的约束之一。

(二)意识形态的刚性

意识形态的刚性是指意识形态转变的滞后性和一旦形成后的不易被剥落性。意识形态的刚性属于非正式制度安排,包括统治者的偏好和有限理性、官僚政治、利益集团冲突以及社会科学知识的局限等,是造成路径依赖的重要因素。在更多的情况下,意识形态的刚性,不仅会以价值观和认可度的方式增加制度创新的服从成本,而且还会在制度创新的推广中增加创新的交易费用,从而减少制度创新的收益,使制度创新的绩效滞后或者降低。中国社会的制度变迁是一个自上而下的政府行为。在这一制度变迁的过程中,首先面临意识形态剥落的恰恰是组成政府机构的官员,他们的意识形态资本积累最雄厚,从旧的意识形态中所获得的收益、实惠与好处也尤为大,所以在制度变迁的过程中,他们常常会成为变迁的阻碍者[①]。

在农村合作医疗制度的变迁过程中，意识形态的刚性主要表现在以下几方面：第一，政府对社会稳定和政治稳定的偏好，对短期政绩的执著追求及有限理性，形成了对传统合作医疗制度的依赖心理，不敢也不愿对其进行彻底性改革。第二，传统体制长期运行所造就的既得利益集团，为了分享垄断权力与垄断租金，必然维护已有的制度安排。这种既得利益集团的存在，加大了制度变迁的成本，使得合作医疗制度的变革很难实现其纯粹的帕累托改进。第三，政府官员的政绩主要体现在经济增长上，约占人口总数70%的农村只创造了GDP的1/3，而且农业产值仅仅只有GDP的15.2%，从中央到地方的官员理所当然会偏好于去解决城镇医疗保障制度。面对财政支出大且不能观察到即时收益的农村合作医疗制度，政府官员就没有激励动机了。第四，合作医疗是公有制和计划经济的产物，在其后对农村医疗保障的制度选择和设计上，很大程度上受到了初始制度的惯性影响，从而阻碍了其改革的进程。因此，意识形态的刚性强化了合作医疗制度的“锁定”[②]。

第四节　对新型农村合作医疗制度的评价

一　新型农村合作医疗的主要内容与特征

（一）新型农村合作医疗制度的主要内容

现行的新型农村合作医疗制度是由政府组织、引导、支持，农民自愿参加，个人、集体和政府多方筹资，以大病统筹为主的农民医疗互助共济制度。它的主要内容包括[③]：

第一，统筹层次与管理体制。为了扩大集合，增加抗风险能力，新型农村合作医疗制度一般采取以县（市）为单位进行统筹，同时，也允许在经济发展水平和农民消费水平较低等条件不具备的地方，起步阶段也可以采取以乡（镇）为单位进行统筹，逐步向县（市）统筹过渡。新型农村合作医疗制度对管理体制进行了规范，实行政府主导的运作模式。省及省以下的政府部门都设立了管理机构

---

① 陶一桃：《意识形态的刚性与制度创新的绩效》，《深圳大学学报》2003年第5期。

② 曹建新：《合作医疗：制度变迁与路径依赖》，《发展研究》2006年第2期。

③ 主要参见《国务院办公厅转发卫生部等部门关于建立新型农村合作医疗制度意见的通知》（国办发〔2003〕3号）；卫生部、国家发改委、民政部、财政部、农业部、国家食品药品监督管理局、国家中医药局等七部委局联合下发《关于加快推进新型农村合作医疗试点工作的通知》（卫农卫发〔2006〕13号）。

或经办机构，而且这些经办机构的人员和办公经费需列入同级财政预算。目前，各省、地级人民政府成立由卫生、财政、农业、民政、审计、扶贫等部门组成的农村合作医疗协调小组；各级卫生行政部门内部设立专门的农村合作医疗管理机构；县级人民政府成立由有关部门和参加合作医疗的农民代表组成的农村合作医疗管理委员会，负责有关组织、协调、管理和指导工作，委员会下设经办机构，负责具体业务工作。

第二，筹资机制与标准。《关于建立新型农村合作医疗制度的意见》明确规定，新型农村合作医疗制度实行个人缴费、集体扶持和政府资助相结合的筹资机制。在这三种筹资来源中，个人缴费是基础，集体经济扶持是条件，政府资助是引导多渠道筹资的前提，特别在中西部地区更是如此①。合作医疗制度对筹资标准作出了明确规定，农民个人每年的缴费标准不应低于 10 元，有条件的乡村集体经济组织应对本地新型农村合作医疗制度给予适当扶持，并鼓励社会团体和个人资助新型农村合作医疗制度。从 2006 年起，中央财政对中西部地区除市区以外的参加新型农村合作医疗的农民由原来的每人每年补助 10 元提高到 20 元，地方财政也相应增加到 20 元。2008 年，中央财政资助则增加到 40 元，省级财政资助增加到 30 元，农民个人只需筹资 10 元。

第三，补偿机制与标准。补偿标准的确定与参合农民的意愿、农民支付水平和资金筹集水平相关。在经济较为发达的地区，由于筹资水平较高，补偿标准也往往较高。新型农村合作医疗基金主要补助参加新型农村合作医疗农民的大额医疗费用或住院医疗费用。在经济条件较好的地方兼顾农民受益面，实行大额医疗费用补助与小额医疗费用补助结合的办法。各省、自治区、直辖市制定农村合作医疗报销基本药物目录，坚持以收定支、量入为出、逐步调整、保障适度的原则，科学合理地确定大额或住院医药费用补助的起付线、封顶线和补助比例，并探索手续简便的报账方式。

第四，基金管理与监督机制。农村合作医疗基金是由农民自愿缴纳、集体扶持、政府资助的民办公助社会性资金，按照以收定支、收支平衡和公开、公平、公正的原则进行管理，必须专款专用，专户储存，不得挤占挪用。基金由农村合作医疗管理委员会及其经办机构进行管理，所有新型农村合作医疗资金全部进入代理银行基金专户储存、管理，做到银行管钱不管账，经办机构管账不管钱，实现基金收支分离，管用分开，封闭运行，以确保基金的安全和完整。县级人民政府成立由相关政府部门和参加合作医疗的农民代表共同组成的农村合作医疗监督委员会，定期检查、监督农村合作医疗基金使用和管理情况。

---

① 王保真：《医疗保障》，人民卫生出版社 2005 年版，第 272—274 页。

第五，医疗服务管理机制。各级卫生行政部门要加强对医疗机构服务行为和费用的监管，采取有效措施遏制农村医药费用不合理增长，减轻农民医药费用负担。县级卫生行政部门要合理确定新型农村合作医疗定点医疗服务机构，要建立合作医疗定点医疗机构的准入和退出制度，引入竞争机制；制定合作医疗基本药品和诊疗目录，控制定点医疗机构收入中药品收入所占的比例。乡(镇)、村医疗卫生机构要严格执行诊疗规范和新型农村合作医疗用药规定，深入农民家庭开展预防保健和基本医疗服务。要重视和加强中医药和民族医药的应用，将符合条件的中医医疗机构列入定点医疗机构范围。

(二)新型农村合作医疗制度的主要特点

与以往的农村合作医疗相比较，新型农村合作医疗制度具有显著的特点。

第一，重点不同。以往的农村合作医疗是以为农民提供基本的卫生医疗保健服务为主，大多将保障的重点放在门诊或小病上，与当时的经济发展水平、医疗卫生条件相对应；新型农村合作医疗则以大病重病医疗保障为主，遵循了医疗保险的原理，侧重于经济的角度，适应市场经济制度下医疗服务市场化的要求。这使新型农村合作医疗制度具有了保险的费用损失补偿性质，更多地强调大病风险分担，因此也有学者把它称为“农村合作医疗保险”制度。

第二，政府承担责任不同。以往的农村合作医疗是农民自发的以集体经济组织为依托的互助供给制度，政府的支持是导向性的，没有直接的物质支持，也没有具体的组织和管理；新型农村合作医疗的组织主体由过去的民间为主，变为现在的政府主导，加大了政府的支持力度，明确了各级政府的责任，政府给予新型农村合作医疗制度物质的和组织的保障，除了宣传、组织、发动以外，还参与管理和筹资。按目前的设计，政府还是新型农村合作医疗“游戏规则”的制定者，并且在实际地操作着新型农村合作医疗的运行，与社会医疗保险的组织形式基本上是统一的。

第三，社会化程度不同。以往的农村合作医疗是具有社区性质的医疗保障制度，以村或乡为单位；新型农村合作医疗制度以县为统筹单位，突破了原有狭小的社区界限，扩大了风险集合，提高了基金的抗风险能力和监管能力，从而提高了社会互助供给程度，初步具有了社会保障的形式。

第四，运作模式不同。以往的农村合作医疗没有顾及制度效率，就医时免费或付很少费用；新型农村合作医疗采取起付线、封顶线、共付率等分担机制，来减缓医疗保障需求方的道德风险。

第五，筹资机制不同。新型合作医疗制度规定了各级政府财政投入的数额，政府的转移支付事实上已经成为新型农村合作医疗基金的主要来源，并且与社会医疗保险的筹资方式相似，参保个人只承担医疗保险基金的小部分。

第六，建立医疗救助制度。医疗救助制度与新型农村合作医疗制度是中央在同一个决定中推出的一对相辅相成的制度。通过民政和扶贫部门资助贫困农民参加合作医疗，将最需要帮助的包括五保户和贫困户在内的弱势群体留在新型农村合作医疗之内，较好地解决了个别农民因病致贫和因病返贫问题，以及看病难等问题。

第七，与城镇医疗保险制度有部分相似之处。将新型农村合作医疗制度与城镇职工基本医疗保险制度进行比较（见表4-14），就可以进一步发现，除新型农村合作医疗要充分尊重农村居民自己的意愿，不能采用强制措施让农民参加外，两者在基本特征方面有许多相似之处。虽然《新意见》将新型农村合作医疗定位在“农村居民医疗互助制度”，但它实际上已经包含了社会医疗保险的诸多要素。

表4-14　新型农村合作医疗与城镇职工基本医疗保险比较

比较项目	新型农村合作医疗	城镇职工基本医疗保险
法规依据	《国务院办公厅转发卫生部等关于建立新型农村合作医疗制度意见的通知》（国办发〔2003〕3号）	《国务院关于建立城镇职工基本医疗保险制度的决定》（国发〔1998〕44号）
统筹范围	以县为单位（平均在20万人以上）	属地化（统筹人数变异大）
经办机构	卫生行政部门负责，各级设管理机构，县设专门经办机构	劳动和社会保障部负责，各级设管理和经办机构
实施方式	以自愿为基础，政府出面引导	强制性
补偿范围	以大病住院费用补偿为主，补偿程度低	既保住院也保门诊，采取统账结合模式，补偿程度较高
保险基金来源	各级政府承担比例在逐年上升；农民个人一般承担	单位承担75%～82%（工资额的6%～9%），职工个人承担20%（工资额的2%）

资料来源：丁少群，《农村医疗保障：新型农村合作医疗该向何处去》，《中国卫生经济》2005年第3期。

第八，与城镇居民基本医疗保险制度有部分相似之处。城镇居民基本医疗保险制度产生的背景是“全民医保”，从属于我国新一轮卫生事业改革的宏观框架，是一项补缺性质的制度。将新型农村合作医疗制度与之相比较，首先，两种制度设计的基本出发点都是“非从业”人员，并且强调自愿参保的原则，同时为了避免完全自愿参保带来的逆向选择，又都规定以家庭为最小的参保单位。其次，两者都是社会保障制度，政府都参与筹资，从而提高制度的整体筹资水平和制度的吸引力，进而增强制度的保障能力。

二 新型农村合作医疗制度的绩效

(一)社会效应

第一,有利于建设社会主义新农村,新型农村合作医疗制度是社会主义新农村建设工程不可分割的重要内容。党的十六届五中全会明确提出了“建设社会主义新农村”的重大历史任务;2006年中央“一号文件”《中共中央国务院关于推进社会主义新农村建设的若干意见》又明确提出要增加对农村教育、卫生等社会事业投入,从多方面加强农村公共服务的任务,要“积极推进新型农村合作医疗制度试点工作,从2006年起,中央和地方财政较大幅度提高补助标准,到2008年在全国农村基本普及新型农村合作医疗制度”;胡锦涛在《扎扎实实规划和推进社会主义新农村建设》中也将发展农村卫生事业作为解决好农民群众最关心、最直接、最现实的利益问题着重提了出来。

第二,有利于全面建设小康社会。全面建设小康社会,不仅仅是物质生活水平的提高,更重要的是人的全面发展和人的各方面素质的提高。人民的健康、卫生医疗状况的改善是全面建设小康社会目标的重要内容。《1990年世界发展报告》指出,要求增加对穷人在医疗卫生、营养保健方面的投资,改善和提高落后国家人口的素质,通过增加人力资本来减轻贫困,为谋求经济发展奠定基础。党的十六大提出了在本世纪头20年“全面建设惠及十几亿人口的更高水平的小康社会”的目标。没有农村的小康就不会有我国全面的小康,因此,“建立新型农村合作医疗制度,直接关系到广大农民的健康利益,对加快建立农村经济社会协调发展的新机制,缩小城乡差别,实现全面建设小康社会的宏伟目标具有十分重要的意义”①。

第三,有利于建设社会主义和谐社会。党的十六届四中全会把构建社会主义和谐社会放到与物质文明、政治文明和精神文明建设相并列的突出位置,并明确了构建社会主义和谐社会的主要内容。人的健康与经济状况有着密切的关系,贫困会恶化健康,健康状况的恶化又会加重贫困化的程度;健康是经济发展的目的,也是经济发展的手段。建立人人可以享受到的医疗保障体系,是健康公平、收入分配公平乃至反贫困的重要措施。以中国人口大多数的农民为对象的新型农村合作医疗,是关系人的生命和人力资源能力的事业。建立新型农村合作医疗制度,是中央政府为了更好地巩固和扩大党的群众基础,密切党群干群关系,解决农民因病致贫、因病返贫问题,保护农村劳动力,减轻农民负担,

---

① 吴仪:《统一思想 积极探索 循序渐进 稳步推进新型农村合作医疗试点工作》,在2004年全国新型农村合作医疗试点工作会议上的讲话。

保障农民利益，统筹城乡和经济社会协调发展而作出的重大决策。公平、适度、管理科学的新型农村合作医疗制度对于调节城乡差别，消除贫困，实现农村社会稳定和发展均具有积极作用，是构建社会主义和谐社会的重大举措①。它对于我们提高党的执政能力，促进社会经济的稳定发展，建立和谐社会，具有基础性的推动作用。

第四，有利于完善社会主义经济体制。新型农村合作医疗是农村社会保障体系的重要部分，而社会保障制度又是市场经济体制的基本框架之一，较为完善的社会保障体系是市场经济制度的安全网。因此，建立新型农村合作医疗制度，是完善社会主义市场经济体制的必然要求。国外市场经济体制建立的理论和实践也证明，通过建立医疗保障在内的社会保障体系可以起到调节收入分配，维护社会公平，稳定社会秩序，促进经济发展的重要作用。在我国，农村人口占社会人口总数的绝大部分，农村的医疗保障是全社会医疗保障的大头，是全社会保障体系的重要构成部分。新型农村合作医疗制度的成功实施不仅能保证广大农村社会的稳定和发展，同时也将为农村市场经济的发展提供可靠的安全保障。

（二）政治效应

第一，缓解农村贫困现象。贫困是指在一定环境条件下，人们长期无法获得足够的收入来维持一种生理上要求的、社会文化可接受的和社会公认的基本生活水准的状态。它涉及经济、社会、文化、心理、生理等多方面，是一种复杂的社会现象。一般认为认为贫困包括物质贫困、精神贫困、政治贫困三方面②。中国农村贫困现象非常严重，而且疾病是造成贫困的主要原因(见表 4-15)。

表 4-15 农村致贫原因的比例(2003 年) (单位：%)

贫困原因	平均水平	一类农村	二类农村	三类农村	四类农村
劳动力少	27.1	25.4	25.8	21.4	35.9
疾病损伤	33.5	47.4	26.7	40.1	22.5
自然条件差	17.1	10.8	27.0	14.6	15.7
人为因素	8.5	4.5	7.8	7.0	13.4
其他	13.8	11.9	12.8	16.9	12.4

资料来源：2003 年第三次国家卫生服务调查。

社会保障制度主要是解决经济贫困问题。1982 年，贝克尔曼和克拉克通过

① 李华：《中国农村合作医疗制度研究》，经济科学出版社 2007 年版，第 81—87 页。

② 李珍主编：《社会保障理论》，中国劳动社会保障出版社 2001 年版，第 143 页。

经验式研究，得出了如果没有现行的社会保障制度，英国生活在贫困中的人将比实际多出 7 倍的结论。因此，由政府主导的新型农村合作医疗制度的实施，可以对患病农民给予一定比例的经济补偿，即“帮助受苦的人、困境中的人和劣势地位的人”[①]抵御疾病风险，使他们能够避免再度因病致贫，从而摆脱贫困的羁绊。

第二，维护农民的健康权与人权。健康权是指公民所享有和应当享有的保持其躯体生理机能正常和精神状态完满的权利，至少包括初级卫生保健权利、享受基本医疗服务的权利、特殊群体的健康权利、公共卫生权利等[②]。健康权作为人权的基本内容之一，国家有义务和责任制定法律、法规和其他规范性文件加以保护，防止公民健康权被忽视、被搁置。科尔奈也说过：“国家有责任保证每一个公民享有获得基本教育和医疗保障的权利。”我国《民法通则》第 98 条就规定，“公民享有生命健康权”。新型农村合作医疗制度的组织实施正是体现了国家对农民健康权的重视，体现了对人的基本关怀，更是“以人为本”执政理念的具体体现。

第三，维护社会稳定。《中共中央关于农业和农村工作若干重大问题的决定》[③]指出：“实现我国跨世纪发展的宏伟目标，必须保持农业和农村经济的持续稳定发展。……没有农村的稳定就没有全国的稳定。”农业、农村和农民在发展国民经济和社会稳定中起着重要的作用，而农民的健康状况又直接决定了农业和农村经济的发展。因此，新型农村合作医疗制度的实施与不断完善，将有效解决广大农民看病难以及因病致贫、因病返贫等难题，使农民的健康得到保障，从而提高劳动生产率，促进农村的繁荣和稳定。此外，新型农村合作医疗制度由政府主导，各级财政进行补贴，也进一步加强了执政党对农民的吸引力，有力推进了农村“两个文明”的建设，促进了农村的稳定和发展。

（三）经济效应

第一，有利于缩小城乡发展的差距，促进城乡均衡发展。新中国成立后，为了解决工业化与资源匮乏之间的矛盾，我国在城乡之间实行了差别化的政策，形成了城乡二元社会结构。在计划经济向市场经济的转型过程中，社会结构发生了一系列的突出变化，社会分配机制偏重效率选择，导致城乡收入分配的两极分化和贫困化等一系列社会问题出现。为维护社会的稳定和协调发展，现代国家纷纷举办社会保障事业，为遇到年老、失业、疾病、生育、残疾、工伤、贫困等

---

① [匈]雅诺什·科尔奈、翁笙和：《转轨中的福利、选择和一致性——东欧国家卫生部门改革》，中信出版社 2003 年版，第 90 页。

② 孙菊枝、李水根：《关于农民健康权的思考》，健康报网站，2004 年 11 月 5 日。

③ 1998 年 10 月 14 日中国共产党第十五届中央委员会第三次全体会议通过。

个人所难以抵御的困难的劳动者提供基本的生存保障。长期以来，我国形成了城乡有别的、二元结构明显的社会经济制度，“三农”问题严重而且复杂，影响和制约着中国的可持续发展。虽然从世界各国和地区医疗保障制度的发展历程看，从城市延展到乡村经历了一个时差，但发展得好、注重福利保障的国家最后还是实行了城乡统一的医疗保障制度。在中国，新型农村合作医疗制度的实施与普及将意味着医疗保障体系从城市向农村扩展，意味着工业对农业的反哺，也意味着城乡二元结构在医疗保障方面逐步瓦解。城乡的统筹和协调发展，将加快城乡一体化进程，对城乡壁垒的消除、城乡的均衡发展有着至关重要的作用。

第二，有利于推动工业化进程。由于工业是经济发展的主导产业，而且相对于农业而言具有较高的比较劳动生产率，所以工业的发展在整个国民经济的发展中处于核心地位，工业化进程与经济发展过程紧密相连。中国工业化的进程大约处于工业化中期的初始阶段，而农业劳动力的比重和城镇人口的比重仍然停留在工业化初期的水平。有专家认为，中国的工业化进程被城乡壁垒、所有制体制、分配体制、流通体制等政策人为地拖后了①。工业化导致了现代社会保障制度的出现、发展和完善，但是反过来，社会保障制度的建立和逐步完善，也推动了社会结构的转型，推动了工业化的进程。新型农村合作医疗制度的实施，可以使大部分农村人口摆脱贫困和疾病的恶性循环，走向未来的保障程度高、全覆盖的新型农村合作医疗制度还将使农民摆脱衣食无着的后顾之忧，增强城市与农村人口的交流，促进工业化与城市化向更高阶段发展。

第三，有利于提升农村的人力资本。人力资本是经济增长的主要动力之一，而健康投资是人力资本投资的重要方式。舒尔茨在对农业的研究中指出，为了耕种土地，健康的身体及所具有的精力和耐力是重要的，政府应提供所有影响农民寿命、活力的保健设施和服务等投资支出②。疾病、缺乏基本医疗保障等会从体力、智力上带来人力资本的巨大损失，造成农民可行性能力的损耗，并成为致贫的重要因素之一。新型农村合作医疗制度的实施，可以从根本上提高农民的健康水平，提升农村人力资源能力，提高劳动力的边际生产力，拓宽增加农民收入的渠道，促进农村劳动力合理流动。

第四，有利于扩大需求，提高资源效率。新型农村合作医疗制度的开展和实施引发了农民的医疗需求，拉动了农村医疗卫生市场，加上中央和地方政府加大对农村卫生经费的投入，使部分农村医疗机构逐步转向良性运转，并推动了农村卫生事业的发展，优化了农村卫生结构，促进了县乡村之间卫生资源的

---

① Cameron & Neumann. Citilization in China. Oxford Press，1996.

② [美]舒尔茨：《改造传统农业》，商务印书馆 1987 年版。

合理分工，提高了各级医疗资源的使用效率。丁少群等对云南大理宾川县进行的调查表明，在开展新型农村合作医疗以后，县医院的门诊量、小手术例次明显下降，大病住院及大中手术量增长；乡级医院的门诊量及常见病的住院量增长（见表4-16，表4-17），从而促进了不同病人的有序分流，小病、常见病很多分流到了乡村卫生院（所），县以上大医院可以集中精力治疗重大疾病和疑难病症。

表4-16　2002—2005年度宾川县4乡镇卫生院平均业务经营情况

年份	门诊（人次）	住院（人次）	手术（例次）	业务收入（万元）
2002	20058	284	26	75.3
2003	21762	356	39	77.2
2004	26627	612	80	93.4
2005	33406	847	110	120.3

资料来源：丁少群，《云南大理白族自治州新型农村合作医疗试点运行情况的调查》，《经济问题》2007年第4期。

表4-17　2002—2005年度宾川县人民医院平均业务经营情况

年份	门诊（人次）	住院（人次）	大中手术（例次）	小手术（例次）	业务收入（万元）
2002	143409	4813	1122	269	1160
2003	115783	5006	1167	133	1172
2004	107275	5652	1624	21	1401
2005	110300	5690	2090	48	1471

资料来源：丁少群，《云南大理白族自治州新型农村合作医疗试点运行情况的调查》，《经济问题》2007年第4期。

新型农村合作医疗制度的成功实施，还将使农村居民对未来的预期比较稳定、比较好，他们可以不再为未来的生老病死积存太多的钱。因而在农民收入水平并不高的情况下，农民就不会将余留的大部分收入都沉淀到储蓄中去，边际消费倾向将会上升，既提升整个农民的幸福指数，又有利于经济的发展。

三　新型农村合作医疗制度设计的困境

（一）相关法律制度供给不足

迄今为止，我国农村所进行的医疗卫生制度改革，都是在法律制度供给不足、法律保障不充分的条件下进行的。新型农村合作医疗制度的试点、实施与普及主要是通过政府政策在行政系统中的层次下达和执行来完成的。与调整滞后的相关法律比较，政府的政策灵活，针对性与适应性要强。但是，政策的制定和实施往往与改革的形势和当任领导的关注程度密切相关，因而稳定性不强，容易变动而且可预期性差。另一方面，政策的严肃性和权威性不如法律，当政策与负责执行的机关、部门存在利益冲突时，新型农村合作医疗政策便很难准确执行到位，而出现政策失真，从而降低政策执行的力度和效果。

（二）某些制度安排与制度环境尚未协调

制度的设计和配置必须与制度环境相适应，才能充分发挥制度的功能，实现制度的目标。新型农村合作医疗制度是镶嵌在城乡二元社会结构、各地区非均衡发展、农村社会经济进一步改革、医疗卫生市场亟待规范等复杂的环境之中，虽然新型农村合作医疗制度在试点过程中逐步形成了与当地实际较相符合的运作方案、补偿方案等。但整体而言，新型农村合作医疗制度的配置和设计还是与整个复杂的制度环境不太匹配，导致新型农村合作医疗制度的运行和发展受到了一定的制约。

第一，新型农村合作医疗制度的定位与面向农村、服务农民的宗旨存在偏差，制度内容没有很好地切合农村社会经济、医疗卫生、风土人情等方面的特点，从而整个制度缺失了对农村这个大的制度环境的适应性。具体表现在以下几方面：一是当前我国每年都有一亿多的农民工在城市与农村之间流动，在促进经济增长的同时，也带来了医疗保障的真空地带。一方面，最初的城镇职工基本医疗保险制度以及城镇居民基本医疗保险制度并没有将农民工纳入其保障目标；另一方面，由于农民工常年在外打工，正处于探索中的新型农村合作医疗保障体系还无法有效地覆盖这一群体。因此，这些游离在城镇职工与传统农民之间的农民工，失去了在社会医疗保障体制中应有的权益，既没有资格参加城镇医疗保障，也可能因为就医、报销等受到限制而没有参加新型农村合作医疗制度，新兴的农民工医疗保障制度又尚处于起步阶段。因此，没有根据农民特别是青壮年农民在流动性方面的特征来设置参保机制和转诊制度的新型农村合作医疗，使大量的农民工被摒弃在制度外围，部分已经参保的农民工则因身处异地受规则的限制而难以享受应有的医疗保障服务，造成农民工的医疗保障缺位。二是绝大部分医疗资源流向了县级医疗卫生机构，乡级、特别是村级医疗卫生机构运作困难，这与农村交易的重复博弈性质、血缘关系与地缘关系为主导的社会环境不相融合，造成医疗资源配置不合理，医疗卫生服务的可及性差[①]。三是相关的具体政策规定往往只是城镇医疗保障制度中的相应部分的简单复制，而没有根据农民的经济实力和农村的风俗习惯进行相应的调整，增加了农民的医疗负担压力。当新型农村合作医疗制度在医疗资源配置方面并不适应农村这个制度环境要求时，意味着不可避免会出现医疗服务可及性差的

① 刘兆发：《农村非正式结构的经济分析》，经济管理出版社2002年版。

状况，农民“看病难”这一问题会继续存在。

第二，新型农村合作医疗制度与医疗卫生市场密切相关，但新型农村合作医疗制度并没有配套适当的制度安排来协调参合农民、管理机构和定点医疗机构三方的委托—代理关系，也不能抑制信息不对称条件下各利益主体的各种机会主义行为，从而导致新型农村合作医疗制度的实施受到阻碍，制度效果也受到影响。如新型农村合作医疗制度缺乏有效规范医务人员和医疗机构行为方面的安排，那么在医疗卫生的服务过程中，医生（医院）由于掌握了医疗专业技术而处于信息强势地位，为了最大化自己的经济利益，很容易诱导农民消费不必要的医疗服务，使农民的利益受到损害，导致医患双方出现矛盾①。当新型农村合作医疗制度特别是其中的监管内容缺失了对医疗卫生市场的适应性时，农民获取医疗服务时所支付的价格就会高于其经济承受能力，农民“看病贵”这一问题也将会持续存在②。

（三）制度目标在覆盖和受益方面存在着不公平

现行的新型农村合作医疗制度建立了中央财政和地方财政补助资金的转移支付机制，直接对参合农民特别是中西部欠发达地区的参合农民进行资助，体现了筹资公平性的一面；陆续建立和实施的农村医疗救助制度也体现了对弱势群体的关注，以及一定程度的医疗服务利用的公平性。

但是，新型农村合作医疗制度在公平性的考虑上仍然存在诸多缺失。

第一，新型农村合作医疗制度采用自愿参加的原则，这将不可避免地导致一部分贫困的家庭因交不起保费而不能参加合作医疗，从而将这一人群排除在制度之外，这与社会（医疗）保障制度需要突出对经济弱势群体保护的一般性原则是明显矛盾的。

第二，新型农村合作医疗制度所实行的“低保费、高共付率”，并不利于低收入农民利用卫生服务。因为高收入者比低收入者的边际收入要高，更加重视医疗保健，医疗服务的消费数量也要多（见图 4-11），从而高收入者从合作医疗中得到的收益相对较大，因此，造成了实质上的“劫贫济富”。现行制度采用的是政府补贴与自愿参加相结合，这种政府对参保者的补贴实际上就变成了一种典型的逆向转移支付，不仅加剧了农村医疗卫生领域的不公平，而且是与社会保障制度的基本原则相违背的。

第三，新型农村合作医疗制度并没有按照农民疾病风险发生的规律和实际

---

① 中国社会科学院：《中国社会保障发展报告（2007）NO. 3》，社会科学文献出版社 2007 年版。

② 申曙光、周坚：《新型农村合作医疗的制度性缺陷与制度的完善》，载《2007 和谐社会构建与社会保障国际论坛》，2007 年，第 414－423 页。

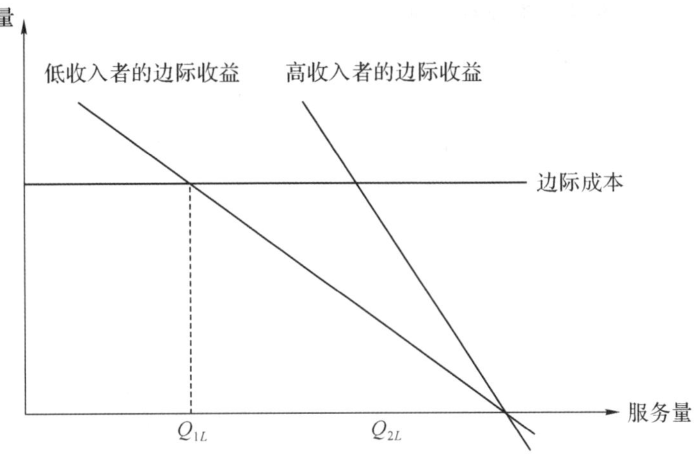

图 4-11　医疗保险中不同收入水平下的供需矛盾

的医疗需求，使参合农民享受到预防保健等最基本的医疗保障服务。如一些常见的慢性病被阻挡在“大病统筹”之外，参保农民不仅要自行承担疾病风险造成的损失，还降低了保障水平，从而导致医疗服务的提供和医疗费用的分担等方面都不符合公平性的要求，削弱了新型农村合作医疗制度调节收入分配、维护社会公平的作用。

第四，新型农村合作医疗制度并没有惠及每个农村居民。由于农村社会结构变迁而出现的失地农民和大批的农村流动人员可能被摒弃在制度之外，导致失地农民和农民工的医疗保障缺位，从而在参保和医疗服务利用方面都显示出极大的不公平①。

第五，新型农村合作医疗制度目前采用人均负担的基本缴费形式，实际上是一种“人头税”，而没有考虑到农村居民个人和家庭缴费能力的差异。中央财政给参合人头进行转移支付时，也未能充分考虑到贫困地区与富裕地区之间的现实差距。

第六，由于城乡居民之间存在着较大的收入差距和财富差距，农民的医疗支付能力相对较弱，而市场化的医疗供给体系使得农民却要同城市居民一样面对统一的医疗市场费用，农民的医疗负担必定要高于城市居民，低收入者的医疗负担必定要高于高收入者。因而，农民的卫生利用率就要下降，居民收入的差距就影响了城乡居民卫生服务利用的公平性。

---

①　申曙光、周坚:《新型农村合作医疗的制度性缺陷与制度的完善》，载:《2007 和谐社会构建与社会保障国际论坛》，2007 年，第 414—423 页。

(四)制度内容有不合理之处

第一,筹资水平与补偿水平的厘定不科学。2006 年,新型农村合作医疗的筹资水平最低为每人每年 50 元,假设各方的筹资均到位,县平均人口规模按照 50 万计算,参照新型农村合作医疗试点中 80%的平均参保率[①],则参加人口为 40 万人,总的筹资额为 2000 万元。再假设不设立个人账户,忽略管理费用,即筹集的所有资金都用于补偿医疗费用。2006 年农民次均住院费用为 4668.9 元,农村地区平均住院率为 33.8‰,即参保人群的住院人次为 13520 万,则总的医疗费用为 6312.3 万元,补偿率就为 31.7%。考虑到一些地方还对大病补偿设置了封顶线,实际的补偿率还要低。如果按人均医疗支出计算补偿率,2006 年中国农村人均医疗支出为 191.5 元,则参保人口总的医疗支出为 7660 万元,补偿率也只有 26.1%[②]。不管是 31.7%还是 26.1%的补偿率,与国际上社会医疗保障补偿额占医疗费用支出 70%以上的比例相比,显然太低了。以上还是十分乐观的测算,如果加上管理费用,参保率可能会更低,补偿率将更低。

在这种情况下,要想提高补偿率,就只能相应地提高筹资水平,否则合作医疗基金收不抵支,难以持续。但是,各个筹资来源能否支付更多的资金则是一个新的命题。如果维持现有的低补偿水平,农民的自费比例势必过高,很难达到抵抗疾病风险的根本目的,还影响到农民参保的积极性。当然,如果基本医疗卫生制度以及医药供给制度进行变革,使得患者能用低廉的成本就能方便取得医疗卫生服务,那么则是另当别论了。

第二,补偿重点的错位。合作医疗的补偿可以分为福利性、风险型和福利风险型三种。福利型模式对参保农民的所有医疗费用都给予一定的补偿,其补偿范围大,受益面广,农民乐于接受,如传统农村合作医疗就是这种模式。但这种模式受到筹资水平的约束,在缺乏集体经济支持时,往往只能补偿小病小灾,抗大病风险能力弱。风险型补偿模式则只补偿大病住院费用,抗大病风险能力强,但因其覆盖人群范围相当狭窄,受益面小,也使许多农民看不到眼前的实惠之处。福利风险型补偿模式兼顾了前面两种模式的优点,但这种模式的实施受到地区基金水平因素的影响,补偿率普遍较低,难以达到令人满意的效果。

在医疗保障制度的设计中,“保大病还是保门诊”也许是一个两难选择,以保大病为主,则农民受益面过窄。据统计,因大病住院者只占人口的 1%～3%,大病统筹给农民带来的好处短期内难以预见;以保小病为主,则补偿较低,均会影响农民参保的积极性。新型农村合作医疗制度是以大病统筹为主,适当兼顾

---

① http://www.moh.gov.cn/newshtml/18903.htm,2007 年中国卫生统计提要。

② 根据《2007 卫生统计年鉴》相关数据计算。

门诊，这种模式会导致多种弊端。一是以大病统筹为主使相当部分农民觉得缴纳费用之后得不到补偿，付出与收益不成比例，更容易产生“逆向选择”的问题。二是在现行筹资水平的制约下，即使是对于生大病住院的患者，补偿也非常有限，只能分散小部分风险。三是以大病统筹为主会使卫生机构在经济利益的驱使下可能忽视经济效益不明显的预防保健工作，各级政府也可能将卫生资源配置到大病重病、大医院里，从而导致轻预防、重治疗的现象，一方面增加医疗费支出，降低医疗效率，另一方面不利于真正改善农民的健康状况，与建立合作医疗制度的终极目标相悖。

第三，支付模式不合理。国际上常见的对医疗服务提供方的支付方式有总额预算、按人头付费、按床日付费、按病种付费、按服务付费等模式，不同支付方式有不同的特点，对医疗机构的约束力也各不相同。在新型农村合作医疗制度中，对医疗机构普遍实行的是按服务收费的方式，其缺陷在于容易产生供方诱导需求。医疗机构有激励机制倾向于提供过度的服务，结果将导致供方提供过多和不必要的服务，给患者造成沉重的经济负担，使整个社会的医疗费用不断增长。

第四，经营管理原则与政府主导相悖。新型农村合作医疗的“民办公助”经营原则实际上强调的是以市场为导向、农民自愿参加，政府只是充当辅助的角色，而不是主导新型农村合作医疗的发展。新型农村合作医疗现行的“以收定支，收支平衡”的管理原则，正好与普通商业保险制度的“以支定收”的原则相违背，即与保险公司通过费率精算来承担经营风险、自负盈亏的原则相悖。实际上就是将合作医疗的经营风险转嫁给参保农民，政府承担的仅仅是资金补贴这部分有限的责任。然而，新型农村合作医疗作为一种农村医疗保障制度，是一种公共物品，必须坚持以政府为主导的经营管理原则。

第五，“国家所有、政府办理”的管理模式不妥。一是从各地新型农村合作医疗的基金管理、使用实践来看，大多采用“国家所有、政府办理”的模式，这给基金的安全埋下了隐患。由于在现行操作过程中，县合作医疗经办机构对上一级部门或乡政府的截流、挤占、挪用基金行为难以采取相应的有力措施，从而为政府的寻租行为提供了便利。二是这种模式决定了政府必须承担新农合的直接责任，政府这种大包大揽的方式必然增加政府的财政负担，甚至危及国家的财政安全。三是这种模式还容易使新型农村合作医疗管理机构滋生官僚主义，从而产生责任主体缺位、成本居高不下等问题[①]。

---

① 曹克奇、孙淑云：《关于新型农村合作医疗基金所有权》，《理论探索》2009 年第 1 期。

（五）约束机制存在缺失

制度包含正式约束与非正式约束，制度的基本功能之一就是约束主体的机会主义行为。新制度经济学假定人在追求自身利益的过程中，为了最大化自己的利益，会采取非常隐蔽的手段等投机行为，所以必须通过制度来限制和约束。从这方面来说，新型农村合作医疗制度作为一项医疗保障制度，具有医疗保障制度的特征和复杂性，存在着参合农民，政府以及管理机构，医生以及医院、医药机构等至少三方独立的利益主体，信息不对称使得各利益主体的机会主义行为难以识别，也就容易背离制度最初的设定目标。虽然，新型农村合作医疗制度在设计上是考虑到了约束利益主体可能出现的某些机会主义行为，如在补偿机制和转诊制度方面设置一些限制来防止参合农民的一些骗医骗保行为，通过规范基金公示制度来抑制经办机构的滥用职权等，但是，新型农村合作医疗制度并没有有效约束其运行过程中各主体的机会主义行为。

第一，新型农村合作医疗制度没有约束到农民的逆向选择。新型农村合作医疗制度倡导自愿参加原则，而不是社会保险的强制性原则。这意味着农民具有某种民主与自由，但同时也意味着农民自己说了算，即具有某种随意性，使得年富力强的健体不愿参加。“以户为单位参合”的规定也会减少青年农民家庭参合的可能性。疾病风险高、需要更多医疗服务的人群往往会倾向于购买保险来对抗风险，而疾病风险低的健康人群则不愿意购买保险，这就是所谓的“逆向选择”。由于保险方与参保人之间存在着信息不对称，这样的“逆向选择”不可避免，结果“最愿意加入的人是成本最大的人”[①]。发生逆向选择后，保险机构为了止损将提高保费，那么会有更多的低风险人群不愿参加，并如此不断恶性循环。但从保险规划的技术性来看，保险业遵循的一个重要法则就是“大数定律”，只有当样本足够大时，一个随机事件在这个样本中的实际发生率才会趋近于它的总体概率，保险也才有足够的化解风险的能力。因此，如果参保人数越来越少，风险集合小，分散风险能力有限，保险基金终将无法维持，即自愿参加的原则将威胁到新型农村合作医疗制度的可持续性。

第二，新型农村合作医疗制度没有约束到参合农民以及定点医疗机构的道德风险问题。一方面，新型农村合作医疗制度在甄别患者信息、控制转诊行为等方面存在缺失，无法有效控制诊疗过程中参合农民谎报病情等行为，以至于部分参保农民骗医骗保的道德风险行为成为可能；另一方面，新型农村合作医疗制度无法对医疗机构以及医疗工作者的服务行为实行全方位的监督和控制，

① ［匈］雅诺什·科尔奈、翁笙和：《转轨中的福利、选择和一致性》，中信出版社2003年版，第47页。

他们出于自身经济利益或名声考虑，诱导参合农民进行不必要的消费就成为可能，因而也就无法有效控制医疗供给方发生道德风险的可能性。

四 新型农村合作医疗的需方约束

广大农民作为农村合作医疗的参与主体，对于合作医疗的需求、支持以及参与程度是决定新型农村合作医疗能否持续发展的重要因素①。

(一)经济约束

经济因素是影响农村合作医疗实施和可持续发展的首要因素。传统农村合作医疗的开始和发展与当时集体经济的强力支撑密不可分，而转轨时期合作医疗的恢复与重建失败在很大程度上也受制于资金筹集的困难。因此，新型农村合作医疗制度作为主要的农村医疗保障制度，必须与当地的农村经济发展水平和农民收入状况相适应，制度才可能具有可持续性。

第一，经济因素限制了农民的需求层次。根据马斯洛的需求层次理论，人首先是解决温饱层次的需求，只有解决了温饱问题，才有可能考虑其他更高的需求。医疗问题固然很重要，但对于中国农民而言，总会排在之后，只要还没有危及生命或生存危险，他们就会采取“隐忍”。当前我国大部分地区的农民人均可支配年收入都只有2000～3000元，扣除掉家庭必需的生活费用和子女教育费用等项目就所剩无几了。显然，作为个体农民的医疗保障支付能力是非常有限的，难免会出现部分农民应就诊而不就诊、应住院而未住院的情况(见表4-18)。因此，当微薄的收入要面临的是诸多的支出需求时，绝大多数农民首先关心的就不是医疗保障问题了。

表4-18 调查地区居民应住院而未住院的比例 (单位:%)

年份	城乡合计	城市合计	农村合计	大城市	中城市	小城市	一类农村	二类农村	三类农村	四类农村
1993	35.9	26.2	40.6	26.8	26.9	24.7	29.4	38.8	46.4	47.8
1998	32.3	27.5	34.5	27.4	27.1	28.1	29.6	36.6	32.7	40.3
2003	29.6	27.8	30.3	23.3	31.1	28.7	23.2	27.1	35.8	31.2

资料来源:2003年第三次国家卫生服务调查。

第二，经济因素制约了农民的需求态度与程度。从表象上来看，医疗保障不如“衣、食、住、行”重要，农民对医疗保障的需要不是那么强烈，其实质原因是农民的经济收入还没有上升到能够追求医疗保健的水平，过高的医疗费用和较

① 唐旭辉:《农村医疗保障制度研究》，西南财经大学出版社2006年版，第71—77页。

低的收入水平限制了农民对医疗的“奢望”,农民的医疗需要向医疗需求的转化程度低。因此,较低的收入水平不但制约了农民的医疗需要向医疗需求的实际转化能力,而且从根本上制约了这种转化的可能。将 20 世纪 90 年代中国农村居民的消费倾向与中国城镇居民、美国居民的消费倾向相比较,就可以验证收入水平的不同将导致消费倾向的差异,即高收入者的医疗消费倾向高,而低收入者的医疗消费倾向低(见图 4-12)。

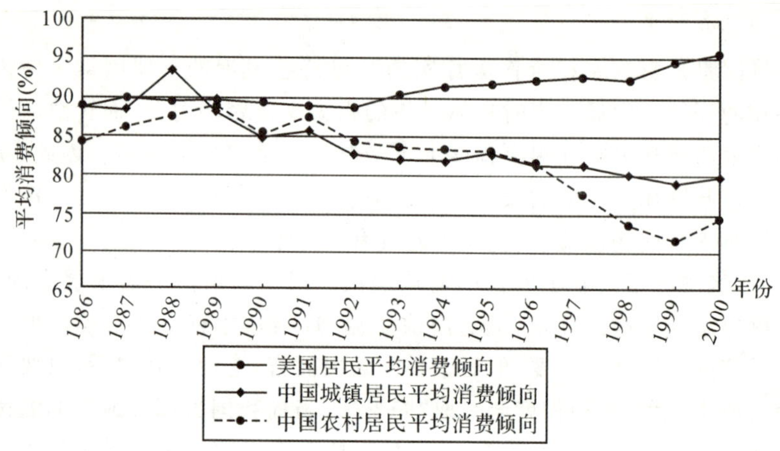

图 4-12 美、中居民平均消费倾向比较

资料来源:张曙光,《市场化与宏观稳定》,社会科学文献出版社 2002 年版,第 66 页。

第三,经济因素限制筹资水平与参合率。一方面,较低的经济发展水平和农民收入水平,势必会影响筹资水平和参合率,导致合作医疗基金的规模偏小,医疗风险承载能力较低,使新型农村合作医疗保障制度面临潜在的财务风险。另一方面,如果提高筹资水平,则必然导致较低的参合率,这不仅有失农村医疗保障制度的公平、公正等社会福利特性,而且会引致统筹覆盖面过低而带来过于集中的风险;如果通过降低筹资水平来提高参合率,虽然一定程度上能够增大基金规模,但较低的筹资水平就只能回报较低的医疗保障水平,则会导致农民下一轮的参合积极性下降,进而影响新型农村合作医疗的进一步发展和普及。墨西哥的研究也表明,当农村保险保费补贴低于 2/3 时,对农业生产者就缺乏足够的吸引力。

(二)认知约束

人们对某项事物的认知会直接影响他对其效用的主观评价,进而影响他的行为取舍,因而农民对新型农村合作医疗制度的认知也是不容忽视的。更为重要的是,新型农村合作医疗的制度框架设计是以“理性人”为前提的,相关的具体安排和程序都是以此为基础而建立的,但由于农民受传统观念、风俗习惯、知识水平、自身素质等因素的影响，致使“理性人”的假设并不适用或大打折扣。

第一，农民对农村合作医疗的认知存在偏差。在进行合作医疗资金筹集时，农民大多处于健康状态，此时他们心理上对医疗需求的迫切程度远远低于疾病状态之时，而且农民所支付的医疗保障金与其所接受的医疗服务是一种间接的、不确定的、非直观的关系，使农民难以产生花钱为自己看病的感觉，因而可能会陷入小农意识，认为缴纳医疗保障金不划算，甚至会有多交医疗费的错误感觉。在有着浓厚人情关系传统的社会背景下，合作医疗基金管理的“平等筹资、不平均使用”特点则易使农民将“不平均”与“不平等”使用联系起来，怀疑其中有“后门”、“人情”等不合理现象的存在，而制度管理方面的不完善则又恰恰增加了农民对合作医疗统筹部分使用“不公正”的感觉。

第二，重建信心需作长期努力。新型农村合作医疗制度的持续，必须以农民的信任为基础。新型农村合作医疗本身就要求参保者通过同舟共济、互助互爱的方式共同化解风险。因此，农民更注重看得见、摸得着的好处，如果看不到实际效果，就会对制度缺乏信任感，参保者人数就不够，合作医疗制度即便建立了也会难以持续。目前，农村基层政治体制改革还不彻底，基层政府的工作尚不到位，有力的社会监督渠道太少，农民承受的不合理负担还存在，这些都会影响新型农村合作医疗的可持续性。

第三，在医疗卫生服务的利用中存在乏知性和被动性。在医疗服务市场，医患之间存在着严重的信息不对称，患者的需求并不是一般市场上的“主动需求”，而是“被动需求”。与此相对应的是，作为供给方的医疗机构不仅是医疗服务价格的制定者和垄断者，而且收入福利还与其所提供的医疗服务量呈正相关关系，从而在患者治病的过程中产生“引致需求”，即为患者提供不必要的甚至有害于治疗的医疗服务。特别是在缺乏“第三方”有效约束时，医疗机构可能无法经受道德风险的考验而陷入“引致需求”的漩涡[①]。但是，普通农民作为被保险人，一般文化素质较低，由于专业知识、技术的缺乏，难以对医疗服务质量和数量进行事先的判断，在求医时通常只能完全听从医生的决定和处理意见，因而难以控制医疗消费的种类和数量。即便是部分具有相当专业知识的被保险人，在接受医疗卫生服务时还是处于不平等地位，甚至处于一种完全被动的状态。

受中国传统文化的影响，中国农民的家庭观念厚重，传统价值观倾向于家庭甚至家族的纵向保障。当农民的疾病发生时，由于国家提供的医疗保障不够充分，农民往往限于家户与社区的医疗消费方式，而不是城镇居民的接近于国

① 李放、魏磊：《新型农村合作医疗的制度困境和对策》，《卫生软科学》2008 年第 10 期。

家类型的公民/受保护者型(见表4-19)。农民接受横向保障体系的合作医疗尚需要一个过程,而且部分农民有着强烈的小农意识,短时期内难以理解和接受保险学的基本原理和思想,看待新型农村合作医疗具有较严重的"短识"现象。因此,新型农村合作医疗保障制度的实施和发展,必须采取必要的措施,对农民的这些认知约束进行正确的引导,尽量降低这些认知可能带来的负面影响和制约作用。

表4-19 Warde的生产—消费圈模型

提供方类型	消费途径/社会关系	传递方式	消费体验
Ⅰ市场	价格/交换	经营的	顾客/消费者
Ⅱ国家	需要/权利	职业的	公民/受保护者
Ⅲ家户	家庭/义务	家庭的	自我/家/血亲
Ⅳ社区	关系网/互惠	自愿的	朋友/邻居/相识

资料来源:A. Warde. Afterword: The Future of the Sociology of Consumption. in S. Edgelh K. Hetherrington and Alan Warde (eds.). Consumption Matters: The Production and Experience of Consumption. Oxford: Blackwell Publishers/The Sociological Review,1996.

(三)人口约束

新型农村合作医疗的制度设计、模式选择、参合率和保障水平,无一不受到人口数量和质量的影响。在农村合作医疗制度变迁的同时,农村人口状况受计划生育政策以及城镇化等多因素的影响,也与改革开放前大有不同,其中最为突出的就是流动人口和老龄化人口问题。

第一,流动人口问题。在市场经济替代计划经济的转轨过程中,越来越多的农民走向城市,产生了大量的农村流动人口,人户分离成为普遍现象,这势必会对新型农村合作医疗的开展和普及带来障碍。一方面,农民工大部分是身体健康状况较好的青壮年农民,如果他们不参加新型农村合作医疗,就会导致合作医疗的实际参加人数比制度设计的预期人数大为减少,而且更为严重的是实际参加合作医疗的恰为疾病的多发人群,这样合作医疗基金的抗风险能力势必减弱,从而加大了合作医疗基金的财务风险;如果其就业的单位也没有为他们加入相应的城镇医疗保障制度,那么该人群还将会成为城市新生的弱势群体。另一方面,如果这部分农民工参加了新型农村合作医疗,由于城乡实行的是完全隔离的医疗保障制度,他们很难在城里方便、即时地享受到合作医疗的相关保障。

第二，老龄化人口问题。根据第五次人口普查公布的数据①，我国目前农村人口为80739万人，占全国总人口的63.91%，全国人口老龄化的平均水平为6.96%②，即如果按正常人均寿命预算，我国老龄人口大部分是居住在农村的。而且，农村老龄化的水平已经远远超过了全国的平均水平，如上海乡村的老龄化水平已经达到了13.73%，浙江为10.51%，重庆市为8.04%。受国家城镇化和人口流动的影响，在未来相当长的一段时间里，我国农村地区的老龄化程度将绝对超过城市。

从发达国家的已有经验来看，65岁及以上人口的人均医疗费用通常是65岁以下人口的3～5倍。在中国农村，2003年调查地区的农村65岁以上农村老年人两周患病率为276.2‰，是65岁以下农村人口平均水平的1.63倍，农村65岁以上农村老年人住院率为51.5‰，是65岁以下农村人口平均水平的1.66倍③。因此，由人口老龄化所带来的随意性临床服务支出和总医疗费用的快速增长，将成为制约新型农村医疗保障制度发展的一个重要因素。

五　新型农村合作医疗的供方约束

传统农村合作医疗制度所取得的绩效在很大程度上要归功于合作医疗保障制度、县乡村三级卫生防疫保健网和乡村赤脚医生等“三件法宝”的互补互促。但是，在整个制度环境已经变迁的形势下，农村地区原有“三件法宝”的功能几近全失；现行的农村医疗体制和医疗机构所承负的功能和职责已发生了根本的变化，因而新型农村合作医疗保障制度必须面对这一挑战。

（一）医疗卫生体制的约束

第一，医疗卫生领域过度市场化。20世纪90年代医疗体制进行改革，医疗卫生服务价格补偿机制的建立，药品生产流通体制改革等措施的依次出台，把医疗卫生事业逐步推向了市场。在财政卫生经费预算支出逐年下降的约束下，我国医疗卫生行业的市场化程度日益加剧，目前已经成为世界上市场化程度最高的国家之一，一些不尽如人意的负面影响也相继出现。无论是营利性还是非营利性的医疗机构都具有营利化倾向，而医疗服务领域的信息不对称性，决定了对医疗服务监督和控制的复杂性和困难性。因此，医疗机构容易发生“诱导性消费”和“过度消费”等道德风险，既加大了患者的医疗费用负担，也加重了医疗保障制度的财务风险。同时，医疗卫生机构市场化改革引发了医疗行业和医

---

① 资料来源：《第五次全国人口普查公报（第1号）》，中华人民共和国国家统计局，http://www.stats.gov.cntjgbrkpcgb/qgrkpcgb/t20020331_15434.htm。

② 根据国际惯例，如果一地区65岁及以上人口超过7.0%，则为老龄化人口。

③ 根据《2007中国卫生统计年鉴》相关数据计算。

药行业一定程度的混乱。当医疗卫生机构在市场化和经济利益的驱动下，以利润最大化为目的时，其自身功能的发挥、医疗服务职责的实施以及自身的发展都会发生相应的变化。在监督机制不完善、监管力度不够时，医护人员私自收受患者“红包”、医院间恶性竞争、“贵族化”医疗服务、罚款性收费等诸多负面问题层出不穷。对于本来就面临着资金约束的新型农村合作医疗制度，这无疑是一个致命性的潜在隐患。

第二，卫生资源分配严重不公平。就城乡而言，无论是国家卫生经费、卫生从业人员、还是医疗卫生保障等，都严重向城镇医疗机构倾斜，导致城市大中型医疗机构贵族化，而农村医疗机构则贫困化。农村医疗机构不仅难以承担起保障农村居民医疗健康的重任，甚至连自身生存都已成为问题，严重制约了新型农村合作医疗制度的实施。根据 2003 年第三次国家卫生服务调查结果，医院多集中在城市，尤其是大城市，城乡差别达到了 4.6 倍之高（见表 4-20）。就农村地区而言，也同样存在着医疗卫生资源分配不公平的现象，主要体现在县、乡、村三级卫生机构的资源配置方面。县级医疗机构的经费拨付一般能够到位，医疗设施、医护人员配备等也基本能够达到其功能要求，可病源却过度集中；乡镇医疗机构经费严重短缺，甚至影响到了其生存和发展；村级卫生室由于多年没有经费补助，大部分已转为私人承包或彻底变成了私人诊所，使村级卫生所原有的初级防疫、保健等功能已基本丧失。目前，农村医疗机构的这种卫生资源配置状况，已经严重制约了各级卫生机构的职能定位和功能发挥。

表 4-20　调查地区平均每个县（市、区）主要医疗卫生机构数量　（单位：个）

	合计	城市合计	农村合计	大城市	中城市	小城市	一类农村	二类农村	三类农村	四类农村
医院	9.6	22.5	4.9	31.6	15.5	12.0	5.3	6.0	4.5	2.5
卫生院	18.2	10.2	21.1	5.2	1.8	26.0	17.7	25.8	22.3	13.6
疾病控制机构	2.3	2.8	1.6	3.2	1.5	2.9	1.9	1.9	1.2	1.1

资料来源：2003 年第三次国家卫生服务调查。

（二）医疗机构的约束

第一，在农村县、乡、村三级医疗机构中，实际上最多面向农村居民群体的还是乡镇卫生院和村卫生室，但现在这两级医疗机构的落后状况已经成为农民是否愿意参加新型农村合作医疗的一项制约因素。由于国家财政对乡镇卫生院的补助不足，导致不少地方的乡镇卫生院医疗设施落后、人员素质较低（见表 4-21）、诊治水平不高、服务观念落后，难以满足农民不同需求层次、不同服务类型的要求，无法获得农民的信任，其发展举步维艰。乡镇卫生院作为农村合作医疗服务的供方主体，其医疗环境、医疗设施、诊治技术、服务态度等都直接影响农民参加合作医疗的积极性。村卫生室是最直接接触农村居民的乡村卫生机构，曾经承担过基础卫生防疫、疾病防治、初级妇幼保健和村民基本病症的诊治等职责，为提高农村整体的卫生防疫和医疗保健水平发挥了重要的作用。但是，20 世纪 80 年代以后，大部分地区的村卫生室解体、承包或完全私营化，不再承担卫生防疫防治、医疗保健、宣传教育等职能。村卫生室的落后现状，既无力发挥三级农村医疗卫生保健网的基础功能，也制约了农村合作医疗的发展。

表 4-21　卫生人力资源配置情况　（单位：人/千人）

	合计	城市	农村
执业医师数	1.8	3.8	1.0
注册护士数	1.7	3.8	0.7

资料来源：2003 年第三次国家卫生服务调查。

第二，定点医院设置的垄断性也约束着新型农村合作医疗的发展。与制度外的医院、医生，定点和转诊制度的确立相比较，制度内的医疗机构及其医务人员处于整个医疗系统中的垄断优势地位，在一定程度上限制了参保农民自由选择就医地和医生的权利。处于垄断地位的医院则有动力也有能力通过过度医疗追求高额利润，导致整体社会福利的损失。

（三）保险机构的约束

在新农合试点过程中，农村合作医疗形成了由卫生部门所属合作医疗管理中心经办、由劳动保障部门所属社保中心经办、由保险公司经办等三种方式。由于商业保险公司专业技能较强，有利于降低管理成本和提高服务质量，一些东部地区和少数中部地区，采取委托保险公司进行基金管理和审核报销，卫生、财政部门进行监管的做法，即“管办分离”的模式。

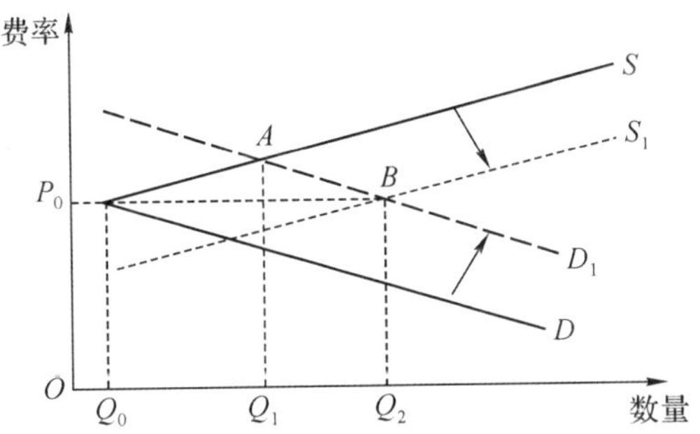

图 4-13　农村医疗保险的市场需求与供给曲线示意

无论保险公司以何种方式参与新型农村合作医疗制度，都是新的尝试和探索。对于这些保险公司来说，其保险资本必须获得平均利润，否则就必然投向其他能盈利的险别、险种，或向其他部门转移。由于农村医疗保险市场过高的自然成本，保险资本所要维持的高价格又超过了农民的负担能力，因而，农民和保险公司双方都难以承受，出现了农村医疗保险市场的供求双冷。此时，只有政府给予较高补贴或者实行强制保险，才可能扩大农村医疗保险的有效需求和有效供给，这种由保险公司经办的新型农村合作医疗也才能扩展。如图 4-13，在完全市场化的商业保险经营制度和自愿投保的情况下，农民的医疗保险需求水平较低(D线)，商业性保险公司根据其经营农村医疗保险的成本和平均利润，所确定的供给曲线为 S 线，二者所实现的保障数量 Q 也很低。当政府为农民提供一定的筹资补贴，使农民实际支付的资金降低时，需求曲线将向右上方移动到 D_1，此时需求曲线和供给曲线可能会相交于 A 点，成交数量为 OQ_l。如果政府再给医疗保险经营机构相关补贴，供给曲线将向右下方平行移动到 S_1，此时需求曲线与供给曲线会相交于 B 点，均衡保障数量将上升为 OQ_2。

第五章　医疗保障体制的国别借鉴与启示

受政治、经济、文化以及风俗习惯等影响，各个国家医疗保障制度的模式不尽相同。分析不同国家的农村医疗保障模式及其特点，对于我国正在建设和完善的新型农村合作医疗制度，具有非同一般的借鉴意义。

第一节　典型医疗保障模式比较分析

一　典型医疗保障模式

根据研究视角与方法的不同，国际上对于医疗保障制度模式的分类也不同。从筹资渠道的角度可将医疗保障划分为四种类型：国家医疗保障模式、社会医疗保障模式、商业医疗保障模式、储蓄医疗保障模式。

（一）国家医疗保障模式

国家医疗保障一般是指由国家通过征税的方式筹集医疗保险资金，采取预算拨款给国有医疗机构，由政府直接举办医疗保险和医疗事业，并向全体居民提供免费或低收费的医疗卫生保健服务的制度模式。这种模式，又称为国家卫生服务型保障模式、国家福利型保障模式、全民保障型模式和普享型保障模式等。英国、瑞典是这种模式的典型代表。英国是福利国家和全民医疗服务体制的鼻祖，英国之所以采取全民医疗保障模式是与当时英国政府的财政汲取能力密切相关的，在社会保障制度初创时期，英国政府直接控制着国民经济的命脉，此外，慈善、福利等深厚的历史传统也是重要影响因素。我国传统的公费医疗制度就属于这种类型。

国家医疗保障制度建立的理论基础是福利经济学理论，在保险制度中融入了“社会主义”的医疗福利思想。1942 年的“贝弗里奇报告”是其直接的理论依据，即社会保障应当惠及全体居民，社会保障要保证居民拥有维持生存所必需的生活资料为最低限度。国家医疗保障型模式的主要特点是：国家性，医疗保障基金主要来源于税收；垄断性，政府卫生部门直接参与医疗服务机构的建设、运行和管理；全民性，医疗卫生的保障服务覆盖全体国民；福利性，医疗服务基本为免费或象征性收费的服务[①]。

（二）社会医疗保障模式

社会医疗保障模式是由国家通过立法而强制实施的一种医疗保障制度形式。统筹资金来源于法律强制要求雇主和雇员所缴纳的保险费，总体上体现了政府、雇主与雇员三方负担的原则，通过高收入者向低收入者、低风险者向高风险者的收入横向转移来实现社会共济和稳定的目标。德国、日本是这种保障模式的典型代表。1883 年，世界上第一个社会医疗保障制度在德国产生，后来逐步扩展到欧洲大部分国家，并在第二次世界大战前后扩展到亚洲、非洲和美洲很多国家[②]。

世界上建立医疗社会医疗保障制度的国家，绝大多数采取现收现付制方式，医疗机构大多数由私人经营，但通过政府的干预来使大部分居民获得基本医疗保障。其主要特点是：强调公平与福利，资金实行社会统筹，互助共济；强调政府的有效管理，强制参保，体现权利义务的对等性等。

（三）商业医疗保障模式

商业医疗保障模式是指通过市场法则来筹集保险资金的一种自愿性的医疗保障制度。买、卖双方建立在自愿以及市场机制之上，买、卖双方的主体多元化。美国实行的是以商业医疗保险为主体，政府对之给予必要支持，以较为发达的社会医疗救助制度为基础的混合型医疗保障模式。美国是唯一一个没有实行全民医疗保障的发达国家，但政府负担了老人和穷人等特殊人群的社会医疗保障。

商业保险依据市场机制运转，医疗服务和医疗保险的供求状况完全由医疗市场和保险市场决定，政府一般很少参与，大多数医疗机构也是以盈利为目的的私立医院，居民可以根据自己的需求获得不同层次的医疗保健服务，但是，私人或民间的保险组织将会把风险较大的人群排斥在外。其主要特点是：自愿参

① 乌日图：《医疗保障制度国际比较》，化学工业出版社 2003 年版，第 105—106 页。
② 乌日图：《医疗保障制度国际比较》，化学工业出版社 2003 年版，第 84 页。

保;缺乏公平性;权利与义务完全对等;保险形式多样化;社会医疗总费用难以控制等。

(四)储蓄医疗保障模式

储蓄医疗保障模式是指通过对雇主和雇员实行强制性储蓄,来筹集积累保险基金,用以支付日后居民医疗消费需求的一种医疗保障制度。这种模式以新加坡最具代表性。在1984年到1993年间,新加坡建立了医疗保险、医疗保护和医疗基金三级医疗保障制度。新加坡非常重视家庭在社会保障中的作用,强调以家庭为中心维持社会稳定和经济发展,其医疗保障体系主要由保健储蓄计划、保健双全计划(大病保险计划)和保健基金计划(穷人医疗救济计划)等三部分组成,其中保健储蓄计划起主导作用,是全国性的、强制性的储蓄计划。

这种模式的保险基金筹集既不是强制性地纳税,也不是强制性地缴纳保险费或自愿购买医疗保险,而是依法强制性地要求雇主和雇员储蓄医疗基金,以家庭为单位进行"纵向"筹资来缓解疾病风险。这种保障模式的特点是:有利于增强个人自我保障的责任感;能够较好地解决老龄人口医疗保健需要的筹资问题;有利于减轻政府负担;缺乏社会共济能力等[①]。

二 不同医疗保障模式的绩效比较

在发达的市场经济体系中,医疗保障体制呈现多样性,要客观、公正地比较其优劣,就必须依据一定的评判标准,才能进行制度的总体绩效评价。世界银行对医疗保障体制的目标的定义为[②]:改善人口的健康状况、促进社会福利;保障平等和可及性;保证资源使用的微观与宏观经济效率;加强诊疗效益;提高保健质量和消费者满意程度;确保体制的财政长期可持续能力。有研究[③]根据这一思路,借鉴埃莉诺·奥斯特罗姆、拉里·施罗德等[④]有关制度安排总体绩效标准和间接绩效标准的选取和分析思路,将医疗保障制度总体绩效评价标准分成了效率、公平、适应性、政府作用、基本框架条件等五大类。

在这里,效率,指的是在医保体制下,健康领域的商品、劳务生产(投入)和健康的维护、改善的成就(产出)间的比例关系,效率指标包括预期寿命弹性和

---

① 唐旭辉:《农村医疗保障制度研究》,西南财经大学出版社2006年版,第85—87页。

② George J. Schieber. Innovations in Health Care Financing. Washington, D. C.: The World Bank, Discussion Paper, No. 365, 1997.

③ 丁纯:《当代四大医疗保障制度模式典型国家绩效实证比较》,《世界经济文海》2005年第4期。

④ Elinor Ostrom, Larry Schroeder, Suan Wynne: Institutional Incentives and Sustainable Development: Infrastructure Policies in Perspective. Chapter 5, Westview Press, 1993.

死亡率弹性。公平，是指医疗卫生服务提供的可及性和医疗卫生筹资的公平性，医疗服务提供可及性选用每千人拥有医生数、每千人拥有床位数、必要药品的可得率等指标，医疗需求满足的公平性用医疗保险覆盖率作指标。适应性，即可持续性，是指制度安排能够对环境变化作出适当的反应，它体现了该制度的生存和可持续发展能力，也即医疗保障改革的力度和成效，包括财政的可负担性，如卫生费用占GDP之比的变动幅度，体制运行的技术效率等。政府作用或称政府责任，是指无论在发达国家还是发展中国家，由于医疗保障所涉及的领域均存在着大量的市场失灵和社会公正差异等缺陷和矛盾，政府的介入对保障公众享有健康这种基本人权和降低、消除贫富差异，有着举足轻重的作用，包括政府对总体医疗卫生保健的责任和贡献，政府对卫生教育的责任，政府在促进医疗、医药、生物工程科研中的作用，以及政府在改善环境中的作为等方面。基本框架条件，是指对一国国民健康水平有较为深刻的、积极或消极影响的各种基本因素的总和，如经济状况、社会发展、人口结构出生时的预期寿命、公共医疗保健、教育、科研、环境、生活方式和行为等。

该研究在确定了有关医疗保障体制总体绩效的效率、公平、适应性、政府作用和基本框架等五大评判标准和其下具体的亚层次指标后，采用联合国开发计划署在计算人类发展指数(HDI)给各国排序时所运用的等距法等[①]来进行演算排序，得出英、德、美和新加坡四国的效率、公平性、改革成效(适应性)、政府责任和基本框架分项得分和排序，以及总体绩效情况(见表5-1)。

表5-1　德、英、美、新加坡医疗保障制度绩效比较

	德国	英国	新加坡	美国
效率指标	57.020	29.399	35.709	41.278
公平指标	90.648	88.142	85.105	83.173
适应性指标	68.121	70.144	64.249	59.959
政府责任指标	54.852	66.027	27.450	42.540
基本框架指标	79.343	78.039	82.945	76.043
总体得分	72.570	71.380	67.217	65.076

资料来源：丁纯，《当代四大医疗保障制度模式典型国家绩效实证比较》，《世界经济文海》2005年第4期，第234页。

① 联合国计划开发署：《2001年人类发展报告》(中文版)，中国财经出版社2001年版，第237—243页。

最终，该研究得出的结论是：第一，德国作为社会医疗保障体制的代表，其总体绩效是四国中最优的。这种强调权利义务对等的医疗保障体制，不仅表现在体制的效率和公平性的兼顾上，而且政府在医疗保障中起到了严格监督和辅助筹资作用；在制度改革中引进的通过公民自由选择医保基金—医保基金与医疗服务提供者谈判—平抑费用上涨、提高效率这一改革路径（机制）对遏制费用上涨和提高服务效率卓有成效；适应性属于较优；医疗保障制度的外部环境也相当不错。这有可能就是社会医疗保障模式风行100多个国家和地区的缘由。第二，英国是国家医疗保障模式的代表，从总体上看，英国全民医疗服务体制绩效仅次于德国社会医疗保障体制。这种模式的公正性较高，筹资由征缴一般税解决，医疗保障覆盖全体国民，政府代为购买医疗服务，重视预防的高效率和转诊制度所带来的费用遏制功能；但其运行效率较低，且体制的适应性并不强。第三，新加坡的强制性私人储蓄保障制度总体排名第三，其制度的适应性较强，具有较强的费用遏制激励，能较好地控制费用，但难以应付老年化带来的医疗费用危机，而且该制度的效率、公平性和政府承担的医疗保健义务等在排名中都不高。第四，以商业医疗保险为主的医保制度独具美国特色，但总体绩效较差，排名最后。体制的公平性相对较差，尚有14%的人口没有医保覆盖；尽管按病种付费（DRG）和健康维护者组织（HMO）等遏制费用上涨的微观改革很有创新性，但全社会医疗总费用的控制成效并不明显；政府对卫生领域的干预相对较弱。

第二节　国外农村医疗保障制度比较分析

一　发达国家[①]的农村医疗保障制度

（一）德国农村的“农民健康保险”制度

德国是世界上最早实施社会保障制度的国家。1883年通过《劳工疾病保险法》，1884年公布《工伤保险法》，1889年颁发《养老、疾病、死亡保险法》，1972年建立农民医疗保险体系，1977年制定《疾病保险费用控制法》，1991年通过《联邦健康保险法规》，2004年开始实行《法定医疗保险现代化法》，至今已经建立起了比较完备的社会医疗保障制度体系，其中以社会医疗保险为主，私人医疗保险为辅。

---

① 根据世界银行公布的标准，发达国家是指人均国民生产总值在8626美元以上，农业人口在10%以下的国家。参见《1995年世界发展报告：一体化世界中的劳动者》，中国财政经济出版社1995年版。

德国的全民强制性社会疾病保险分为覆盖产业工人、职员、学生、失业者、退休者和残疾者等的“普通疾病保险”，以及个体农民、农民家属、退休农民都必须参加的“农业者疾病保险”。1972 年出台的《农民医疗保险法》，规定法定农业医疗保险机构有法律义务为农民及其家庭成员提供医疗保险。德国政府还成立了农业社会保险联合总会，这是一种公权性质的机构，其下设立了联邦农业医疗暨护理保险联合会（BLK），所有非正式雇员的农业人口都必须参加。

农民和职工一样，共同承担医疗保险经济责任。根据各地的经济发展水平和农民的承受能力不同，《农民医疗保险法》确定了适当的医疗保险费标准，并确定国家为农民提供津贴的原则，由农民和政府共同承担医疗保险费用。2003 年，大约有 62 万农民在 BLK 投保，其 35 万家庭成员也免费一同加入。BLK 收入总计 21.6 亿欧元，其中保险费收入约 9.1 亿欧元，联邦政府补助为 12.3 亿欧元。农民医疗保险的服务范围很广，包括疾病早期诊断和预防、门诊、住院和康复治疗、疾病救助、母亲帮助、家庭帮助以及死亡抚恤金等。2003 年，BLK 总共支出 21.8 亿欧元，其中治疗费为 3.4 亿欧元、牙科治疗费用为 1.6 亿欧元、药品费用和医疗用品费用为 3.7 亿欧元，住院治疗费用为 7.9 亿欧元①。

德国农业者医疗保险的具体实施是按地区设立管理基金会，即“农业者疾病基金会”，又称“疾病金库”。基金会的原则是维护被保险者的权利，管理机构属于民间性组织，政府不直接参与管理。全国按地区设农业者疾病基金会 19 个，中央和州设有疾病基金联合会，负责同医院和保险医师协会确定医疗费用标准、服务范围和医生工资水平等。疾病基金会由农业者选出代表参加，由代表大会讨论基金会的章程，确定保险费率，选举产生基金会的常务委员会，由常务委员会负责基金会的日常工作。

德国农业保险的主要经验有：德国农民必须强制性地加入医疗保险，并按法定标准缴费；在制度设计上体现“互助共济、风险分担”的社会团结理念，农民按照收入的多寡进行不同层次的缴费，但给付水平一致；其农业健康保险业务由 20 多家保险公司经营，既强化了农业保险市场的适度竞争，又扩张了个人在福利领域的选择权和决策权；政府为了保护农业和农民的利益，用巨额财政进行补贴，以彰显政府的责任。

（二）日本农村的医疗保障制度②

二战以前，日本农业就较为发达，但整个战争对农业乃至国民经济都造成

---

① 唐旭辉：《农村医疗保障制度研究》，西南财经大学出版社 2006 年版，第 88—89 页。

② 伍凤兰：《路径依赖下的农村合作医疗》，《卫生软科学》2009 年第 3 期。

了巨大的负面影响。目前，日本农业现代化水平位于世界前列。第一产业就业者的比重仅为5%。在日本农业走向现代化、农业人口持续下降的同时，其暴露出来的农业人口医疗保障问题与中国颇有相似之处。经过50多年时间的发展，日本农村的医疗保障制度日臻完善，彻底解决了农业人口的医疗保障问题。

1938年，日本政府制定了以面向农村居民为主的《国民健康保险法》，并于1941年正式实施，农村居民的公共医疗正式起步。20世纪50年代中期，为了解决部分农民无力支付国民健康保险费用的难题，日本农民互助保险组合应运而生。日本农村医疗保障制度主要由两大类组成(见图5-1)。

日本农村医疗保障制度
- 医疗保险
  - 国民健康保险
  - 农协互助医疗保险
- 卫生保健

图5-1　日本农村医疗保障制度示意

就行政管理体制而言，中央一级的“厚生劳动省”(与我国的卫生部和劳动部相对应)负责制定整个国家的卫生政策、社会保障等，并领导47个都道府县推行相关医疗卫生等保健计划。47个都道府县都独立设置自己的卫生医疗主管部门，即“保健福祉部”或“健康福祉部”，下设相应的课。在基层的市町村，一般设有保健福祉课，下面再设保险系、民生系和卫生系等，负责当地的医疗卫生保健工作。农协厚生联也相应有自己的三级机构，主要负责农村地区的医疗卫生活动。

国民健康保险。国民健康保险的对象主要包括农民个体经营者、无业者、不能享有雇员健康保险①的退休人员以及其直系亲属以内的抚养家属等。《国民健康保险法》是政府强制推行、最基础的社会保障政策，也是日本农民医疗保障的底线政策，与城市的社会保障制度保持统一水准。但是，农民参加国民健康保险必须通过自己所在的农业协同组织来参加，此外，还可以选择性参加农协举办的医疗互助保险(见图5-2)。国民健康保险的资金来源主要是中央和地方各级政府的补助，同时个人也缴纳部分保费。农协健康保险组合的管理运行费用由政府全额承担，医疗费用由政府补贴总支出的50%②。为了确保经费来源的稳定性，中央政府的补贴为50%，都道府县政府的补贴

① 日本的医疗保障制度体系主要由雇员健康保险制度、国民健康保险制度、特殊行业保险制度、老年卫生服务保健服务和私人医疗保险组成，而国民健康保险与雇员健康保险是相互排斥的。

② 农协健康保险组合是以农业人口为主的医疗保险组合，获得政府的补贴最高，其他医疗保险组合只能获得16%，甚至更少，而对于大公司和政府机关的医疗保险组合，政府则不提供补贴。

为25%，市町村基层政府的补贴为25%。缴费率根据农民个人以及家庭的收入水准所在地的保险金支付状况进行征收。由于各个地区存在着收入差距，因而各地区的缴纳绝对金额有所差异，但是一般缴纳比例在8.5%左右。国民健康保险的支付方式有医疗支付和现金支付两种。现金支付主要是指伤残补助、分娩补贴、育儿补贴和丧葬费等。大病、重病、疑难病等的医疗费用分担则另有规定。

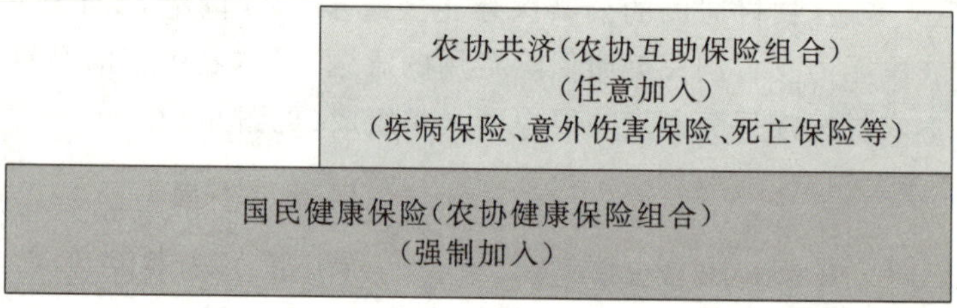

农协共济（农协互助保险组合） （任意加入） （疾病保险、意外伤害保险、死亡保险等）
国民健康保险（农协健康保险组合） （强制加入）

图5-2　日本农村医疗保险结构示意

资料来源：沙银华，《保险机制与保险组织在农村医疗保险中的应用》，中国社会政策网（http://www.social-policy.info/922.htm）。

农协互助医疗保险。日本在城市化的进程中，离农政策解决了部分农民的医疗保障问题，但仍有部分农民无力支付国民健康保险费，国家财政补贴也有限，因此，引导农民组成团体，互帮互助，共同面对医疗问题，日本农协互助医疗保险应运而生。目前，日本互助保险组合大约有2万个。互助保险组合是非营利性的互助机构，资金来源于所有成员缴纳的会费、保费，不参与投资等风险经营。通过农民之间的互助，农民的就医负担得以大大减轻。农协的医疗互助保险范围包括疾病、因伤住院、手术、门诊、因特定疾病住院、死亡等，分为定期医疗共济、医疗共济和癌症共济三种。医疗共济保险是农协医疗互助保险中最基本的部分，它的保障范围比较广泛，包括可以保障终身的门诊保障、住院保障和手术保障。此外，投保人还可以在此基础上选择补充医疗保险。

日本农村医疗保障制度建设的经验和成效有：第一，政府的积极干预与强制性全民医保。根据厚生劳动省的数据统计，2003年日本有1.27亿人参加了医疗保险，占总人口的99.5%。2004年健康保险组合和国民保险组合的参保人数见表5-2。第二，纵观日本农民互助保险的发展过程，农协（农业协同组织）在其中起到了至关重要的作用。第三，基于制度稳定性的医疗保障制度改革也卓有成效。

表 5-2　2004 年日本各保险组合参保人数　（单位：千人）

系　　统	参保人数	被抚养者人数	总　计
健康保险组合	38124	37920	76044
其中：政府掌管健康组合	18815	16707	35522
临时工健康组合	19	11	31
社会掌管健康组合	14790	15778	30568
海员组合	69	116	185
地方政府雇员共济组合	2850	3487	6337
国家政府雇员共济组合	1120	1448	2568
私人学校教师和雇员共济组合	461	373	834
国民健康组合	51236		51236
总　计	89360	37920	127281

数据来源：Health Insurance，Long-term Care Insurance and Health Insurance Societies in Japan 2005. National Federation of Health Insurance Societies，2005，p. 100.

（三）英、美农村健康保障

英国具有完善的国民健康保障体系，农村居民不仅可以获得免费的医疗服务，而且有统计资料表明，农村居民的健康状况要好于城镇居民。根据农村事务部门（Countryside Agency）2000 年的调查，85％的农村家庭与其通科医生诊所的距离不超过 4 公里。为了解决农村居民就诊难问题，农村事务部门建立了农村交通互助计划和教区运输基金来资助需要者。为了进一步完善农村健康保障体系，农村事务部门还制定了一系列方案，如对农村卫生资源作出合理配置等。

美国的健康保障体系带有很强的自由市场经济特色，农村地区也是如此，主要保障形式是私营健康保险。美国大约有 25％的人口居住在农村地区，由于部分农业劳动人口从事兼职工作或季节性工作，获得的健康保险保障与城镇地区相比还是有一定的差距。有研究表明，在美国农村地区 65 岁以下的人群中有 22％没有参加健康保险，而且农村地区卫生服务的可及性也较差。美国国家农村健康协会（The National Rural Health Association）提出，降低整个国家缺乏健康保险人群的比例是使美国走向繁荣的一项重要国策，而提高农村居民的健康保险覆盖率又是实现这一目标的重要战略①。

① The National Rural Health Association. The Need for Responsive Rural Health Delivery Systems. Kansas City，MO，2001(6).

二 发展中国家[①]的农村医疗保障制度

与发达国家相比，大多数发展中国家农村健康保障的制度和体系都是不健全的，特别是大多数非洲国家，只有少数在正规部门工作的人群能够享受卫生服务系统提供的服务，农村地区自费医疗的比例相当高。

(一)印度的"全国农村健康计划"

印度拥有 9 亿多人口，是世界上人口仅次于中国的发展中国家，其农村居民约占总人口数的 72%，大约有 2.7 亿的贫困人口，其中绝大部分生活在农村。印度的医疗保障体系在世界上是有名的，它保证了绝大多数人享受近乎免费的公共医疗卫生保障。近 10 年来，印度的私人医疗行业得到了快速的发展，其出色的医疗技术和具有竞争力的价格在国际上赢得了声誉。但从整体而言，印度农村地区的医疗资源配置和医疗服务水平还是比较落后的。

印度自 1947 年独立后，政府就建立了几乎免费的公共医疗卫生体系，1949 年的第一部宪法明确规定"所有国民都享受免费医疗"。据统计，印度全国现有 1.2 万个医院、2.2 万个初级医疗中心、2000 多个社区医疗中心和 2.7 万个诊疗所，这些遍布全国的政府医疗机构满足了大多数国民的基本医疗需求。20 世纪 80 年代初期，印度政府就制定了在全国农村逐步建立三级医疗保健网络的目标，网络包括保健站、初级保健中心和社区保健中心三部分，免费向广大穷人提供医疗服务。印度现有的农村医疗系统由村卫生中心、初级卫生中心、社区卫生中心和地区医院四个层次组成。村卫生服务中心是农村最基层的医疗服务机构，一个村卫生服务中心负责邻近村庄 3000～5000 个村民；每 2 万～3 万村民的规模与地域配置一个初级卫生中心，类似于中国的乡镇卫生院，但没有病床；每 10 万村民则配备一个社区卫生中心，拥有病床、实验室等。

为加强印度农村地区，尤其是那些落后地区的医疗体系，从 2005 年开始，印度着手进行了一项更大规模的"全国农村健康计划"。在这项计划中，有 14.5 万个乡镇健康中心、2.3 万个地区健康中心以及 3222 个大型健康中心来为广大农村人口提供医疗服务，病人都可以免费得到医生的诊疗以及基本的常用药。如果病人生活在规定的贫困线以下地区，则可以用"全国健康优惠基金"来得到全免费的治疗。为保障广大农村人口的健康安全，印度一些地区的行业联合组织和非政府组织也积极介入农村医保，针对发病率较低但医疗费用较高的大病

① 发展中国家也称中等发达国家，指人均收入中等的国家。人均国民生产总值在 750～9000 美元的国家属于发展中国家。目前中等收入的发展中国家共有 51 个，大约有一半建立了包括农村医疗保障制度在内的整个医疗保障体系。

风险,牵头帮助农民投保,走出了发展中国家农村医疗保障的一条新路。

印度政府为了确保其医疗系统的顺利运行,合理利用政府投入,积极推行全民免费医疗制度,2005—2006 年度用于农村公共健康事业的总资金投入为 1028 亿卢比,在配置有限的医疗资源上尽量做到公平公正。印度农村的医疗保障体系既减轻了农民家庭的经济负担,也在一定程度上保证了社会公平,印度卫生筹资与分配公平性排行居发展中国家前列。与此同时,政府对私营医院进行严格的监管,以便让全国医疗的整体费用能够维持在一个较低的水平。目前,印度政府正在增加公共投入,并且尽可能地让医疗保险政策成为一项强制措施[①]。

西方一般认为,发展中国家由于贫穷而支付不起建立社会保障制度的代价,但印度不仅建立了全民免费免疫计划和公立医疗免费治疗项目等公共卫生制度,使弱势群体特别是广大农民能享受基本医疗保障,同时也非常注重公共卫生制度的创新。

(二)巴西农村的"家庭健康计划"

巴西拥有 1.78 亿人口,是世界上贫富差距最大的国家之一。为了让所有公民不论贫富都享有医疗保障,巴西充分发挥了政府主导与生产补充两个方面的作用,实行了以全民免费医疗为主、个人医疗保险为辅的医疗卫生体制。其医疗卫生服务体系由两大系统构成:一是在全国范围内建立"统一医疗体系",包括公立医院、初级卫生保健中心等,均属于联邦、州和地方政府;二是补充医疗系统,包括自愿私立保险、预付制医疗保险和保险公司、营利性或非营利性的私立医疗机构等,以合同的形式为公立系统提供补充。到 2005 年,"统一医疗体系"的公立机构覆盖了巴西 75%的居民,国家通过建立社会保障税来筹集卫生费用,私人医疗保险则覆盖了 25%～30%的居民[②]。

除了实行全民统一的医疗保障制度外,巴西政府于 1994 年还专门设立了一种针对农村家庭和社区的初级卫生保健制度——"家庭健康计划",由全科医生、护士及社区健康代理所组成的家庭健康小组具体执行计划。计划所需资金来自联邦和各州的专项资金支持。"家庭健康计划"实施后,巴西农民在医疗服务方面的可及性明显提高,达到了 90%以上[③]。

巴西农村医疗保障计划的特点是:政府十分重视农村卫生服务体系建设,除了实行全民统一的医疗保障制度外,还设立了专项经费来资助农村医疗保障

---

① 任冲:《印度的医疗保障体系》,《当代世界》2006 年第 7 期。

② 绕克勤、刘新明:《国际医疗卫生体制改革与中国》,中国协和医科大学出版社 2007 年版,第 255—258 页。

③ 代志明:《国外农村医疗保障制度的解读与借鉴》,《经济纵横》2005 年第 2 期。

计划，并由联邦和州政府统一实施和管理，以保证计划的平稳发展；在制度设计上，巴西联邦政府为确保上述计划的顺利实施，在设立专项经费为从事农村医疗卫生服务者提供启动资金和生活补助的同时，还按服务量对医疗服务者进行激励，同时确保农村医务工作者可获得不低于城市同类人员2倍的工资，这在相当程度上激发了他们在农村开展医疗服务的积极性①。

（三）泰国的医疗保障制度

泰国人口结构与中国类似，但农业在GDP中的比重已下降到了10%以下，属于中等发展水平国家，但它在2001年就实现了全民医疗保障覆盖率95%以上的水平。泰国是以市场经济体制为主的资本主义国家，但在行政管理上中央集权很强。泰国医疗卫生服务系统中公立卫生机构占80%，私立卫生机构只占20%。2001年以前，泰国的医疗保障制度主要包括国家公务员医疗保障制度，即面向政府雇员及其家属的福利性质的保险；覆盖私营企业职工的强制性社会保障计划；主要覆盖低收入家庭、儿童、老人等的免费医疗福利计划；在农村推行的健康卡制度等。

为实现2000年人人享有初级卫生保健，推进社区对卫生的参与，泰国政府针对弱势群体特别是农民和流动人口推行了健康卡制度。健康卡主要通过自愿的医疗保险形式，充分使用当地的资源来实施卫生服务和社区发展。泰国的所有农村居民，只要没有享受免费医疗和参加私人医疗保险，都可以参加健康卡保障制度。该计划以社区为依托，后由公共卫生部运作，并由政府提供补贴。一般农户在自愿的基础上交纳500铢，由政府发给统一印制的健康卡，全家每人都可凭卡享受免费医疗保障服务，贫困者可以获得免费医疗卡。健康卡的服务内容既有基本医疗保险，又有预防保健，使防治结合得到了统一。

为保障公民公平享有基本医疗卫生服务的权利，泰国前总理在2001年推行了全民健康保险计划，简称"30铢计划"，"国家所有人口，无论收入水平、社会地位和居住地区，根据需要和个人偏好，都可以获得高质量的医疗卫生服务"。它由中央财政按照一定的标准（2002年为人均1202铢）将资金转移支付给相应的医疗卫生机构，参与该计划的国民门诊或住院，每次只需支付30铢。"30铢计划"覆盖了绝大多数医疗服务项目，如包括体检、计划免疫、妇幼保健及艾滋病预防等的预防保健，门诊和住院服务，口腔疾病治疗等。到2003年，覆盖了4770万人，约占总人口的74.4%，其中76%的覆盖人群来自农村地区②。

"30铢计划"在筹资机制上主要以支付出资为主，中央财政预拨到相应医疗

---

① 唐旭辉：《农村医疗保障制度研究》，西南财经大学出版社2006年版，第94—95页。

② 绕克勤、刘新明：《国际医疗卫生体制改革与中国》，中国协和医科大学出版社2007年版，第296页。

卫生机构的款项是其主要运行基金，参保人每次就诊时只需支付30铢的挂号费就可以享受规定的医疗服务。在2001年试点成功后，2002年泰国颁布了《国民健康保险法》，以赋予该计划权威性。在管理方面，以卫生部部长为首的国家卫生委员会负责相关政策的制定，国家健康保险办公室负责预算、监管运行，各地方的卫生委员会负责为参保者购买医疗服务。偿付方式主要采用"按人头付费"和"按病种付费"等。

三　经济转型国家的农村医疗保障制度

在东欧社会主义国家和苏联各加盟共和国，健康保障体系覆盖了所有公民，农村居民都有资格享受全方位的卫生服务，农村地区的卫生基础设施和卫生专业人员配置等方面都比较好，而且公平性也是它们曾经的骄傲之处。经济转型国家中最具有代表性的是俄罗斯，它曾经是苏联最大的加盟共和国。在苏联时代，俄罗斯联邦的农村居民都有资格享受免费医疗，只需负担少量的自付部分、门诊药费以及牙科治疗费用等①。

在计划经济向市场经济转轨过程中，俄罗斯联邦的健康保障体系也发生了深刻的变化。原来的中央集权和计划经济体制不复存在，卫生资源的配置和需求也相应发生了改变。在20世纪90年代，伴随着民主和市场经济的到来的并不是生活水平的迅速提高，大量农村集体企业倒闭造成了整个农村经济持续低迷，原来国营农场所提供的公共服务体系和社会保障遭到严重破坏，农民能够享受到的卫生保障和服务大打折扣。从20世纪90年代初期开始，原有的中央集权的健康保障体系逐渐被以地方政府为主的新模式所替代，但当时财政状况不好，虽然改革派为了保持过去全免费的医疗保障制度做了许多努力，但收效甚微。如1993年出台《关于建立联邦和地方强制医疗保险基金会的规定》，目的是提供整个卫生服务预算的30%。1997年，实际筹资水平占总卫生服务预算的37%，但与1993年相比较，卫生服务总预算却下降了30%。1998年，俄罗斯的医疗保险公司、强制医疗保险基金会等医疗保险机构都普遍建立起来，总卫生服务支出达到OECD国家的平均水平，但政府和个人的出资比例为1∶2，与OECD国家的3∶1比例相去甚远。到2004年，已有4150万公民参与了医疗保险的改革②。

① 林义：《农村社会保障的国际比较及启示研究》，中国劳动社会保障出版社2006年版。

② 徐海燕：《苏联与俄罗斯医疗保险制度比较》，《中共天津市委党校学报》2008年第5期。

第三节 国别比较对我国新型农村合作医疗制度的启示

一 世界各国医疗保障制度的改革创新

对当今世界上大多数国家而言，医疗保障已经成为其人民日常生活中的一个极为重要的组成部分。但是，经过许多年演进的各种医疗保障体系，都被成本上升、财政压力、管理效率低下、人口老龄化等问题所局限，而且仍然有一些群体被排除在制度的保护之外。近年来，世界各国都在积极探索适合自己国情的医疗保障模式，各国的医疗保障制度也处于不断改革和完善的过程之中。

（一）欧洲

为应对人口老龄化的发展趋势以及随之而来的长期护理需求的增加，重新理顺国家与市场之间的关系，引入新的信息技术手段等目的，以德国、卢森堡、法国以及奥地利为代表的欧洲国家在医疗保健领域进行了改革，并引入了新的医疗福利政策（见表 5-3）。

表 5-3 1996—2000 年欧洲在社会医疗保护方面的改革情况

国 家	医疗保健体系	改 革	实施时间
德国	社会保险体系	引入一个长期护理保险体系	1995，1996
		增加共担付费的比例，引入自主选择保险体系的机制	1997
法国	社会保险体系	社会保障结构调整，成本控制	2000
		引入长期护理津贴	1997
希腊	社会保险体系	国家医疗服务体系结构调整	未知
以色列	社会保险体系	取消平行税收，减轻雇主负担	1997
拉脱维亚	社会保险体系 全民医疗保健体系	引入社会税收缴费措施	1996
立陶宛	社会保险体系 全民医疗保健体系	引入医疗保险体系	1997
卢森堡	社会保险体系	引入长期护理保险计划	1998
荷兰	社会保险体系	职工医疗保险私有化	1996
奥地利	社会保险体系	削减长期病患的待遇水平，修改对医院的资助机制	1997
瑞士	社会保险体系	对医疗保险进行修正，控制成本	1996，1997

续表

国家	医疗保健体系	改革	实施时间
西班牙	社会保险体系	专科治疗可自由选择医生	1996
匈牙利	社会保险体系	削减疾病现金津贴	1996

资料来源:ISSA 数据库"发展与趋势",转引自艾维瓦·罗恩:《医疗保障政策创新》,中国劳动社会保障出版社 2004 年版,第 16 页。

(二)亚洲和太平洋地区

在亚洲和太平洋地区,医疗保障的提供机制多种多样。近年来,许多国家也在实践中进行了不懈的探索,如调整资金筹集规则、扩大社会医疗保护对穷人的覆盖面、扩展福利期限和内容等(见表 5-4)。

表 5-4 1996—2005 年亚洲和太平洋地区在疾病社会保障方面的改革情况

国家	医疗保健体系	改革	实施时间
澳大利亚	全民医疗保健体系	延长疾病现金福利的期限	1996
		停止失业福利转移到疾病福利	1997
中国	统账结合模式的基本医疗保险模式	社会统筹与个人账户相结合	1997
		新型农村合作医疗制度	2002
印度	社会保险机制	引入贫困群体的医疗保险计划,提高缴费水平,用以覆盖 100 万新的保险人群,同时提高待遇水平	1996
		全国农村健康计划	2005
伊朗	社会保险机制	福利仅限于前三个子女	1996
日本	社会保险机制	增加缴费,附加付费	1996
		引入一个长期护理保险计划	2000
		"旨在降低支付、增加负担"的医疗保险和养老金等改革方案	2004
韩国	社会保险机制	延长福利享受期限	1997
		医药彻底分离	2000
新加坡	储蓄账户模式	实行新的参加医疗保险计划的最大年龄	1996
		覆盖自雇职业者	1997

注:根据 ISSA 数据库"发展与趋势",转引自艾维瓦·罗恩:《医疗保障政策创新》,中国劳动社会保障出版社 2004 年版,第 12—13 页。

此外,美洲大陆国家在社会医疗保障方面也实施了一些改革措施。如美国 1999 年引入了医疗保健储蓄账户,2002 年引入了医疗数据交换标准;墨西哥 1997 年设置了一个家庭疾病保险管理机制;秘鲁则为了扩大医疗保障的覆盖范围,针对低收入人群,出台了一套国家医疗保健机制等。在非洲,尤其是北非,以保险为基础的医疗保障体系已经初步建立起来,并且形成了比较成功的社会互助机制。肯尼亚、苏丹、南非等国家希望通过医疗保障的改善来增加人民的医疗保健水平,解决财政压力,为此进行了诸多改革①。

二 国别比较对我国新型农村合作医疗制度的启示

(一)医疗保障面前人人平等

疾病风险是每个国家,不论发达国家、中等发达国家还是落后国家的民众都会面临的共同风险。从世界各国实行的医疗保障制度情况来看,不同形式的医疗保障制度都是覆盖广大人民群众的。农村医疗保障制度是整个医疗保障制度的一部分,特别是当农业份额和农民比例均很高的情况下更是如此。农村医疗保障制度的建立不仅是一个社会经济问题,也是一个伦理问题和社会风险问题。这项关系健康权和人权的问题在农村人口占绝大多数的中国的影响面更大,应该引起充分的重视。在新型农村合作医疗的推进和完善的过程中,改革者们应该遵循一致性原则,帮助农村中这些受苦的人、困境中的人和处于劣势地位的人②,在保障公正的同时,也增进国民的幸福感和福利水平。

发达国家已基本建立了城乡统一的医疗保障体系,发展中国家农村的医疗保障制度相对落后,如韩国、泰国、墨西哥等 20 多个国家实行的制度城乡有别,城乡医疗卫生资源分布也不合理,由于多种因素的制约,医疗保障所提供的服务也相当有限。虽然从长期的角度看,不能脱离经济发展水平盲目扩大医疗保障支出,但是,大部分国家正在努力建构包括农村在内的医疗保障制度。古巴、印度等中低收入国家的效果较好的医疗保障制度也说明,农村医疗保障制度建设与经济发展水平没有必然的相关性。同样,发达的国家可以存在着不同水平的、不同模式的医疗保障制度,不同发达国家也可以存在相同水平、类似模式的医疗保障制度。“每一个国家都可以建立起符合自身实际的乡村医疗保障制度”③。

(二)完善医疗保障制度的法律法规

发达国家医疗保障制度都有法可依,以确保医疗保障制度的正常运行。如德国于 1883 年就颁布了《劳工疾病保险法》,之后又颁布了相应的法律法规。日本仅就社会福利方面就颁布过六部有名的法律,被称为“福利六法”,在医疗保障方面,1922 年颁布了《健康保险法》,1961 年全面修改《国民健康保险法》,

---

① [美]艾维瓦·罗恩:《医疗保障政策创新》,中国劳动社会保障出版社 2004 年版,第 5—10 页。

② [匈]雅诺什·科尔奈、翁笙和:《转轨中的福利、选择和一致性——东欧国家卫生部门改革》,中信出版社 2003 年版,第 16 页。

③ 朱玲:《社会医疗保险:非洲和印度的启示》,《读书》2003 年第 8 期。

实现了全民保险，后来又几次修改完善《国民健康保险法》（见表5-5），日本农民被强制加入的国民健康保险在整个运行、管理、监督等过程中的每个环节都有法律、法规的制约，其法律制约的效应远远大于行政和权力制约的效应，以保证国民健康保险制度的运行畅通无阻。即便是在没有实行普遍医疗保险的美国，在1935年也颁布了《社会保障法》。这些对完善我国新型农村合作医疗制度是很好的启示。

表5-5　德国、日本部分医疗保险法律

国别	时间（年份）	医疗保险法律法规
德国	1883	劳工疾病保险法
	1884	工伤医疗保险法
	1889	老年及残疾社会保险法
	1977	疾病保险费用控制法
	1991	联邦健康保险法规、农民医疗保险法
日本	1922	健康保险法
	1933	农村健康保险计划
	1938	国民健康保险法
	1941	医疗保护法
	1947	健康保险法（修改）
	1957	国民健康保险全国普及4年计划
	1958	国民健康保险法（新法）1959年1月1日开始实施
	1961	国家卫生保险法
	1980、1984、1988	国民健康保险法（三次修改国民健康保险法）

（三）加快相关配套制度的建设

从国外医疗保障制度的运行情况来看，任何一种医疗保障制度都需要有一套完善的制度以及完善的制度环境来保障，制度的有效运行依赖于医疗服务体系和功能的完善、医疗服务质量的保证和对医疗服务综合监督管理的有效性等。如印度的三级医疗保健网的卫生资源配置模式，有利于实现就近就医、平等就医和双向转诊，既提高了卫生资源的利用效率，又能很好地发挥医疗技术水平；韩国在1998年对国民医疗保障制度的整合中，推行了医药分开的措施，部分抑制了供给诱导医疗需求；巴西对农村医疗服务者积极性进行激励；泰国的健康卡制度则又从家庭亲情和血缘亲情观念方面充分考虑和强调了家庭保障的基础性作用；美国对低收入者和老人进行医疗救助等。这些经验说明，我国农村医疗保障制度的建设，特别是当前正在实施的新型农村合作医疗制度，其制度设计和完善不仅要适合我国农村的实际情况与中国国情，而且还必须有一套完善的以预防保健为中心的农村公共卫生体系、以基本医疗服务为中心的农村医疗救治体系、政府有效监控下的医药流通体系等相配套的和谐机制来保证其运行。

（四）发挥政府的主导作用

医疗保障制度是一种公共产品，具有明显的社会管理功能和福利性质。在医疗保障制度的政策导向上，一般是以国家为主导的，世界各国的医疗保障发展轨迹也充分证明了政府在医疗保障制度的建立和实施过程中具有不可推卸的主导性责任。无论是德国、日本等发达国家，还是印度、巴西、泰国等发展中国家，其共同的特点就是政府对农村医疗保障事业的干预，不仅提供制度安排，给予适当的财政补贴，而且基本上以强制性的社会医疗保险或全民医疗保险来提高覆盖率，普惠农村居民。我国新型农村合作医疗制度是一种基于当前中国国情的初级农村医疗保障制度，在其建立和发展过程中，各级政府还需正确面对许多农民尚被排斥在国家社会医疗福利制度之外的事实，应加快推进制度的完善和普及，使其有效发挥应有的保障作用。

（五）以公平为主与兼顾效率

毫无疑问，在选择医疗保障模式以及改革和完善医疗保障制度时，必须进行公平和效率的权衡。在改革目标的权衡过程中，通常有几个方面供参考：引入具有社会效率高的医疗服务体系；在人的一生中分布风险；在不同人口中分布风险；根据收入和健康状况的需求分配资源。其中，前两个目标注重效率，而后两个目标则注重公平①。也有学者从实证的角度对四种模式的绩效进行了比较研究，结果表明，绩效由高到低的排序分别是德国、英国、美国和新加坡（见本章第一节）。

医疗保障作为社会保障制度，世界上大多数国家都将公平性放在重要的位置，当公平与效率出现矛盾时，便体现公平优先；但采纳经济自由主义主张的国家如美国、新加坡等则强调效率优先。在体现公平性的政策和程序中，为低收入者提供基本医疗保障是非常重要的一方面。低收入者是最需要医疗保障的群体，泰国通过“低收入支持项目”给低收入人群提供免费医疗服务；美国虽然没有实现全民医疗保障，但政府出于应对公平与公正的维护和支持，在消除贫穷和疾病方面也作出了努力，给老人、穷人等弱势群体提供了必要的医疗救助。因此，不管是发达国家，还是发展中国家，都应关注低收入者，确保医疗保障的公平性。从这个角度而言，我国新型农村合作医疗制度的建设具有极其重要的意义，对增进整个社会的经济福利具有举足轻重的作用。

（六）探索具有本国特色的医疗保障制度

从世界上各国的农村医疗保障制度可见，只有当社会经济发展到了一定阶

---

① Cam Donanldson and Karen Gerard. Economics of Health Care Financing: The Visible Hand. The Macmillan Press Ltd.,1993.

段才会产生面向农民的医疗保障制度，农民往往是最后的覆盖者。发达国家和发展中国家的医疗保障制度，特别是农村医疗保障制度及其变迁过程，为我国农村医疗保障制度的建设提供了有益的经验和教训。但是，“现在世界上没有一个国家的医疗保险体制是完美和可以直接作为榜样效仿的”①，“真正的议题是选择一种最少效率损失并且最公平的组织形式”②。因此，本国社会经济发展的实际情况是发展中国家建立社会保障制度的理论前提，而不仅仅是照搬其他国家的实践经验。如果将发达国家昂贵的社会保险和收入保障制度视为世界上所有国家普遍使用的模式，那将是一个错误的前提③。只有真正立足于本国国情，与本国的政治、历史、福利文化、风俗习惯，以及国家经济发展水平和经济发展战略相适应的模式和路径才是正确的选择。因此，新型农村合作医疗制度的建设不仅仅是要借鉴国外的理论和实践，为了使移植进来的制度更好地成长，更重要的则是要进行制度创新，让它适应于我国相对集权的政治架构，适应于我国还不太发达的二元经济结构，适应于正在改革的所有制结构，适应于我国带有浓厚家长制国家福利色彩的传统文化。

---

① [美]保罗·J·费尔德斯坦:《卫生保健经济学》，经济科学出版社 1998 年版。

② [英]尼古拉斯·巴尔:《福利国家经济学》，郑秉文译，中国劳动社会保障出版社 2003 年版，第 335 页。

③ [美]阿马蒂亚·森:《以自由看待发展》，任颐译，中国人民大学出版社 2002 年版。

第六章　新型农村合作医疗制度的路径选择

第一节　制度目标:分享、发展与幸福

作为一项制度,其最重要的内在要素就是制度目标。制度目标决定了制度的性质,决定了制度发展的方向,也直接影响着它与其他制度要素之间的契合。世界上大多数医疗保障制度都有共同的目标,包括:为人民取得和维持良好的健康水平;对患病风险提供财务保护;在一定的资源约束下使消费者满意[①]。这些多重目标之间相互联系并有可能冲突,因此,必须经常在健康水平、财务保护和公众满意之间进行权衡与选择。

但制度本身并不是目的,制度只是达到目的的手段。本书研究的最高目标并不仅仅是建立一套完善的农村合作医疗制度体系,而是要通过制度来缩小城乡差别,让亿万农民能分享中国改革开放的成果与好处,让农村居民和城市居民平等地享受生存权利、政治权利等。健康是人们自由、幸福与发展的基本前提条件,在健康方面,不存在零和博弈。和谐社会应是分享的社会,发展不仅仅只是人均 GDP 的提升,或个人收入提高、或工业化、或技术进步、或社会现代化等狭隘的发展观,只有人的发展、人的福利的发展才是根本目标,这种发展还是制度的昌明和社会的文明的标志。

健康是维持人们自由和幸福的基本前提条件,它不仅仅是人力资本的投

---

① WHO. World Health Report 2000—Health Systems: Measuring Performance. Geneva: WHO, 2000.

资，而且还是一种精神投资，广义的健康包括心理健康，其主要体现为幸福感的增进。幸福是一个抽象的概念，很难用像 GDP 来衡量产出水平一样的指标进行直接度量。1970 年，不丹国王首次提出了“国民幸福总值”这个概念。30 多年过去，许多著名的经济学家、社会学家对此进行研究，并进行了发展与完善，美国、日本、英国、中国等国家相继建构了类似的国民幸福指数。根据荷兰 Erasmus 大学的 Ruut Veenhoven 教授的调查，中国 2001 年的国民幸福指数为 6.60。

国民幸福指数(GNH)采用的是一种传递和替代的方法，从社会健康、福利、文明和环保的角度来间接度量与定义幸福，它包括生产总值指数、社会健康指数、社会福利指数和生态环境指数，并通过对这些指数进行加权而计算得出(见表 6-1)。其核算公式为：

$$\begin{aligned}\text{GNH}=&\text{生产总值指数}\times a\%+\text{社会健康指数}\times b\%\\&+\text{社会福利指数}\times c\%+\text{社会文明指数}\times d\%\\&+\text{生态环境指数}\times e\%\end{aligned}$$

其中，a，b，c，d，e 分别表示生产总值指数、社会健康指数、社会福利指数、社会文明指数和生态环境指数所占的权数，具体权重则取决于各政府所要实现的经济和社会目标。

社会健康指数又由儿童虐待率、婴儿死亡率、老年人中贫困比例、医疗保险可得性与医疗保障普及程度等方面来衡量①。由此可以看出，医疗保障(医疗保险)对国民以及集体幸福的重要性所在。

表 6-1 GNH 核算体系的指标构成

指标构成	计算方法
社会健康指数	儿童虐待率＝受虐儿童人数/儿童总数(－) 婴儿死亡率＝死亡婴儿/婴儿总数(－) 老年人中贫困比例＝贫困线以下老人数/60 岁以上老人总数(－) 医疗保险可得性＝拥有医疗保险的人数/人口总数(＋) 医疗保障普及程度＝各类健康保险拥有人数/人口总数(＋)
生产总值指数	……
社会福利指数	……
社会文明指数	……
生态环境指数	……

有关研究认为，在收入与健康之间存在着一个梯度曲线的关系，贫困会造

① 蔺丰奇：《新标尺——国民幸福指数》，《中国国情国力》2006 年第 7 期。

成健康不良。在发达国家，收入差距是决定健康的最重要的因素，如果只专注于经济增长而忽略收入差距会对健康有害；在发展中国家，人口的健康状况不仅取决于人均国民收入，更加依赖于收入的分配方式。收入差距会使贫困者减少社会消费，这意味着医疗消费减少，有损于健康状况的改善；收入差距还可能通过社会资本的腐蚀，即政治参与上的不平等，使得社会政策的制定不利于穷人的健康；而且，收入差距还会通过社会攀比这种有害心理来影响贫困者的健康。

希腊却在相对低的人均 GDP 情况下，具有异常好的人口健康状况，其人均国民收入大约只有美国的一半，但大多数健康指标都要好于美国。研究者们对此的解释是社会经济地位的差异使然。希腊有很大的私人经济成分，这样可以使人们避免从属于一个老板，从而工作中的权利关系变得比较温和，并降低了不平等的条件，健康由此得益。社会经济地位和社会关系是与大众健康有关的最重要的一些风险性因素，建立在支配和从属基础上的"紧张的"社会关系不利于健康，而那些建立在平等基础上的"欢乐的"社会经济地位关系则有益于健康。因此，社会经济地位的梯度就是健康的梯度，而且那些社会经济地位层面低下的人，从健康保健系统中获益更少。

在健康方面，研究人员相信没有零和博弈。大量资料也表明，不论是个体还是社区，社会不平等和社会经济地位的差别成为一些可改变因素的基础，致力于解决这些问题对成功地消除差别、促进健康和幸福具有重要意义。公共医疗补助制度是为保护贫穷人口中最弱势的人群而提出的收入再分配的重要形式。20 世纪 60 年代建立的医疗保险系统，使许多国家的老年人和贫困者的健康得到了有效保护。因此，政策制定者应当关心收入差距、社会经济地位和健康差距，通过改善全民的健康程度来提升国民的幸福感。此外，预防疾病也是非常重要的，但是，我们不能仅仅依赖改善医疗服务来预防疾病，我们必须把环境，包括经济、社会、文化和物质条件，视为预防疾病以及促进健康与幸福的一个关键因素。

第二节　制度建设原则

一　政府主导

世界各国医疗保障发展的历史经验证明，政府在医疗保障制度的建立、实施、发展过程中负有不可推卸的主导责任。在政府是否以及如何介入医疗保障计划时，政府的目标和行政能力差异很大，政府致力于其社会目标的程度也很重要。为实现管理的角色，政府要制定政策框架，监督管理医疗保障计划活动和医疗卫生服务，实现信息共享。政府要创造一个能动的环境，对合作组织、非政府组织或其他类型的组织提供法律认可，并扮演催化剂的角色，来激发社区活力。政府还可以通过直接、间接或再保险等方式向医疗保障计划转移资源。政府通过职责、能动的环境和资源转移等对医疗保障制度的整体绩效负责，为医疗保障指明方向并使其有助于国家健康目标的实现(见图 6-1)。政府对医疗保障干预的主要形式有政府补贴、强制计划、公共提供和特许投标制度等。

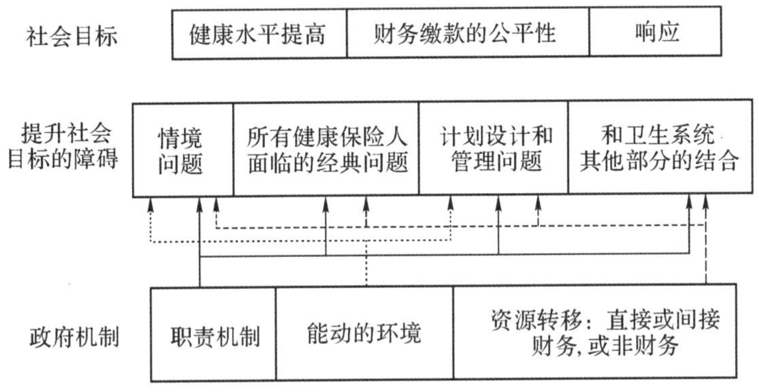

图 6-1 政府机制与健康融资的关系

资料来源：World Health Organization. The World Health Report 2000. Health Systems：Improving Performance. Geneva：WHO，2000.

由于医疗卫生市场存在失灵、失效，或某些社会目标超出市场功能范围之外，存在着市场这只“看不见的手”无法增进公共利益的地方，需要政府介入。从国外成熟的医疗融资实践来看，医疗卫生保障几乎无一例外地是由国家立法、强制实施的政府直接干预领域。

在农村合作医疗市场中，对于参保的农民来说，会产生消费的外部经济；而对于不参保的农民来说，则存在着消费的外部不经济。如果仅仅依靠市场机制的自发调节，资源是得不到最优配置的。因此，政府应该出面，对所有社会成员(农民)供给农村医疗保障制度，使其外部效应内部化，从而优化资源配置，实现公众健康利益的最大化。总之，政府作为公益人，作为由公众建立的外部效应内部化(或者用其他办法减少外部效应造成的社会福利损失)的公共机构[①]，应该提供新型农村合作医疗制度这个公共产品、优效品，通过财政转移支付加大对其的投入力度，调节城乡收入分配的严重不公。

---

① 赵曼：《社会保障制度结构与运行分析》，中国计划出版社 1997 年版。

医疗保障是社会保障制度的重要组成部分。虽然在目前条件下,国家还不能一步到位实现城乡一体化的医疗保障制度,但是,现行的新型农村合作医疗制度是我国政府在农村实施公共卫生职能和提供医疗服务的主要制度安排,政府作为组织者和提供者,理应承担起主要责任。2003 年 3 月 1 日正式开始实施的《中华人民共和国农业法》规定:"国家鼓励、支持农民巩固和发展农村合作医疗和其他医疗保障形式,提高农民健康水平。"按照此表述,政府在这一过程中的作用仅限于"鼓励和支持",而且其形式与力度都无明确规定,完全取决于政府的意愿,责任主体依旧是农民自己。很显然,界定政府在农村合作医疗建构中的职责,明确政府的主导地位是非常有必要的。

在现行财政体制下,政府对新型农村合作医疗的提供责任如何在各级政府之间划分,是一个非常重要的问题。如果界定不好,各级政府之间就会存在博弈问题,同时县市财政负担也会相对较重。关于划分中央与地方财政支出的问题,英国学者 C. F. Bastable[①] 认为,凡属复杂的支出项目,国家范围内的整体利益的支出、行动需要一致的项目都应划归中央财政,而那些一般性的、需要适时进行监管的支出项目,与地方利益有直接关系的支出,需因地制宜安排的支出等则应归地方财政。美国经济学者塞利格曼(Seligman)[②]在强调以效率为标准划分支出的同时,还提出规模较大的支出归中央财政,规模较小的支出归地方财政。

根据社会责任和资源保障能力,中央政府应在推进新型农村合作医疗中承担主要责任,以保障筹资的连续性和稳定性。借鉴国外的经验也是如此,像社会保障、初等教育、基本医疗卫生等支出责任,一般都是集中在有财政保障能力的中央政府和州政府[③]。如美国的医疗救助就是联邦政府和各州两级分担医疗救助费用,联邦政府拨给各州的配套经费以各州的人均收入为基础,计算公式为[④]:

$$P=100-45S^2/N^2 \qquad 50\leqslant P\leqslant 83$$

式中,P 是联邦政府的资助率;N 和 S 分别代表全国和各州的人均收入。如果一个州的人均收入等于全国的平均水平,联邦的配套率就是 55%;对人均收入在全国平均水平以上的州来说,最低的配套率为 50%;对收入较低的州来说,最高的配套率可高达 83%。

因此,在新型农村合作医疗实施适度强制之前,政府的补贴额度一定要足够高,要能使低风险农民参加合作医疗后的效用大于他们不投保时的期望效

① C. F. Bastable. Public Finance, 3rd. New York: Macmillan, 1903, reprinted 1917.
② [美]本·巴鲁克·塞利格曼:《美国企业史》,上海人民出版社 1975 年版。
③ 黄佩华:《中国:国家发展与地方财政》,中信出版社 2003 年版。
④ 转引自张奇林:《.美国医疗保障制度研究》,人民出版社 2005 年版。

用，这样低风险者才不会因感觉补贴了高风险者而不参加医疗保险。

新型农村合作医疗制度的建立是政府主导的结果，政府除了做好公益人的职责外，还必须充当好监管人、调控人、守夜人角色。政府通过运用各种经济手段、法律手段等来引导医疗卫生资源的流动，规范医疗行为，维护农村医疗卫生市场和保险市场的正常秩序，以彻底改变农村医疗保障长期缺失的局面，保障农民的健康权益。

二　强制性与预付制

"自愿性原则"是私人医疗保险区别于社会医疗保险的一个重要特征。虽然有政府引导和财政资助，但中国的农村合作医疗制度既不是私人医疗保险，又没有受到法律保护和强制支持，因而也不是完全意义上的社会医疗保险。新型农村合作医疗面临着两难选择：自愿与强制。

在社会医疗保险中，一般通过立法强制法定范围内所有人购买医疗保险来避免逆向选择，同时通过政府干预和合理的补偿方案的设定来减少道德风险问题。

（一）强制性与逆向选择规避

我国农村医疗保障制度的发展一直坚持群众自愿的原则，出于各级政府财政力量有限等多种因素的考虑，政府在制定农村新型合作医疗制度时，还是强调了农民的"自愿参与"原则。但是，在自愿情况下要保持高参保率，就要付出巨大的成本。同时，自愿参加原则也不能保证有足够的农民参加保险，从而保险经营中的"集约风险、分散风险"的基本原理就难以应用。更重要的是，逆向选择存在的客观性与"人人有保障"的目标产生矛盾。完全的自愿参加原则，势必会将部分经济贫困者排除在制度之外，很难实现新型农村合作医疗全面保障的目标。因此，无论是从政府建立新型农村合作医疗制度的目的来看，从强制性制度变迁的主体要求来看，还是从社会医疗保险制度与商业医疗保险制度的差异来看，新型农村合作医疗在实施方式上的适度强制是必要的。

第一，可以规避逆向选择。要解决合作医疗中存在的逆向选择问题，理论上主要有三种方法：增加偿付比例；采用"柠檬定价"；强制投保。增加偿付比例的前提是要有很大的医疗保障基金或者要求交纳更高的费用，并会导致消费者购买过度的服务，导致过度的卫生支出，从而降低整体社会福利，所以不适合中国目前的合作医疗制度。采用"柠檬定价"是一种市场化的定价方法，要求合作医疗管理者对参加者的信息进行甄别，再根据健康风险程度实行差别费率，交易成本非常高，因此也不适合中国目前的合作医疗制度。

决定参与农民是否从合作医疗中获益的关键是其自身的疾病风险状况。

因此，逆向选择是农民基于自身成本—收益分析作出的合乎理性的选择。那么，要想规避逆向选择，实现新型农村合作医疗制度的普及，强制投保就是可选方法了。有很多研究认为，新型农村合作医疗应由农民“自愿参加”走向“强制参加”，以走出各级政府与农民间的“博弈”困境。

第二，再分配的有效方式。市场经济本身不能实行社会财富的再分配，而通过自发的民间办法也不能够有效地实现再分配，那么由国家出面的、具有社会正义性质的再分配方式就是比较合适的。再分配是社会保障的经济基础，社会保险是一种再分配的有效方式。参加新型农村合作医疗制度的农民主要是为了自身的利益，其个人的原本目的并不是“互助共济”，而通过强制性，不仅可以使风险在人群、代际之间转移，而且可以取得较好的社会财富再分配效果。

第三，保险规模的需要。如果参加新型农村合作医疗的农民很少，那么基金的风险分摊功能几近丧失，只有当参保人达到一定的规模，合作医疗才能实施和可持续发展。但是，因为各个人对未来风险的主观预期不同，不是所有的农民都愿意参加新型农村合作医疗，那么政府可能会采取强制的手段。通过强制手段可以增加参保人数，再通过规模经济降低保费，降低新型农村合作医疗的单位管理成本，再进一步提升农民对新型农村合作医疗的需求，形成良性循环，从而有利于扩大新型农村合作医疗的覆盖率。而且由于更多的人参加新型农村合作医疗，风险集合也会扩大，风险也就可以更加准确地预测，管理者更能够努力改善公共卫生，促进预防保健和健康的生活方式。

第四，强制性的合法性与效果。阿马蒂亚·森对中国的计划生育政策的强制性问题的合法性和效果进行过研究。那么新型农村合作医疗制度如果采用强制性，其合法性又如何呢？

美国卫生经济学家福克斯认为[①]，要实行普遍性的医疗保障，对于低收入者政府要给予补贴，对于有能力支付但是不愿意参加者要加以强制，两者缺一不可。如果没有补贴，强制对于穷人来说，更像是“一个残酷的恶作剧”，“如果既不发补贴又不采取强制手段，没有一个国家能实现普遍保险”。新型合作医疗要想达到全面覆盖的目标，也同样面临着强制和补贴的问题，“补贴”给“强制”以合法性，“强制”给“补贴”以资源。

在新型农村合作医疗制度中，中西部地区接受中央和地方的财政补助，不只是农民之间的互助共济，而是由个人缴费、集体扶持和政府资助相结合的一种筹资机制，并且政府资助占了大头。但是，现阶段的财政补贴主要是弥补合作医疗本身的脆弱性，以增强其可持续发展，并没有为强制农民参加合作医疗

---

① [美]福克斯：《谁将生存？》，上海人民出版社 2000 年版，第 183—184 页。

提供足够的合法性。即便将来逐步将合作医疗这种社区健康融资方式转变为国家福利，也只有在补贴比较到位、充足的情况下，强制才有可能具有更大的合法性，否则强制只能拥有弱的合法性。

当新型农村合作医疗制度的强制性具有充分的合法性，变成人们普遍接受的“成功的意识形态”，就可以降低交易成本，减少执行过程中的费用。相反，如果不具有合法性或仅仅具有弱的合法性，就不具有“成功的意识形态”的功能，交易成本将很高，结果是实施成本高，可持续性差①。

为了更好地实施新型农村合作医疗制度，需要预测实行强制性原则的效果。林毅夫对中国合作化运动的研究认为②，在合作化早期阶段，自愿的原则得到了强调，并且遵守得相当好。后来激进地把自愿的合作化变换成强制的公社化，强制性的公社化将重复博弈改成一次性博弈，农民的退出权利就被强行取消，其激励结构也被改变，“自我实施”的机制不再可能。低效的激励抵消甚至超过了强制结合的“规模效应”，监督就成了生产效率的关键。实际上在农业生产中监督相当难，结果生产队的成员都陷入了“囚徒困境”之中，整体的生产效率就很低。林毅夫对合作化运动的分析同样适合于合作医疗。自愿退出权是一种有效的制约机制，能够激励管理者完善合作医疗方案设计、医疗服务提供者改善服务。如果实行强制，合作医疗管理者和卫生服务提供者的激励机制都会改变。当来自上层的监督普遍失效时，新型农村合作医疗制度就会很容易地偏离它本来设定的目标。因此，强制参加可能防范了农民的“逆向选择”，但是如果监督机制失效，就有可能带来管理人员和卫生服务提供者的“道德风险”③。

（二）预付制与道德风险规避

医疗保险机构往往对需方（被保险人）和供方（医疗机构）两个方面采取不同的控制手段来规避道德风险。对医疗费用的需方控制，主要是利用费用分担机制，如起付线、按比例赔付的共保机制、封顶线等来增加被保险人医疗消费的费用意识和用需求弹性来限制不必要的医疗需求，减少道德风险。对医疗费用的供方控制，则主要是通过对供方行为的监控、签订合理的支付协议等来实现，如美国的管理医疗方法等。由于在后付制中容易诱发道德风险，越来越多国家的社会医疗保险开始采用费用的预付制方式。在医疗保险的设计中，采用付费制度的设计控制需方，可能会增加疾病者的风险，部分违背医疗保障的根本目标，从而决策者往往需要在医疗保险分担风险的根本目标与为了制约道德风险

① 朱俊生：《全民健康保障制度》，《市场与人口分析》2007年第4期。

② 林毅夫：《制度、技术和中国农业的发展》，上海三联书店1994年版。

③ 邹珺：《强制与自愿，农村合作医疗制度实施中的抉择之一》，社会政策网，2006-09-14。

的努力之间进行权衡。

目前我国新型农村合作医疗购买服务的方式是按服务项目付费的后付制，对医疗服务供方不具有约束力，容易引发“道德风险”。现行的新型农村合作医疗既具有社会医疗保险的特征，如公益性、非盈利性等，又具有商业医疗保险的自愿性、自我收支平衡等特点。各地合作医疗的补偿方案中也普遍设有起付线以及较高的共同支付比例。尽管需求方分担一定的费用可以缓解道德风险，但是却将风险强加给了想避免风险的消费者，尤其是对于低收入农民，很难达到分散风险的目的。共付比例高，病人使用的医疗服务就少，可以有效地防止道德风险，但是，过高的共付比例可能会导致过低地使用医疗服务，风险扩散的损失也越大，低保险的人或未保险的人比例也上升，从而导致无效率(见图6-2)。而且，需求方费用共担会使穷人比富人为医疗卫生服务支付其收入的更大比例，是一种累退性的融资，不利于风险转移与公平。因此，在设定新型农村合作医疗的共付比例时，要求在防止过度使用医疗服务与防止风险扩散之间进行权衡。加之新型农村合作医疗的需方的盲目性、被动性以及需求缺乏弹性，控制需方费用的效果有限。新型农村合作医疗的费用控制主要应该是对供方的控制，应改变传统的按服务量付费的支付方式，切断医疗机构的利益驱动机制，减少供给诱导需求。在引入预期支付方法，如按人头付费、按病种付费，或者多种付费方式并存的同时，使不同的医疗机构相互竞争。这样既有利于医疗机构自觉控制成本，又可以削弱其作为供给方的过于强势地位。

控制诱导需求的一种方法是确定并使用基本用药目录；另一种方法是采用

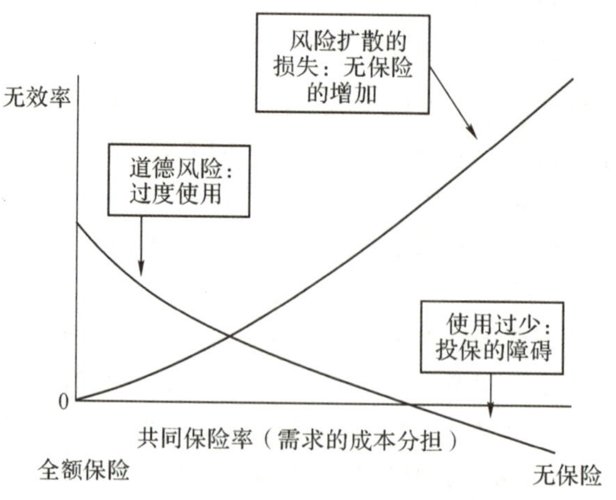

图 6-2　确定消费者共同保险率的得失权衡

资料来源：雅诺什·科尔奈、翁笙和，《转轨中的福利、选择和一致性——东欧国家卫生部门改革》，中信出版社 2003 年版，第 65 页。

适当的费用支付方式,费用支付方式对供方诱导需求行为会产生很强的调节作用[①]。在按服务收费的付款方式下,供应方不负担医疗的成本,面对的是软预算约束,因而没有经济激励来控制成本或限制提供服务的数量。对此,可以引进供应方费用共担机制,如预付制等来加强对供应方的预算控制。

预付制是指在医疗机构提供医疗服务之前,保险机构就按照合同向医疗机构提前支付医疗费用。与后付制相比较,预付制既不受诊疗机构的限制,也对不同类别的疾病的医疗费用进行了区分,不过这种方式需要对不同级别的医疗机构的不同类别疾病的医疗费用进行核算。预付制可以从经济上促使医疗机构自动控制医疗费用,减少诱导消费,能比后付制更有效地控制道德风险。医疗费用的预付方式主要有:按人头预付、总额预付、按病种预付等,不同的支付方式对医疗服务供应方的费用控制、服务质量以及支付方式本身的管理都会产生不同的影响(见表 6-2 和表 6-3)。因此,新型农村合作医疗也应由后付制逐渐过渡到混合制或预付制,逐渐缩小按项目付费的范围,有效遏制供方的道德风险,控制医疗费用。

表 6-2 不同付费方式存在的主要问题

项 目	主要问题
按服务付费	医院没有风险,但也没有节制成本的激励。"供方诱导需求"
按病种付费	要求对分病种的费用数据有较多积累。要求保险方有较高的监管水平
按人头付费	保险方费用管理简单。可向不同医院购买服务。有利于医院加强预防性服务,提高资源利用效率。医院可能减少服务或降低服务质量,但可通过投保人选择医院,以及加强监管和医院之间的竞争来制约
总额预付	医院风险最大,医院可能减少服务或降低服务质量。当总额控制与医院服务投保人数直接挂钩时,"总额控制"等同于"按人头付费"

资料来源:左学金等,《上海医保支付模式研究报告》,2002 年。

表 6-3 不同支付方式比较

支付方式	费用控制	服务质量	管 理
按服务付费	很差	很好	非常难管理
按人头付费	非常好	良	非常容易管理
按病种付费	好	良	难管理
总额预付制	非常好	良	容易管理
工资制	良	差	容易管理
相对价值标准制	好	好	容易管理

资料来源:仇雨临、孙树菡主编,《医疗保险》,中国人民大学出版社 2001 年版,第 201 页。

① World Health Organization. The World Health Report 2000: Health System: Improving Performance. Geneva: WHO, 2000.

但是，供应方费用共担的比例越高，承担的风险就越大，在决定提供的服务时面临的预算约束就越硬。它既会产生提高效率的有益的激励，同时也将产生吝啬风险选择的有害激励的恶果，可能使高风险病人难以获得治疗[①]。在新型农村合作医疗中，消费者的选择权利还会被严格地限制。

因此，确定预付制等供应方费用共担的方式是一项非常重要的政策选择，因为并不存在一个"理想"的支付制度，任何制度都需要在冲突的目标之间寻求平衡(如图 6-3)。

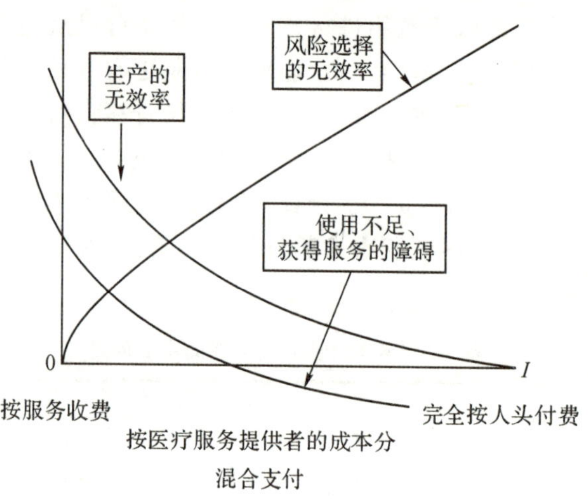

图 6-3 确定供应方成本分担比率的得失权衡

资料来源：雅诺什·科尔奈、翁笙和，《转轨中的福利、选择和一致性——东欧国家卫生部门改革》，中信出版社 2003 年版，第 71 页。

三 公平优先与兼顾效率

(一)公平与效率

公平与效率问题一直是社会经济发展的永恒主题。理论界关于公平与效率的关系基本上有三种不同的观点[②]：公平优先论、效率优先论、公平与效率兼顾(或并重)论。公平优先论者主张"平等优先"，认为收入分配不公平会导致权利和机会的不平等，主张通过政府干预经济生活来矫正市场自发调节所产生的收入和财富分配不平等，如福利经济学就强调把"收入均等化"放在首位，强调

① Joseph P. Newhouse. Reimbursing Health Plans and Health Providers: Efficiency in Production versus Selection. Journal of Economic Literature, American Economic Association, 1996, 34 (3): 1236-1263.

② 邓大松：《中国社会保障若干重大问题研究》，海天出版社 2000 年版。

分配，追求平等。经济自由主义者强调效率优先，认为市场竞争应当放在首位，国家的作用在于保证私有财产的合法性和排他性，保证市场自由竞争，以促进经济效率的提高，使生产资源的使用达到最有效的状态——“帕累托最优”状态，这样才能达到最大社会福利。公平与效率兼顾论者强调效率和公平的兼顾，试图寻找一条既能保持市场机制优点，又能消除收入差距扩大的途径。奥肯在公平与效率的关系上主张公平与效率交替论，经济学家科尔内则认为公平与效率是两个截然对立的价值体系。

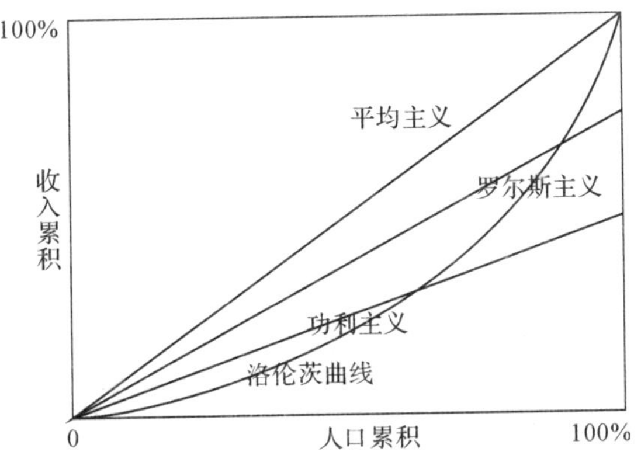

图 6-4　不同公平观示意

资料来源：李华，《中国农村合作医疗制度研究》，经济科学出版社 2007 年版，第 130 页。

马克思主义认为，公平是一个历史范畴，具有相对性与阶级性，并强调劳动权利的公平性，只有社会生产的高效率才可能在未来社会实现效率与公平的和谐统一。马克思主义认为，效率与公平是对立统一的，市场经济条件下的竞争能实现效率，却不利于推进公平，没有公平，效率则难以持久；但过分强调收入均等，则又会挫伤生产的积极性。“一切对立的成分都是这样，因一定的条件，一面互相对立，一面又互相连接、互相贯通、互相渗透、互相依赖。”[①]在社会主义社会，在中国，提高经济效率和实现社会公平是一致的，因为社会主义的本质要求就是“解放生产力，发展生产力，消灭剥削，消除两极分化，最终达到共同富裕”[②]。国内学者刘国光通过分析中国社会发展过程中公平与效率的选择，也指出要历史、全面地看待公平与效率的问题，市场经济条件下原先是“效率优先、兼顾公平”，现阶段则应进一步重视社会公平，逐步向“公平与效率并重”或“公平与效率优化组合”过渡。由“共同贫穷”走向“共同富裕”是效率和公平交替优先的过程，是一个螺旋式的上升过程，发展是硬道理，公平也是硬道理。

---

① 《马克思恩格斯选集》(第 42 卷)，人民出版社 1979 年版，第 368 页。

② 《邓小平文选》(第 3 卷)，人民出版社 1993 年版，第 373 页。

(二)公平原则

制度是人类社会赖以形成秩序的保障,评价一项制度的优劣,关键要看它能否最大限度地增加社会的总体福利水平,这就对每一项制度的目标定位提出了公正性的要求。社会保障制度是制度的一种,是在福利经济学、保险学、社会学等理论的基础上,在普遍、公平、适度、统一等原则的指导下建立起来的,承担着援助社会成员、调节国民收入分配、维护社会稳定的重任,故其基本且关键的制度目标正是追求社会公平、实现社会公平。由于健康是维持人们自由和幸福的基本前提条件,因此每个人都应该平等地享受维持健康的条件,所以医疗保障往往与社会追求收入平等、社会公平的目标相联系。

1996 年,世界卫生组织(WHO)和瑞典国际发展合作机构(SIDA)发表倡议书《健康与卫生服务公平性》,明确指出卫生领域的公平性意味着生存机会的分配应以需求为导向,而不是取决于社会特权或者收入差异。卫生保健和健康公平性就是要求努力降低社会各类人群之间在健康和卫生服务利用上的不公正和不应有的社会差距,力求使每个社会成员均能够达到基本生存标准[①]。

医疗保障的公平性包括医疗保障(医疗费用负担)和医疗供给(服务提供)两方面(见表 6-4)。如果没有农村医疗保障的公平,起点公平或机会均等就无从谈起,分配过程的公平也会缺失,覆盖城乡之间的医疗保障结果也难以做到。农村医疗保障的公平意味着具有相同医疗服务需求的全体农村社会成员都应该获得相同的医疗卫生服务。在我国农村效率不高、公平性差的现状下,农村医疗保障制度应该"公平优先",按照农民的医疗卫生需求来配置资源。

表 6-4　　医疗保障公平分类

<table>
<tr><th>对象</th><th colspan="3">公平的切入</th><th>平等标准</th></tr>
<tr><td rowspan="2">医疗保障</td><td colspan="3">垂直公平</td><td>有支付能力的人多支付医疗服务费用</td></tr>
<tr><td colspan="3">水平公平</td><td>支付能力相同的人根据性别、婚否、职业、居住环境的情况支付相同的医疗费用</td></tr>
<tr><td rowspan="4">医疗供给</td><td rowspan="3">结果平等</td><td colspan="2">健康平等</td><td>人人享有同样标准的健康</td></tr>
<tr><td rowspan="2">利用平等</td><td>垂直平等</td><td>健康状况差的人利用数量更多的医疗服务</td></tr>
<tr><td>水平平等</td><td>健康状况相同的人利用相同数量的医疗服务</td></tr>
<tr><td>机会平等或接触平等</td><td colspan="3">同等医疗需要的人具有相同的医疗机会(金钱、时间和心理成本)</td></tr>
</table>

资料来源:储振华编译,《效率与公平性的评价方法和思考》,《卫生经济研究》2002 年第 4 期。

---

① World Health Organization. Equity in Health and Health Care. A WHO/SIDA Initiative. Geneva: WHO,1996.

党的十六大报告明确指出“初次分配注重效率，再分配注重公平”。1997年1月《中共中央、国务院关于卫生改革与发展的决定》也明确指出，卫生事业是政府实行一定福利政策的社会公益事业；人人享有卫生保健、全民族健康素质的不断提高，是社会主义现代化建设的重要目标；各医疗卫生部门在充分考虑社会效益的前提下，考虑经济效益。新型农村合作医疗制度作为一种重要的具有再分配功能的社会保障制度，其开展与实施必须注重公平，兼顾效率。在公平与效率辩证统一关系前提下，在制度外部要注重地区、城乡之间卫生资源配置的公平性，在制度内部要注重资金筹集、服务享用等方面的公平性。

新型农村合作医疗制度属于医疗保障制度，是中国社会保障体系的重要组成部分，毫无疑问公平性原则也是新型农村合作医疗制度的首要目标。具有相同医疗卫生服务需求的社会成员应该获得相同的医疗卫生服务，也就是说，全体农民无论其社会地位、收入水平如何，都应该以最基本的医疗卫生需求为导向获得医疗卫生服务。就现行的新型农村合作医疗而言，无论是资金筹集、资源配置，还是服务享用等方面，都应体现其公平性。但是，新型农村合作医疗制度所牵涉的利益主体众多，与其他制度相比较，要达到公平性目标，实际操作将面临许多困难。

（三）效率与竞争原则

强调竞争性的原则是指不应该存在国家所有和控制的垄断，允许在不同所有制形式与协调机制之间存在竞争。竞争有利于个人自主权，竞争有利于效率。

雅诺什·科尔奈和翁笙和在论述福利部门改革时，认为伦理道德假定的第一原则就是要推进的变革必须增加个人在福利事务中的决策范围，减少政府的决策范围，即个人权利或个人自主权。强调政府在医疗保障制度中的主导作用等，但这并不意味着赋予政府、政治程序和官僚体制非常广泛的资源控制权，还必须注意区分政府与市场的边界。政府没有理由要求公民只接受单一付款人制度，应该尽可能地让个人有自由选择的权利，如果他们不喜欢由国有机构提供服务，也应该能够从非政府部门获得医疗保障服务。此外，经典的著述也提出了一个简单的规则，即要分散投资。因此，必须有竞争以便公民选择，即有一个可供公民选择的不同所有制和多种协调机制的“菜单”。

哪里没有竞争，哪里就没有足够的激励来刺激节俭和效率。研究者们通过历史性的比较制度分析得到的结论是，以私有和竞争为基础的分散化投资占支配地位的制度，比集中化和计划经济的制度更有效率。但从公共产品的提供与生产的区分可以看出，政府提供保障最重要的体现是在于融资，而并不是直接组织生产，即政府应主导、提供医疗保障，但这并不意味着政府要生产这些产品和服务，完全可以大力发展非政府、非营利性机构等来参与竞争，分散风险，提高效率。但是，允许公共和商业保险组织进行竞争可能导致商业性保险组织通过“撇脂”行为将高风险者留给公共保险组织，可能会带来市场失灵，这就需要政府对市场进行监管。

目前，我国新型农村合作医疗制度实行的是垄断性的公共保险组织，按照制度的惯性，即路径依赖性，改革的起始点可以是在原有的基础上继续经营，让社会性保险组织、商业性保险组织等提供各种补充医疗保险，以增加医疗保障的程度和选择范围。当市场机制逐步完善，政府监管逐步成熟之后，在全民覆盖的前提下，可以选择向居民自由选择医疗保险组织形式过渡[①]。

第三节　政策取向

一　改善外部制度环境

一个理想的制度设计或计划与现实的制度环境之间如果缺乏必要的耦合，就会出现“意外情况”，“只有相互一致和相互支持的制度安排才是富有生命力和可维系的，否则精心设计的制度很可能是高度不稳定的”[②]。新型农村合作医疗是在其所处的制度环境框架内运行的，其性质、范围、进程和绩效都不可避免地受到基础性制度、相关社会经济制度的影响。适宜的制度环境也是历史上农村合作医疗获得快速发展的主要原因，也正是因为它没有随着整体社会经济制度的变迁进行改革，最终导致了解体并难以重建的局面。因此，制度环境的改善与配合是新型农村合作医疗制度成功与否的关键因素，医疗保障制度和医疗卫生体制、医药生产经营体制及其他制度之间有一个耦合的问题，其功效的发挥需要完善的外部制度环境作为保障。成功的新型农村合作医疗制度离不开医疗卫生体制的成功改革，离不开医药经营管理体制的成功改革，而新型农村合作医疗等具体制度的改革又会反作用于其他制度的集合体，即制度环境，两者的良性互动是制度变迁的动力机制。

新型农村合作医疗制度是一项复杂的社会系统工程，与多方因素有关，其

---

① [匈]雅诺什·科尔奈、翁笙和：《转轨中的福利、选择和一致性》，中信出版社 2003 年版。

② [日]青木昌彦、奥野正宽：《经济体制的比较制度分析》，魏加宁等译，中国发展出版社 1999 年版，第 19 页。

成功实施需要一定的制度环境配合。“三医”联动改革等制度环境的改善和优化是新型农村合作医疗试行成功和可持续发展的保障①。

第一，医疗卫生体制的改革。为降低管理与运行成本，提高资源的利用效率和收益，将公共卫生、公立医疗卫生、计划生育等多项资源统归卫生部门进行行业化管理，使之权责明晰；根据国家经济发展水平、财政支付能力以及疾病对国民健康的损害顺序，将医疗卫生细分为基本医疗、准基本医疗、重大疾病医疗和特需医疗等，对不同的类别采取不同的保障方式（见本章第二节所述）；中央政府投资举办社康服务中心、乡镇卫生室、村卫生室，并免费承担基本医疗服务；政府投资举办医院实行适度的“管办分离”，通过医药分开、医检分开等来切断利益关联；改革医疗机构的所有制，引导民营资本的进入，适度发挥市场机制的作用。

第二，医疗保险体制的改革。医疗保险体制改革的目标是全民覆盖，保障水平不断提高；组建两家以上的国有非营利性的基本医疗保险公司，形成保险机构、医疗机构、参保人的三方制衡关系；改革医疗保险基金的筹资方式，实行全民医保的政府补贴，实行协议征收、农业补贴转移支付等方式来改进新农合的筹资方式；改革供方支付方式，由后付制向预付制过渡（见本章第二节所述）；以政府出资为主，吸纳社会资本，实施医疗救助；积极推动、引导商业保险的发展来满足特需医疗保障。

第三，医药生产经营体制的改革。与基本医疗卫生制度和基本医疗保险制度的改革相适应，医药生产经营体制要采取新的产、供、销体制和管理方法；将药品划分为基本药品、准基本药品和一般药品，国家控制最基本药品的生产、采购、配送，由基层医疗卫生机构免费向所有国民提供，省级政府对准基本药品进行集中招标采购，确保质优价廉的药品供应，一般性药品在政府的监督下，则应充分体现市场机制的作用；取消医院“药品加成”政策，逐步推行医药分业；严格新药审批等。

第四，“三农”问题受到重视。“三农”问题应实质性地成为国家工作的重中之重，要切实体现工业反哺农业、城乡统筹发展、均衡发展和“以人为本”的战略。

第五，政府信用体系的构建。政府公信力的建设是社会信任机制创设的关键，增加农民对政府和制度的信心，其实质是降低或减少防范成本。目前，政府在新型农村合作医疗中起主导作用，是筹资主体和管理主体，农民对政府的信任是其参加意愿的重要因素之一。在尚未采取强制性参合原则之前，建立各级

---

① 邓大松等:《诊治医保“中国病”》,《社会科学报》2008 年 1 月 3 日。

政府特别是基层政府的信用体系，是培育农民成功的意识形态，提高农民参合意愿，扩大覆盖率的关键环节。

新型农村合作医疗制度是农村医疗卫生体制中的重要部分，作为一项制度安排，其效应也是有限的，不能设想试图通过这一制度安排解决所有的农村医疗卫生问题。农村医疗卫生问题的解决，还必须通过医疗救助等多项工作的推进和相应的制度建设才能奏效，归根到底还需要依靠农村经济的发展，农民收入的提高，因为在贫穷状态下是无法全面彻底解决农村居民医疗卫生需求的。

二　经济适度与基本医疗保障

医疗保障水平是指一个国家为其国民所提供的医疗保障程度，通常用保障范围和卫生医疗费用占国内生产总值的比重来衡量。医疗保障水平是否适度，对医疗保障制度改革和国民经济健康发展将产生重大影响。如何设计合适的医疗融资体系来保证合适的医疗保障水平，是发展中国家所面临的一个十分棘手的问题。历史经验证明，通过一般税收或社会医疗保险融资被认为是向所有人提供医疗财务保障的有力方法。因此，许多中低收入国家多年来也一直试图通过一般税收、社会医疗保险等进行融资，但由于经济资源匮乏、公共支出有限、组织管理能力薄弱、大量农村人口和非正规就业人群的存在使正规融资方法受到限制等多方面原因，这些国家很少取得成功[①]。

根据国家的财政承受能力和疾病对国民健康的损害顺序，可将医疗卫生细分为基本医疗、准基本医疗、重大疾病医疗以及特需医疗等，根据不同类别的性质应采取不同的医疗保障方式。相关研究表明，“获得初级以及某些二级医疗服务通常是各种非正规就业部门医疗保障计划的首要任务，其次才是获得住院治疗服务……把首要精力放在初级服务上的好处是良好的初级医疗保健服务有助于降低对住院服务的需求”[②]。在不同的经济状况下，基本医疗的水准是不同的，随着社会的发展与国家财政支付能力的增强，基本医疗的范围会相应拓展，从而准基本医疗的范围也随之调整。

基本医疗保障有着重要的社会目标，是以保障人们平等的健康权利为目的的。公共卫生、预防免疫以及治疗传染性疾病服务等具有典型的公共品性质。一些常见病、多发病的治疗从全社会的角度来看，社会收益远远大于私人收益，具有准公共物品特征。因此，国家应根据实际社会经济情况与财政

---

① Alexander S. Preker and G. Carrin. Health Financing for Poor People：Resource Mobilization and Risk Sharing. The World Bank，2004：XXI.

② ［美］艾维瓦·罗恩等：《医疗保障政策创新》，中国劳动社会保障出版社 2004 年版，第 51 页。

支付能力来确定基本医疗的口径，并免费向所有国民提供，其中包括基本医疗服务、基本药物和基本检查检验，使这项制度成为针对全民的、普惠的保障体制。

面向全民的基本医疗保障可以全面打破户籍界限，采取开放的服务方式，并可逐步消除城乡之间、区域之间服务能力和技术水平上的差异，为所有国民提供充分可及、基本无差别的医疗卫生服务，既保证了公平性，而且可以推进医疗保障的城乡统筹步伐。此外，还可以规避现行的用医疗救助制度来"兜底"的诸多弊端，如管理困难、"贫困陷阱"、制度外人员对制度内资源侵蚀等难题。但是，面向全民的基本医疗保障只能是较低水平的保障，以提供公共卫生服务、常见病和多发病的诊疗为主。在优先确保全体国民的基本健康需求上，政府则要尽可能地保证更多人在健康上的更高需求，即提供属于准公共物品的一般疾病和住院治疗等准基本医疗。

鉴于中国目前的经济发展水平和财政支付能力，政府还不可能承担全部国民的准基本医疗保障责任。即便是随着经济发展水平的提高和医疗技术的进步，基本医疗范围可能会逐步扩大，但准基本医疗需求仍将存在。很显然，正在全面推进的新型农村合作医疗制度作为已有的特定制度，在健全与完善之后，是可以承担相当部分人的准基本医疗保障的。因为在改革的选择方面，不考虑现实的制度是完全不可取的，合理的选择必须充分利用现有制度基础，以完善而不是重构方式进行体制建设[①]。

新型农村合作医疗是政府主导下的制度建设，筹资由多方利益主体承担。当覆盖全民的基本医疗保障解决了农民的预防免疫、常见小病等诊疗问题之后，新型农村合作医疗的保障重点自然就集中在准基本医疗方面。当强制性医疗保险未能合法实施之前，为了尽可能避免农民的逆向选择，可考虑准基本医疗主要是对一些发病率较高、对农民家庭生活影响较大却又能在就近的二、三级医疗机构诊治的疾病实施保障，如对住院分娩等实施保障，从而在有限的筹资水平基础上提高补偿率，提高农民参保的积极性。对于农村五保户等"特殊人群"的准基本医疗，则应该由政府和社会基金进行承揽。当然，对癌症、器官移植等重大疾病，对享受豪华条件以及高端治疗等特需医疗服务，则应排除在准基本医疗保障之外，排除在新型农村合作医疗制度之外，可以通过商业医疗保险和高收入人群直接购买服务来满足（见图 6-5）[②]。

---

① 葛延风、贡森等：《中国医改》，中国发展出版社 2007 年版，第 257—258 页。

② 邓大松等：《诊治医保"中国病"》，《社会科学报》2008 年 1 月 3 日。

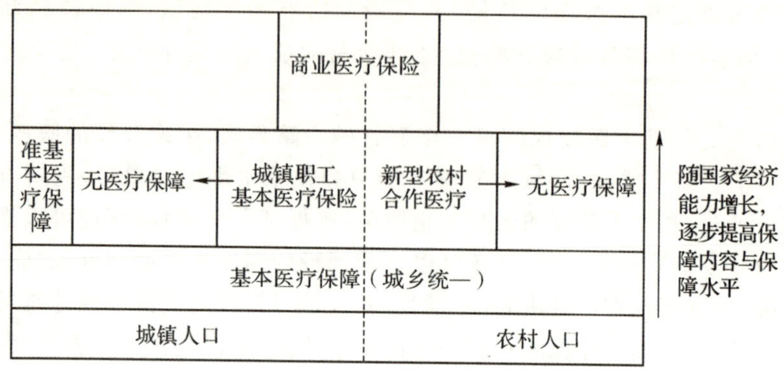

图 6-5　医疗保障示意

三　正式制度安排与非正式制度安排

目前，农村大量存在的、在很多地区起主要作用的是非正式医疗保障制度。

海闻等调查发现，86.9%的中国农村医疗风险的应付网络主要是依靠血缘关系[①]。事实上，在农村普遍不具备正式的医疗保障制度安排（合作医疗和商业医疗保险）时，主要还是依靠非正式医疗保障资源来应对疾病风险。

在农村，应对疾病风险的最普遍的非正式安排主要有家庭内部风险分担机制和家庭之间风险分担机制两类。农村家庭往往将更多财富留在手中，这种储蓄方式可以帮助家庭抵御疾病"冲击"带来的经济后果，但是当疾病或其他因素对收入导致冲击时，农村家庭往往无法完全"平滑"他们的各项消费。此时，他们会借助家庭之间的风险分担机制，通过有血缘、亲缘关系的家庭之间形成的更大的风险分担团体，互相帮助，以由亲戚和好友组成的旨在应对收入风险和平滑消费的风险集体就应运而生了。这不仅简单可行，而且不易发生由于信息不对称引起的道德风险。

土地保障是农村家庭保障的核心，土地的疾病风险保障能力很大程度上决定了家庭内部风险分担机制作用的大小，并进而决定了家庭之间风险分担机制作用的大小。但是，随着市场经济对农村影响程度的加深，土地医疗保障能力的有效性较以前已大大降低，并出现了明显的分化趋势[②]。特别是对中西部地区的农户来说，以土地收益这种高度不确定性的收入来应付同样不确定的疾病风险，保障的程度和可靠性都是有限的。

---

① 北京大学中国经济研究中心：《农户的医疗保障制度与健康风险管理》、《健康风险对中国农村地区家庭收入与消费的影响研究》课题简报之三，2003 年第 13 期。

② 樊桦：《土地医疗保障能力及其对农户参加合作医疗意愿的影响》，《中国人口科学》2002 年第 1 期。

非正式疾病风险防范机制具有举足轻重的作用，这种机制在发展中国家普遍存在，在中国更是如此。因为中国几千年的历史文化、社会经济背景决定了关系网在社会中普遍存在，发挥着重要作用；新中国成立以来的高生育率造成了现阶段大家庭的客观存在；农村医疗保障制度的缺位，也给其留下了相当大的发展空间。非正式疾病风险防范机制是人们在长期交往过程中形成的行为规范，其形成需要一个长期的过程，一旦形成就具有很强的稳定性。尤其对于缺乏正式保障的农村居民来说，家庭和人际关系网络是其获得医疗保障的最主要途径，家庭作为非正式疾病风险防范机制的载体扮演着关键的角色。

当然，正式保险的出现会挤出非正式保险，非正式风险分担机制一旦形成也将对正式保险有一定的替代性和排斥作用。

正式医疗保障制度的确立，不仅有一个从非正式安排向正式安排的转变过程，而且这些正式安排的适用性和生命力也取决于对非正式制度的继承和改造以及与非正式制度安排的结合状况。因此，在农村正式医疗保障制度如新型农村合作医疗等尚未普遍覆盖之前，对农村非正式医疗保障制度的重视仍然很有必要。但是，集体保障的解体、土地保障的虚化、家庭保障的不足、非正式保障的变更等多种因素都促成了作为替代品的正式保障——新型农村合作医疗制度的强烈需要。

四　走出路径依赖与全面制度创新

（一）走出路径依赖

一项活动采取不同的行动路径将会有不同的成本收益，最终也会形成不同的均衡状态。一项制度的创新总会面临风险，既可能成功，也有可能失败，即便成功，也可能面临着较高的创新成本。因此，风险厌恶型的改革决策者会选择沿着原有的制度路径进行风险小、成本低的改革。新型农村合作医疗制度从试点到推广，采用的是“摸着石头过河”的渐进式制度变迁，不确定性因素较多，总体目标不断被修正，理论界也存在争议，加之意识形态的刚性阻滞了改革的步伐，使得新型农村合作医疗制度的改革也具有强烈的路径依赖特征。要改变这种状态，就必须：

第一，应走出传统合作医疗的路径依赖。20 世纪 70 年代末的传统农村合作医疗曾达到 90%的高覆盖率，还被世界银行和世界卫生组织称为“发展中国家解决卫生经费的唯一范例”。很自然，当合作医疗制度在其变迁过程中遭遇障碍时，政府会想到曾经的辉煌成就，并沿着既定的模式继续再实施。然而，政府却没有充分并及时意识到传统农村合作医疗赖以生存的制度环境已不复存在，原来“政社合一”的强有力的集体组织已变更，“三位一体”的卫生管理体制已解体,以地域封闭性为特征的强社区稳定性也因大批农民工的流动而备受冲击,集权时代的政治氛围也一去不复返。因此,新型农村合作医疗制度必须面对现实的制度环境,脱离互助共济的框架,使其制度设计与现实环境相耦合。实际上,随着农村经济发展水平的日益提高,国家和政府对“三农”问题与医疗问题的高度重视,政府的有效筹资等都为新型农村合作医疗制度的顺利实施提供了有利条件,国家基本医疗制度等的出台则无疑是新型农村合作医疗可持续发展的助推器。

第二,走出商业医疗保险的路径依赖。新型农村合作医疗定位于自愿参加原则、大病统筹原则以及“以收定支”原则等,主要是通过风险分散机制来解决大病医疗费用的补偿,与商业医疗保险有异曲同工之处。但是,商业医疗保险公司通过费率精算,对程度不同的风险收取高低不同的保险费,有效避免了逆向选择和道德风险行为的发生;而新型农村合作医疗实行统一费率,低风险者的逆向选择不仅使合作医疗中的大病风险难以有效分散,而且使基金规模缩小、保障水平降低,将合作医疗的经营风险转嫁给了投保农民。因此,新型农村合作医疗制度的建设必须有别于商业医疗保险,政府要承担主导责任,不仅要投入稳定的筹资基金,还要逐步走向强制性来抑制逆向选择,并对其运作、管理机制等进行有效的监督,使新型农村合作医疗制度走向未来的社会医疗保险制度。

(二)推动制度创新

第一,将医疗保障权的基本价值理念植入到新供给的制度设计中。病有所医,不论是在联合国的宪章中,还是在我国的宪法里,都被确立为公民的一项基本权利。这项基本权利的基本特征就包含了全民性与公正性,这种对基本权利的一视同仁,是法律公平性的诉求,也是社会正义性的体现。社会经济发展导致城乡的差异性以及各地区的不平衡性只能成为医疗保障水平差异的因素,而绝不能成为全体国民获得基本健康权、基本人权也有差异或者是不公平的根据。因此,建立新型农村合作医疗保障制度,给所有农民以国民待遇,应该成为政府制度供给的立足点和出发点①。

第二,以法制规范新型农村合作医疗。社会保障法制的建立和完善,是社会保障职能正常实现和发挥的关键所在。新型农村合作医疗制度涉及国家的各项经济政策,其资金来源于国家、集体和劳动者三方利益主体,法律关系复杂,因而其制度的设计和建设应该由国家以立法的形式来确定,以确保农村医疗保障的权威性、确定性和强制性,从而减少个人决策者的主观随意性和行政

① 肖金萍:《农村社会养老保险制度变迁路径依赖及创新》,《人口与经济》2004年第3期。

命令的空间。体现农民声音的法律的严肃性可以降低农民对国家新型农村合作医疗政策是否会发生重大变更的不确定性的担忧，对政府和农民都会具有硬性约束力，也有利于形成各级政府对新型农村合作医疗制度的长效资助机制。

第三，诱致性变迁与强制性变迁相结合的制度变迁模式。最初的传统农村合作医疗制度是由农民创建的，这种自下而上的诱致性制度变迁反映了农民的根本愿望，它存在自我纠错机制，可以克服政府有限理性、自身效用、政治势力干预所带来的制度变迁的某些局限。这种变迁是农村合作医疗自身发展产生的从制度创新到制度均衡，并有着自然均衡的发展轨迹。在其后的制度变迁中，每次都是自上而下的政府强制性行为，这种强制性制度变迁可降低制度变迁的时滞及摩擦成本，弥补诱致性制度变迁的不足，使制度供给尽量达到最佳均衡状态。但是，在这种变迁方式中，合作医疗随着政府政治意愿的起伏容易步入高潮和低谷。因此，在新型农村合作医疗还未走向强制性的社会医疗保障制度之前，其制度的设计和完善就必须充分重视农民的主动性和创造性，适应农民群众的心理愿望和实际需求，赢得农民对制度的赞成和拥护，使自愿参加的原则能尽量发挥其功效，来避免政府动员效果的时效性。与此同时，要坚持政府自上而下的领导、组织和协调，使政府发动的强制性制度变迁与有限的来自农民的诱致性制度变迁能有机结合，从而走出转轨时期农村合作医疗屡扶屡倒、屡倒屡扶的怪圈，使新型农村合作医疗制度走向均衡。

第四，逐步走向社会医疗保障。所谓的“互助”包含两方面意思：一方面因为只是互助，所以也只能是自愿的，农民有是否参加的选择权；另一方面，农民之间的互助意味着农民就是主体，那么政府有是否介入的选择权。在互助共济的前提下，对合作医疗的参与是完全自愿的，农民没有非履行不可的责任，政府也没有非投入不可的义务。因此，互助共济制度与以社会统筹为基本特征的医疗保障制度之间存在着极大的差异，互助共济制度的实施主体是农民，政府只是给予适当支持，而医疗保障制度的实施主体是政府，政府要承担这种公共物品的供给。互助共济制度在我国农村具有一定的社会基础，在20世纪五六十年代的社会经济背景下，当时确实对农民的医疗保障发挥了很大作用，并在某种程度上拥有着社会医疗保障的功能。但是，随着社会的转型与经济的发展，农民之间的互助共济在社会医疗保障中的地位和作用越来越微弱。在新型农村合作医疗制度中，政府成为主要的筹资主体，体现了政府在新型农村合作医疗制度中的福利政策，具有很显明的社会保障色彩。然而，现行的新型农村合作医疗制度却又是定位于“以大病统筹为主的农民医疗互助共济制度”，而且在筹资方面的具体安排是“由财政部根据各地区参加新型农村合作医疗的实际人数和资金到位等情况,向省级财政划拨”。也就是说,农民是否参加的意愿和地方的财政能力成为前提条件,这种内在的自发性和不确定性无疑会使新型农村合作医疗制度难以突破旧制度的路径依赖。为避免陷入制度的“锁定”状态,新型农村合作医疗制度必须适应农村经济体制的变化,适应农村社会的发展需要,构建与时俱进的新制度,使新型农村合作医疗制度走向带有强制性的,以社会统筹为基本特征的医疗保障制度。

从历史来看,新型农村合作医疗制度最终也要走向社会医疗保障制度。在1998年以前,没有一个人均GDP在761美元以下的发展中国家有医疗保险计划,但是目前,大约有一半的国家已经选择了社会医疗保险制度,许多国家正在计划建立医疗保险,虽然执行中有许多困难,包括中国的新型农村合作医疗制度在内。理论研究与实践均已表明,社会医疗保障是一种能让人们以比较公平的方式享受医疗的有效制度,其保障水平和保障范围并不必然要求像西方发达国家或福利国家所具备的。因此,尽管新型农村合作医疗制度的保障水平和保障程度有限,但是它适应我国农村现行经济社会发展水平,并已初步具有了社会医疗保障的相关要素。因而,新型农村合作医疗制度作为互助共济的制度也只能是一种过渡性质的、适应现时环境需求的制度,经过一阶段时间,它会向农村合作医疗保险制度发展,最终走向社会医疗保障制度。

第五,逐步走向城乡一体化。根据斯蒂格利茨的经济发展次序理论,发展中国家要促进从二元经济向一元经济的过渡,教育和健康是最应该优先发展的,其次才是知识、技术、基础设施等。美国、德国、日本等发达国家和地区工业反哺农业的过程也正是遵循了这一经济发展次序理论。结合斯蒂格利茨经济发展次序理论和国际工业反哺农业路径选择的经验,我国农村最应优先发展的是人力资本的培育和增长,即教育和健康应该成为目前工业剩余输入农村的主要领域。因此,农村医疗保障,特别是当前的新型合作医疗制度定位应考虑城乡统筹,最终走向城乡一体化。

只有当经济发展到一定程度,并具备了一定的社会经济政治条件,医疗保障制度才可能从城市延展到农村。从国外几个有代表性的国家建立正式农村医疗保障制度的时间来看,其医疗保障制度从工业延展到农业,从城市延展到农村的时差不尽相同,德国相差4年,日本相差34年,美国则至今都没有专门的农村医疗保障制度。从总体上来看,世界上各国城乡医疗保障制度的建立几乎都不是同步的,都存在着时差,而且建立农村医疗保障制度的政策动因也不尽相同(见表6-5)。

表 6-5 部分国家和地区建立农村医疗保障制度的时间及政策动因

国家和地区	建立城市医疗保险制度的时间	建立农村医疗保险制度的时间	时差(年)	建立农村医疗保障制度的主要政策动因
德国	1883	1887	4	社会控制
日本	1927	1961	34	全民健康保险
丹麦	1892	1969	77	建立福利国家
美国	1965	—		
加拿大	1958	1968	10	免费医疗公共
中国台湾	1950	1989	39	全民健康保险/农业劳力年轻化

资料来源:王国军,《社会保障:从二元到三维》,对外经济贸易大学出版社 2005 年版,第 180 页。

在社会转型过程中,先进的城市工业经济与落后的农村农业经济长期并存是一个世界性的现象,重工轻农、重城轻乡的政策在特定的历史条件下也有着特殊的意义。从先进工业化国家社会保障的历程来看,一般也是先有城市社会保险制度的诞生,而后经过一定的时期,当社会结构走向城乡一体化,才有农民社会保障制度的出台与社会保障制度的城乡一体化。从理论上讲,社会医疗保障是城乡居民应该平等消费的公共物品。但是,我国工业化道路的独特选择以及户籍管理制度、政治化的人民公社制度、歧视农民的就业制度等一系列城乡分割的政策安排,则在很大程度上加剧了我国城乡二元社会保障体系的分化,也使得我国在工业化进程中城乡融合和社会保障制度的统一变得更加困难。

一方面,新型农村合作医疗参保管理一般以户口所在地属地管理为原则,但是,在现代社会中,城乡之间人员流动非常频繁,特别是城镇化进程的加快也使得有些农村居民迁入城市,而合作医疗基金除来自个人的筹资外,还有很大一部分是市、镇两级政府的补助,那么迁入城区的这部分人群就有可能因镇级财政的补贴难以落实而无法参保。另一方面,随着市场经济的发展,农村进城打工的人员越来越多,农村人户分离带来的流动人口也大幅度上升,这部分人群可能会游离于城乡医疗保障体系之外,既无法享受新型农村合作医疗制度的覆盖,也不能纳入现有体制下大部分城市医疗保障体系的范畴,从而成为无医疗卫生保障的群体。

因此,在进行新型合作医疗制度的设计时,一方面,要考虑到其所应该覆盖的人群,特别是在现有的城镇医疗保障制度覆盖人群有限的约束下,那些没有被新型农村合作医疗制度所吸引的农村大部分青壮年;另一方面,为适应工业化、城市化的发展趋势,城乡统筹发展的大背景,所设计的新型农村合作医疗制度既要充分考虑农村的实际情况，又不能封闭起来，独立于城镇之外，而是要构建城乡衔接的农村医疗保障制度，与城镇职工医疗保障制度具有相融性，选择多层次的适宜的模式，根据各地区不同的经济发展水平、农民经济状况进行梯度推进，逐步向医疗保险过渡，从而有步骤地实现城乡医疗保障制度的有效衔接与融合。

日本仅有1亿多人口，从提出《健康保险法》到实现全民医疗保障用了27年；而我国则是一个拥有13亿人口的大国，要使医疗保障覆盖全社会绝不是短时间能解决的。可以借鉴日本的过渡方法，由易到难，逐步推进。我国现行的医疗保险制度主要有三种，即针对筹资能力较弱的非从业人群的新型农村合作医疗制度、城镇居民基本医疗保险制度，以及针对筹资能力相对较强的从业人员的城镇职工基本医疗保险制度，其中针对非从业人群的保障制度承担着底线公平与兜底的功能，是整个医疗保险制度体系中的底线制度。当城乡统筹发展理念不断地被践行，城乡二元差异的逐渐弱化，不同保险制度也会逐步整合与趋同。

追求制度上的统一应当成为未来医疗保障制度建设的基本目标，包括医疗保障制度在内的相关社会政策的统一，有利于缩小并逐步消除城乡之间、地区之间的发展差距，有利于整个国家的长期发展。当然，在中国城乡二元社会格局将会在不短的时期并存的条件下，在社会主义初级阶段要建立全国统一医疗保障制度必然存在着难以克服的困难，这将是一个中长期的理想目标，也是一个十分艰巨的过程，但正是因为有着未来的目标的不可分割性，现阶段新型农村合作医疗当前的发展策略和未来的发展方向才是那么的重要。

结　语

（一）制度本身不是目的，它是达到目的的手段。本书研究的最终目标并不仅仅是要建立一套完善的农村合作医疗制度体系，而是还想说明，通过这一制度确立，缩小城乡差别，让亿万农民也能分享社会发展的成果和好处，使农村居民与城市居民一样平等地享有生存的权利和健康的权利。

（二）中国农村合作医疗制度变迁主要表现为政府自上而下的强制性制度变迁，政府希望通过这一制度变迁，在庞大而又相对或绝对落后的农村人口中建立一个能覆盖所有人的农村医疗保障体系，它所面临的难题不仅仅是财政投入问题，更有人口众多、普遍的贫穷与落后这些短期内无法改变或解决的难题，甚至可以说这些难题是“致命性”的难题。

（三）中国农村合作医疗制度从萌芽、创新、均衡发展，再到非均衡、走出低效率、再创新，这种周期性的变迁从理论逻辑上讲，它将起始于低效率阶段，发展于创新时期，结束于均衡阶段。对现阶段的我国来讲，农村合作医疗制度安排基本处于创新阶段，还有相当长的路要走。中国农村合作医疗制度变迁是诱致性与强制性制度变迁同时并存，以强制性制度变迁为主的一种变革过程。这种既有自下而上又有自上而下的变迁途径，也决定了整个变迁过程中变迁主体的多元化，政府和农民在不同的阶段扮演着不同的角色，其作为初级行动团体或次级行动团体的出现并不是一成不变的。

（四）内动力是制度变迁的根据，外动力是制度变迁的条件。农村合作医疗制度作为镶嵌在整个制度环境中的某一具体制度安排，当制度环境发生变化时，由于传统农村合作医疗制度并没有随着整体社会经济制度的变迁而改革，它与外围环境的耦合性自然变差。传统农村合作医疗制度难以持续，转轨时期的恢复与重建工作也陷入困境。转轨时期，不仅农民的诱致性制度供给不足，而且政府的强制性制度供给也呈现出滞后与不足的状态，整个制度从非均衡状态走向低效率甚至无效率状态。

（五）政府也在试错性的实践过程中学习和成熟，长久的低效率状态带来的负面影响超出了政府的承受限度，当政府预期到改革的政治、社会乃至经济等收益将大于所支付的成本时，新型农村合作医疗制度便作为一种强制性的制度安排得以出现。

（六）中国传统农村合作医疗制度曾得到世界卫生组织的高度评价，也一度几乎覆盖了全体农民，曾经发挥过重要的历史作用，并产生了深远的影响。但是，传统农村合作医疗制度本身的制度设计与福利改革的个人自主权原则有冲突之处，在财务制度上具有不可持续性，服务利用过程中很难抑制不公平现象，而且受规模小、保障水平低、抗风险性低等诸多因素的约束。

（七）受政府认知能力的制约，在整个转轨时期，政府在农村合作医疗的资金投入、信息供给、卫生资源的分配、医药市场的监控等方面都处于缺位状态。

（八）农村合作医疗制度变迁的路径还依赖着这样的轨迹：最初选定的二元医疗保障路径依旧在延续；曾经为传统合作医疗的辉煌起过重要支撑性作用的集体经济还是政府习惯性依赖的筹资主体，在许多地方制度继承的只能是一个空虚的“名分”。意识形态的刚性，即其转变的滞后性和一旦形成后的不易被剥落性又强化了这种“锁定”状态，加重了制度改革与创新的难度。

（九）破茧而出的新型农村合作医疗制度任重而道远，它的成功将产生巨大的政治、社会和经济效应。同时，它也面临着有些制度安排与制度环境尚未协调、制度目标在覆盖和受益方面存在不公平、制度内容还有不合理的地方、约束机制缺失等诸多问题，供给方与需求方的支持和参与程度也是其能否持续发展的重要因素。

（十）不同的医疗保障模式具有不同的绩效，但是，“现在世界上没有一个国家的医疗保险体制是完美和可以直接作为榜样效仿的”①，而且制度的植入必须考虑是否能在异国他乡的制度环境中生存。因此，新型农村合作医疗制度的设置不仅要借鉴国外的理论和实践，而且更要适应于它所植根的那个国度的本土文化，或许在这个方面，制度创新更优于制度模仿。

（十二）健康是人们自由、幸福与发展的基本前提条件，在健康方面，不存在零和博弈。和谐社会是分享的社会，发展不仅仅是人均 GDP 的提升，这种发展还是制度的昌明和社会的文明。新型农村合作医疗制度的建立应不仅仅局限

---

① [美]保罗·J·费尔德斯坦：《卫生保健经济学》，经济科学出版社 1998 年版。

于是政府主导的结果，政府除了做好公益人的职责外，还必须充当好监管人、调控人、守夜人角色。一个文明的政府应该保证社会上每个人都能尊严而体面地生活，而享有治病的机会和健康的权利则是政府应给予保障的。

（十三）适度强制是新型农村合作医疗制度规避逆向选择的一个次优选择，由后付制向预付制过渡则能较好地抑制供方道德风险。一项制度优劣关键要看其能否最大限度地增加社会的总体福利水平，决策者对公平、效率的选择与权衡将影响新型农村合作医疗制度的总体绩效。

（十四）医疗卫生体制、医疗保险体制、医药经营体制等的变迁与改革将直接影响新型农村合作医疗制度能否可持续发展、如何发展等问题。新型农村合作医疗最终应该走向社会医疗保障制度，并与城镇医疗保障制度接轨。

主要参考文献

一、中文及中译文著作

[1] [德]柯武刚,史漫飞.制度经济学.韩朝华译.北京:商务印书馆,2002.

[2] [俄]A·恰亚诺夫.农民经济组织.萧正洪译.北京:中央编译出版社,1996.

[3] [法]卡特琳·米尔丝.社会保障经济学.郑秉文译.北京:法律出版社,2003.

[4] [荷]汉斯·范登·德尔,本·范·韦尔瑟芬.民主与福利经济学.陈刚等译.北京:中国社会科学出版社,1999.

[5] [美] C·V·布朗,P·M·杰克逊.公共部门经济学(第四版).北京:中国人民大学出版社,2000.

[6] [美] 道格拉斯·诺斯,罗伯特·托马斯.西方世界的兴起.厉以平、蔡磊译.北京:华夏出版社,1989.

[7] [美] 约翰·N·德勒巴克,约翰·V·C·奈.新制度经济学前言.张宇燕等译.经济科学出版社,2003.

[8] [美]R·科斯,A·阿尔钦,D·诺斯,等.财产权利与制度变迁.上海:上海三联书店、上海人民出版社,2004.

[9] [美]F·D·霍林斯基.健康社会学.孙牧虹等译.北京:社会科学文献出版社,1992.

[10] [美]J·A·奥尔贝奇,B·K·克瑞姆果尔德,等.收入、地位与健康.叶耀先总编译.北京:中国建筑出版社,2002.

[11] [美]阿马蒂亚·森.以自由看待发展.任颐译.北京:中国人民大学出版社,2002.

[12] [美]阿马蒂亚·森.贫困与饥荒.王宇、王文玉译.北京:商务印书馆,2001.
[13] [美]阿瑟·奥肯.平等与效率——重大的抉择.王奔洲译.北京:华夏出版社,1999.
[14] [美]埃莉诺·奥斯特罗姆.公共事务的治理之道.余逊达等译.上海:上海三联书店,2000.
[15] [美]艾维瓦·罗恩,等.医疗保障政策创新.王金龙译.北京:中国劳动社会保障出版社,2004.
[16] [美]奥利弗·E·威廉姆森.治理机制.王健、方世建译.北京:中国社会科学出版社,2001.
[17] [美]奥斯特罗姆,等.制度分析与发展的反思.王诚译.北京:商务印书馆,2001.
[18] [美]奥斯特罗姆.公共服务的制度建构.毛寿龙译.上海:上海三联书店,2000.
[19] [美]保罗·J·费尔德斯坦.卫生保健经济学.费朝晖等译.经济科学出版社,1998.
[20] [美]查尔斯·沃尔沃.市场或政府.谢旭译.北京:中国发展出版社,1994 .
[21] [美]丹尼尔·W·布罗姆利.经济利益与经济制度——公共政策的理论基础.陈郁等译.上海:上海三联书店,上海人民出版社,1996.
[22] [美]弗兰克·H·奈特.风险、不确定性与利润.安佳译.北京:商务印书馆,2007.
[23] [美]哈林顿,等.风险管理与保险.陈秉正等译.北京:清华大学出版社,2001.
[24] [美]哈维·S·罗森.财政学.平新乔等译.中国人民大学出版社,2000.
[25] [美]康芒斯.制度经济学(上、下册).于树生译.北京:商务印书馆,1999.
[26] [美]科斯,哈特,斯蒂格利茨,等.契约经济学.李风圣主译.北京:经济科学出版社,2003.
[27] [美]雷克斯福特·E·桑特勒,史蒂芬·P·纽恩.卫生经济学——理论、案例和产业研究.程晓明等译.北京:北京大学医学出版社,北京大学出版社,2006.
[28] [美]迈克尔·麦金尼斯.多中心体制与地方公共经济.毛寿龙、李梅译.上海:上海三联书店,2000.
[29] [美]桑贾伊·普拉丹.公共支出分析的基本方法.北京:中国财政经济出版社,2000.
[30] [美]沙拉姆·郝斯马特.卫生管理经济学.应向华译.北京:北京大学医学

出版社,2004.

[31] [美]舍曼·富兰德,艾伦·C·古德曼、迈伦·斯坦诺. 卫生经济学. 王健、孟庆跃译. 北京:中国人民大学出版社,2004.

[32] [美]施坚雅. 中国农村的市场和结构. 史建云等译. 北京:中国社会科学出版社,1998.

[33] [美]斯蒂格勒. 产业组织与政府管制. 潘振明译. 上海:上海人民出版社、上海三联书店,1996.

[34] [美]斯蒂格利茨. 经济学(上、下册)姚开建、刘凤良、吴汉洪等译. 北京:中国人民大学出版社,1998.

[35] [美]威廉·科克汉姆. 医学社会学. 杨辉译. 北京:华夏出版社,2000.

[36] [美]维克托·R·福克斯. 谁将生存? 健康、经济学和社会选择. 上海:上海人民出版社,2000.

[37] [美]西奥多·舒尔茨. 对人进行投资——人口质量经济学. 吴珠华译. 北京:首都经济贸易大学出版社,2002.

[38] [美]约翰·罗尔斯. 正义论. 何怀荣译. 北京:中国社会科学出版社,1988.

[39] [美]约瑟夫·E·斯蒂格利茨. 公共部门经济学. 郭庆旺等译. 北京:中国人民大学出版社,2005.

[40] [挪威]卡尔·H·博尔奇. 保险经济学. 庹国柱等译. 北京:商务印书馆,1999.

[41] [日]青木昌彦,奥野正宽. 经济体制的比较制度分析. 魏加宁等译. 北京:中国发展出版社,1999.

[42] [瑞]布伦诺·S·弗雷,阿洛伊斯·斯塔特勒. 幸福与经济学——经济和制度对人类福祉的影响. 静也译. 北京:北京大学出版社,2006.

[43] [匈]雅诺什·科尔奈,翁笙和. 转轨中的福利、选择和一致性——东欧国家卫生部门改革. 罗淑锦译. 北京:中信出版社,2003.

[44] [英]阿瑟·赛西尔·庇古. 福利经济学(上、下卷). 朱泱等译. 北京:商务印书馆,2006.

[45] [英]贝弗里奇. 贝弗里奇报告——社会保险和相关服务. 华迎放等译. 北京:中国劳动社会保障出版社,2004.

[46] [英]尼古拉斯·巴尔,大卫·怀恩斯. 福利经济学前沿问题. 贺晓波、王艺译. 北京:中国税务出版社、北京腾图电子出版社,1999.

[47] [英]尼古拉斯·巴尔. 福利国家经济学. 郑秉文译. 北京:中国劳动社会保障出版社,2003.

[48] [英]诺曼·巴里. 福利. 储建国译. 吉林:吉林人民出版社,2005.

[49] [英]托马斯·亚诺斯基,亚历山大·M·希克斯.福利国家的比较政治经济学.姜辉等译.重庆:重庆出版社,2003.
[50] [英]休谟.人性论.关文运译.北京:商务印书馆,1995.
[51] [英]亚当·斯密.国民财富的性质和原因的研究(上、下册).郭大力、王亚南译.北京:商务印书馆,1974.
[52] 蔡仁华.中国医疗保障制度改革实用全书.北京:中国人事出版社,1998.
[53] 陈佳贵,等.中国社会保障发展报告(1997－2001).北京:社会科学文献出版社,2001.
[54] 程恩富,胡乐明.新制度主义经济学.北京:经济日报出版社,2005.
[55] 程晓明.医疗保险学.上海:复旦大学出版社,2003.
[56] 邓大松,刘昌平,等.新农村社会保障体系研究.北京:人民出版社,2007.
[57] 邓大松,等.中国社会保障若干重大问题研究.深圳:海天出版社,2000.
[58] 邓大松.社会保险.北京:中国劳动社会保障出版社,2001.
[59] 杜乐勋,张文鸣,黄泽民,中国卫生产业杂志社.中国医疗卫生发展报告No.2.北京:社会科学文献出版社,2006.
[60] 樊明.健康经济学——健康对劳动市场表现的影响.北京:社会科学文献出版社,2002.
[61] 龚幼龙.卫生服务研究.上海:复旦大学出版社,2002.
[62] 顾昕,高梦滔,姚洋.诊断与处方:直面中国医疗体制改革.北京:社会科学文献出版社,2006.
[63] 国务院研究室课题组.农村合作医疗保健制度研究.北京:北京医科大学、中国协和医科大学联合出版社,1994.
[64] 国彦兵.新制度经济学.上海:立信会计出版社,2006.
[65] 韩俊,罗丹.中国农村卫生调查.上海:上海远东出版社,2007.
[66] 胡光宇,李蔚东.新健康革命.北京:清华大学出版社,2006.
[67] 胡善联.卫生经济学.上海:复旦大学出版社,2003.
[68] 劳动与社会保障部医疗保险司.中国医疗保险制度改革政策与管理.北京:中国劳动社会保障出版社,1999.
[69] 李和森.中国农村医疗保障制度研究.北京:经济科学出版社,2005.
[70] 李华.中国农村合作医疗制度研究.北京:经济科学出版社,2007.
[71] 李卫平.中国农村健康保障的选择.北京:中国财政经济出版社,2002.
[72] 梁鸿.中国农村现阶段社区保障的经济学分析.上海:百家出版社,2000.
[73] 林义.农村社会保障的国际比较研究及启示研究.北京:中国劳动社会保障出版社,2006.

[74] 林毅夫.制度、技术与中国农业发展.上海:上海三联出版社,上海人民出版社,1994.

[75] 刘岚.医疗保障制度模式与改革方向.北京:中国社会出版社,2007.

[76] 刘文革.强制性制度变迁.黑龙江:黑龙江人民出版社,2003.

[77] 刘兆发.农村非正式结构的经济分析.北京:经济管理出版社,2002.

[78] 卢现祥.西方新制度经济学.北京:中国发展出版社,2003.

[79] 陆学艺,景天魁.转型中的中国社会.北京:中国社会科学出版社,1994.

[80] 马乐新.中国药品管制的制度经济学研究.北京:中国经济出版社,2005.

[81] 秦海.制度、演化与路径依赖.北京:中国财政经济出版社,2004.

[82] 绕克勤,刘新明.国际医疗卫生体制改革与中国.北京:中国协和医科大学出版社,2007.

[83] 申曙光.现代保险学教程.北京:高等教育出版社,2003.

[84] 沈洁.日本社会保障制度的发展.北京:中国劳动社会保障出版社,2004.

[85] 沈寿文.农村合作医疗制度演进浅论.北京:中国社会科学出版社,2007.

[86] 盛洪.现代制度经济学(上、下卷).北京:北京大学出版社,2003.

[87] 盛洪.中国的过渡经济学.上海:上海三联出版社,上海人民出版社,1996.

[88] 世界卫生组织.1995 年世界卫生报告:缩小差距.北京:人民卫生出版社,1997 .

[89] 世界卫生组织.1996 年世界卫生报告:抵御疾病、促进发展.北京:人民卫生出版社,1997.

[90] 世界卫生组织.1997 年世界卫生报告:征服疾病、造福人类.北京:人民卫生出版社,1998.

[91] 世界卫生组织.2000 年世界卫生报告—卫生系统:改善业绩.北京:人民卫生出版社,2000.

[92] 世界银行.1993 年世界发展报告:投资于健康.北京:中国财政经济出版社 1993.

[93] 世界银行.中国:卫生模式转变中的长远问题与对策.北京:中国财政经济出版社,1994.

[94] 宋晓梧.中国社会保障制度建设 20 年.郑州:中州古籍出版社,1998.

[95] 孙宽平.转轨、规制与制度选择.北京:社会科学文献出版社,2004.

[96] 孙邝祥,等.体制转轨时期的中国保险业.北京:中国财政经济出版社,1999.

[97] 孙慕义.后现代卫生经济伦理学.北京:人民出版社,1999.

[98] 唐旭辉.农村医疗保障制度研究.成都:西南财经大学出版社,2006.

[99] 庹国柱,王国军.中国农业保险与农村社会保障制度研究.北京:首都经济贸易大学出版社,2002.
[100] 汪丁丁.制度分析基础讲义I:社会思想与制度.上海:上海人民出版社,2005.
[101] 王保真.医疗保障.北京:人民卫生出版社,2005.
[102] 王国军.社会保障:从二元到三维.北京:对外经济贸易大学出版社,2005.
[103] 王红漫.大国卫生之难——中国农村医疗卫生现状与制度改革探讨.北京:北京大学出版社,2004.
[104] 王俊华.当代卫生事务研究——卫生正义论.北京:科学出版社,2005.
[105] 王俊.公共卫生:政府的角色与选择.北京:中国社会出版社,2007.
[106] 卫生部课题组.中国农村医疗保健制度研究.上海:上海科学技术出版社,1991.
[107] 乌日图.医疗保障制度国际比较.北京:化学工业出版社,2003.
[108] 许正中.社会医疗保险:制度选择与管理模式.北京:中国社会科学文献出版社,2002.
[109] 杨开忠,陆军,等.国外公共卫生突发事件管理要览.北京:中国城市出版社,2003.
[110] 姚洋.制度与效率.成都:四川人民出版社,2002.
[111] 尹力,任明辉.医疗保障体制改革:一场涉及生老病死的变革.广州:广东经济出版社,1999.
[112] 张奇林.美国医疗保障制度研究.北京:人民出版社,2005.
[113] 张琪.中国医疗保障——理论、制度与运行.北京:中国劳动社会保障出版社,2003.
[114] 张维迎.博弈论与信息经济学.上海:上海三联书店,上海人民出版社,1999.
[115] 赵曼.社会保障理论探析与制度改革.北京:中国财政经济出版社,1999.
[116] 郑秉文.社会保障分析导论.北京:法律出版社,2002.
[117] 郑风田.制度变迁与中国农民的经济行为.北京:中国农业科技出版社,2000.
[118] 中国西南世界银行扶贫项目贵州办公室.贫困地区合作医疗的持续性发展.贵阳:贵州人民出版社,2001.
[119] 中华人民共和国卫生部.中国卫生统计年鉴 2007.北京:中国协和医科大学出版社,2007.
[120] 周长城.现代经济社会学.武汉:武汉大学出版社,2003.

[121] 周绿林. 卫生经济及政策分析. 南京:东南大学出版社社,2004.
[122] 朱启才. 权力、制度与经济增长. 北京:经济科学出版社,2004.
[123] 朱文胜. 中国保险业制度变迁与绩效研究. 北京:中国金融出版社,2006.
[124] 邹谠. 二十世纪中国政治:从宏观历史与微观行动角度看. 香港:牛津大学出版社,1994.

二、期刊等

[1] G·布罗姆,汤胜蓝. 中国政府在农村合作医疗保健制度中的角色与作用. 国际医药卫生导报,2003 年 Z2,2003(15).
[2] 蔡昉. 合作与不合作的政治经济学——发展阶段和农民社区组织. 中国农村观察,1999(5).
[3] 陈家应,等. 卫生保健与健康公平性研究进展. 国外医学·卫生经济分册,2000(4).
[4] 陈丽. 新型农村合作医疗制度创新中的政府责任定位. 卫生软科学,2005(2).
[5] 陈平. 建立统一的社会保障体系是短视国策. 社会保障制度,2002(10).
[6] 陈秋霖. 农村合作医疗为何推行困难?——需求角度的一种解释. 社会科学战线,2003(4).
[7] 陈兴宝. 富裕地区农村居民对现行合作医疗制度的评价与支付意愿调查. 中国卫生资源,2001(3).
[8] 陈再华. 我国人口医疗保障分析. 人口与经济,2000(5).
[9] 邓大松,杨红燕. 新型农村合作医疗制度利益相关主体行为分析. 中国卫生经济,2004(8).
[10] 邓大松,张国斌. 关于新型农村合作医疗制度探索中的思考. 学习与实践,2007(2).
[11] 邓大松. 论我国新型农村合作医疗制度中政府的作用. 江西社会科学,2006(5).
[12] 邓镜业,杨东群,等. 广东省新型农村合作医疗参保情况及影响因素调查. 实用全科医学,2007(5).
[13] 丁纯. 当代四大医疗保障制度模式典型国家绩效实证比较. 世界经济文海,2005(4).
[14] 董忠波. 我国新型农村合作医疗的筹资问题. 云南社会科学,2004(3).
[15] 樊桦. 土地医疗保障能力及其对农户参加合作医疗意愿的影响. 中国人口科学,2002(1).

[16] 高丽敏.构建符合中国农村经济新特点的医疗保障制度的设想.中国卫生经济,2002(4).
[17] 高梦滔.美国健康经济学研究的发展.经济学动态,2002(8).
[18] 顾昕,方黎明.自愿性与强制性之间——中国农村合作医疗的制度嵌入性与可持续性发展分析.社会学研究,2004(5).
[19] 国务院发展研究中心《金融改革与金融安全》课题组.我国保险业风险分析和监管.经济要参,2002(18).
[20] 何平平.我国卫生总费用的弹性测算.统计与决策,2006(4).
[21] 胡鞍钢.健康不安全已对中国发展构成最大威胁.中新社,2005-01-09.
[22] 胡鞍钢.真正的中国特点:一个中国两种制度四种社会.中国新闻社,2002-02-05.
[23] 胡琳琳,胡鞍钢.从不公平到更加公平的卫生发展:中国城乡疾病模式差距分析与建议.管理世界,2003(1).
[24] 胡善联.全国新型农村合作医疗制度的筹资运行状况.中国卫生经济,2004(9).
[25] 胡善联.中国农村贫困地区合作医疗实施中政府失灵和市场失灵的表现.中国卫生经济,2002(1).
[26] 胡苏云.健康与发展:中国医疗卫生制度的理论分析.社会科学,2005(6).
[27] 胡苏云.医疗保险中的道德风险分析.中国卫生资源,2005(3).
[28] 胡苏云.中国农村人口医疗保障:穷人医疗干预视角的分析.中国人口科学,2006(3).
[29] 黄庆杰,占绍文.我国农村医疗保障政策执行困难的政策分析.社会保障制度,2003(8).
[30] 景天魁.底线公平与社会保障的柔性调节.社会学研究,2004(6).
[31] 乐章.农民的疾病风险与医疗保障——一个实证分析.经济社会体制比较,2005(1).
[32] 雷晓康,王茜.新型农村合作医疗制度运行的困难及突破——基于合作—收益框架的研究.理论学刊,2008(9).
[33] 李放,魏磊.新型农村合作医疗的制度困境和对策.卫生软科学,2008(10).
[34] 李和森.建立与农村经济体制相适应的医疗保障体制.新华文摘,2005(17).
[35] 李和森.农村医疗保障特性与公共选择.财政研究,2005(3).
[36] 李洪举.浅析新型农村合作医疗制度存在的问题与对策.2007 年和谐社会构建与社会保障国际论坛文集,2007.

[37] 李卫平. 中国农村医疗保障的制度选择. 中国卫生经济,2002(1).
[38] 梁春贤. 论农村合作医疗制度中政府的责任. 经济问题,2006(5).
[39] 林闽钢. 中国农村合作医疗制度的公共政策分析. 江海学刊,2003(3).
[40] 林义. 国际农村社会保障改革发展的新趋势. 学海,2004(5).
[41] 林毅夫. 经济发展战略与公平和效率. 宏观经济研究,2005(10).
[42] 刘国光. 进一步重视社会公平问题. 新华文摘,2005(14).
[43] 刘继同. 由集体福利到市场福利——转型时期中国农民福利政策模式研究. 中国农村观察,2002(5).
[44] 刘远立,等. 中国农村的"三个世界"与 3 种健康保障模式. 中国卫生经济,2002(4).
[45] 刘远立,等. 中国农村健康保障制度的现状分析. 中国卫生经济,2002(4).
[46] 刘远立,等. 中国农村贫困地区合作医疗运行的主要影响因素分析——10个县干预试验结果. 中国卫生经济,2002(2).
[47] 龙桂珍,骆友科. 新型农村合作医疗应由农民"自愿参加"走向"强制参加". 中国卫生经济,2005(4).
[48] 毛正中. 新型农村合作医疗的特征及其涵义. 卫生经济研究,2003(8).
[49] 欧阳仁根. 试论国家在建立农村社会保障制度中的职责. 财贸研究,2003(3).
[50] 庞新华. 农村合作医疗制度研究述评. 社会保障制度,2004(9).
[51] 平新乔. 从中国农民医疗保健支出行为看农村医疗保健融资机制的选择. 管理世界,2003(11).
[52] 申曙光,周坚. 新型农村合作医疗的制度性缺陷与制度的完善. 2007 年和谐社会构建与社会保障国际论坛论文集,2007.
[53] 沈慰如. 发达地区新型农村合作医疗实践探索. 卫生经济研究,2004(4).
[54] 史文璧,黄丞. 道德风险与医疗保险风险控制. 经济问题探索,2005(2).
[55] 世界银行. 审视中国农村卫生工作面临的挑战. 中国农村卫生:简报系列,2004(10).
[56] 司林波,等. 解读新型农村合作医疗制度:问题、成因与对策. 农村经济,2007(8).
[57] 孙祁祥,孙立明. 保险经济学研究评述. 经济研究,2002(5).
[58] 孙淑云,柴志凯. 论政府在建立新型农村合作医疗制度中的责任. 卫生经济研究,2004(6).
[59] 谭湘渝. 新型农村合作医疗保险的制度设计与模式选择. 安徽大学学报(哲学社会科学版),2007(7).
[60] 唐楚生,黄飞. 新型农村合作医疗兴起的制度经济学分析. 湛江师范学院学

报,2008(10).
[61] 陶一桃.意识形态的刚性与制度创新的绩效.深圳大学学报,2003(5).
[62] 陶一桃.中国制度变迁的唯一路径选择.南方日报(理论版),2007-11-07.
[63] 陶一桃.邓小平理论与中国社会的制度变迁.特区经济,2004(11).
[64] 田庆丰.新型农村合作医疗的受益公平性研究.医学与哲学,2006(8).
[65] 汪宏,Winnie Yip,张里程,等.中国农村合作医疗的受益公平性.中国卫生经济,2005(2).
[66] 汪时东,叶宜德.农村合作医疗制度的回顾与发展研究.中国初级卫生保健,2004(4).
[67] 王保真.我国农村合作医疗制度的发展和完善.中国卫生经济,2000(12).
[68] 王保真.医疗救助在医疗保障体系中的地位和作用.中国卫生经济,2006(1).
[69] 王国军.中国农村社会保障制度的变迁.浙江社会科学,2004(1).
[70] 王红漫,等.我国农村卫生保障制度中政府角色的定位.北京大学学报(哲社版),2003(4).
[71] 王锦锦,李珍.社会医疗保险中的道德风险及其制度消解.河南社会科学,2007(1).
[72] 王俊华.论21世纪苏南农村医疗保障体系的创新.社会保障制度,2001(4).
[73] 王兰芳.中国农村医疗保障路在何方.人口与经济,2001(5).
[74] 王绍光.学习机制与适应能力:中国农村合作医疗体制变迁的启示.中国社会科学,2008(6).
[75] 王延中.基本医疗保障不应忘记农民.人大复印资料·社会保障制度,2001(11).
[76] 王延中.如何保障农民的健康.经济研究参考,2002(35).
[77] 王延中.试论国家在农村医疗卫生保障中的作用.战略与管理,2001(3).
[78] 卫生部.国务院委派专家组全面评估新农合.医疗领导决策参考,2006(20).
[79] 魏众,B·斯塔夫森.中国居民医疗支出不公平性分析.经济研究,2005(12).
[80] 伍凤兰.日本农村医疗保障制度的经验与启示.2007年和谐社会构建与社会保障国际论坛论文集,2007.
[81] 伍凤兰.路径依赖下的农村合作医疗.卫生软科学,2009(3).
[82] 伍凤兰.农村合作医疗制度绩效的比较研究.经济问题探索,2009(5).

[83] 伍凤兰.日本全民医疗保障制度的启示.卫生经济研究,2008(1).
[84] 伍凤兰.香港医疗卫生制度变迁及其启示.中国卫生经济,2007(10).
[85] 伍凤兰.非对称信息下的信贷配给.经济师,2006(7).
[86] 夏杏珍.农村合作医疗制度的历史考察.当代中国史研究,2003(5).
[87] 谢圣远.农村合作医疗制度的历史回顾与发展反思.中国卫生经济,2005(4).
[88] 谢圣远.对农村合作医疗保险制度的思考.统计与决策,2005(8).
[89] 谢圣远.关于深圳劳务工合作医疗保险制度的思考.卫生软科学,2006(6).
[90] 行政援助中国办公室.世界最穷的国家之一有着最好的公共医疗体系:古巴.中国改革,2003-08-18.
[91] 徐海燕.苏联与俄罗斯医疗保险制度比较.中共天津市委党校学报,2008(5).
[92] 徐倩,等.基于健康经济学市郊的中国医疗保障水平分析.社会保障制度,2004(3).
[93] 杨红燕,李宜凌.构建新型农村合作医疗可持续发展的需求基础.2007 年和谐社会构建与社会保障国际论坛论文集,2007.
[94] 杨瑞龙.阶梯式的渐进制度变迁模型——再论地方政府在我国制度变迁中的作用.经济研究,2000(3).
[95] 杨瑞龙.论我国制度变迁方式与制度选择目标的冲突及其协调.经济研究,1994(5).
[96] 杨瑞龙.我国制度变迁方式转换的三阶段论——兼论地方政府的制度创新行为.经济研究,1998(1).
[97] 杨团.对中国社会保障制度的反思.社会保障制度,2001(7).
[98] 余东华.政府与市场:一个管制经济学的视角.经济体制改革,2004(1).
[99] 余晖.利益集团与中国政府药业管制制度的建立.经济管理,1997(9).
[100] 袁鹰,等.从社会保险制度危机看国际医疗保险制度的改革.国外医学·社会医学分册,2000(1).
[101] 张慧.医疗保障:缺口大且公平性不足.社会保障制度,2005(7).
[102] 张曙光.放开粮价,取消粮票——粮食购销制度变迁研究.中国社会科学季刊,1995(13).
[103] 张自宽.农村合作医疗应该肯定应该提倡应该发展.农村卫生事业管理研究,1982(2).
[104] 张自宽.中国农村合作医疗 50 年之变迁.中国新型农村合作医疗网,2005-12-29.
[105] 赵曼.关于中国医疗保障制度改革的基本建议.中国行政管理,2007(7).

[106] 赵曼.中国农村社会保障体系研究的基本框架.中南财经政法大学研究生学报,2007(4).
[107] 郑秉文.信息不对称与医疗保险.经济社会体制比较,2002(6).
[108] 郑大喜.市场机制、政府调节与医疗管制制度框架的构建.医学与哲学,2004(9).
[109] 郑功成.从慈悲到正义之路——社会保障的发展.社会保障制度,2002(8).
[110] 郑功成.福利病不是我们面临的问题.中国社会保障,2005(2).
[111] 周长城.构建和谐社会中存在的不和谐音——论健康不和谐及其表现,2006(6).
[112] 周浩杰.新型农村合作医疗制度:经验、挑战和对策.社会保障制度,2005(4).
[113] 周其仁.中国农村改革:国家和所有权关系的变化——一个经济制度变迁史的回顾.中国社会科学季刊,1994(8).
[114] 周寿琪.人人享有医疗保障应纳入全面建设小康社会指标体系.新闻中心,2005-02-26.
[115] 周业安.关于当前中国新制度经济学研究的反思.经济研究,2001(7).
[116] 周业安.制度演化理论的新发展.教学与研究,2004(4).
[117] 周业安.中国制度变迁的演进论解释.经济研究,2000(5).
[118] 朱玲.恢复公共支持——农村卫生的脱困之路.公办村级卫生室对保障基本医疗保健服务供给的作用.中国人口科学,2000(4).
[119] 朱玲.健康投资与人力资本理论.经济学动态,2002(8).
[120] 朱玲.农村健康教育和疾病预防.人口学与计划生育,2003(2).
[121] 朱玲.社会医疗保险:非洲和印度的启示.读书,2003(8).
[122] 朱玲.政府与农村基本医疗保健保障制度选择.中国社会科学,2000(4).
[123] 朱庆生.在卫生部中国新型农村合作医疗试点工作进展情况新闻发布会上的讲话.人民网,2004-11-05.
[124] 邹珺,游茂.对新型农村合作医疗设立家庭账户的保险经济学分析.中国卫生经济,2005(6).
[125] 邹珺.强制和自愿:农村合作医疗制度实施中的抉择之一.社会政策网,2009-09-14.

三、调查报告

[1] 北京大学中国经济研究中心.农户的医疗保障制度与健康风险管理、"健康

风险对中国农村地区家庭收入与消费的影响研究”(课题简报之三),2003(13).

[2] 国务院发展研究中心课题组.对中国医疗卫生体制改革的评价与建议.国务院发展研究中心.中国发展评论,2005(1).

[3] 刘远立,等.论建立中国农村医疗保障之必要性和相关政策问题.中国农村基本保障问题国际研讨会,北京,2001.

[4] 饶克勤,刘远立.中国农村卫生保健制度及相关政策问题研究.载:卫生部统计信息中心.卫生改革专题调查研究:第三次国家卫生服务调查社会学评估报告.北京:中国协和医科大学出版社,2004.

[5] 卫生部统计信息中心.国家卫生服务研究系列报告之二:卫生改革专题调查研究——第三次国家卫生服务调查社会学评估报告.北京:中国协和医科大学出版社,2004.

[6] 卫生部统计信息中心.国家卫生服务研究系列报告之一:中国卫生服务调查研究——第三次国家卫生服务调查分析报告.北京:中国协和医科大学出版社,2004 .

[7] 卫生部卫生经济研究所.2005 年中国卫生总费用研究报告,2005.

[8] 姚洋,高梦滔,海闻.“大病”风险对于农户的影响分析——“健康风险对中国农村地区家庭收入与消费的影响研究”(课题报告之三),2003.

[9] 左学金,等.上海医保支付模式研究报告.2002.

[10] 国家信息中心中国经济信息网.中国行业发展报告:医疗服务业.北京:中国经济出版社,2006.

四、外文部分

[1] Adams, P. ,D. Hurd, D. McFadden, A. Merrill, and T. Ribeiro. Healthy, Wealthy, and Wise? Tests for Direct Causal Paths between Health and Socioeconomic Status. Journal of Econometrics,2003,112:3-56.

[2] ADB(Asian Development Bank). Finance for the Poor: Microfinance Development Strategy Manilla. In G. Akerlof. The Market for Lemons: Quality Uncertainy and the Market Mechanism. Quarterly Journal of Economics,2000.

[3] Alexander, S. Preder, John C. Langenbrunner, and Emi Suzuki. Deficit Financing of Health Care for the Poor. In Alexander,S. Preker, and Guy Carrin (eds.). Health Financing for Poor People. Washington, D. C. : The World Bank,2004.

[4] Alexander, S. Preker, Guy Carrin, Daivi Dror, Melitta Jakab, William C. Hsiao, and Dyna Arhin-Tenkorang. Rich-Poor Differences in Health Care Financing. In Alexander, S. Preker, and Guy Carrin (eds.). Health Financing for Poor People. Washington, D. C. : The World Bank,2003.

[5] Amartya, Sen. Health in Development. Bulletin of the World Health Organization,1999.

[6] Anil, B. Deolalikar. The Demand for Health Service in a Developing Country: The Role of Price, Service Quality, and Reporting of Illness. Handbook of Applied Economic,2004.

[7] Arhin, D. Health Insurance in Rural Africa. The Lancet,1996,345: 44-46.

[8] Arrow,K. J. Uncertainty and the Welfare Economics of Medical Care. American Economic Review, 1963,53(5): 941-973.

[9] Atim, C. Contribution of Mutual Health Organizations of Financing, Delivery, and Access to Health Care: Synthesis of Research in Nine West and Central African Countries. Technical Report 18. Partnerships for Health Reform Project,Abt Associates Inc. ,Bethesda,Md,1998.

[10] Atim, C. Social Movements and Health Insurance: A Critical Evaluation of Voluntary, Non-Profit Insurance Schemes with Case Studies form Ghana and Cameroon. Social Science and Medicine,1999,48(7):881-896.

[11] Bernd, Balkenhol and Craig Churchill. From Microfinance to Micro Health Insurance. In David M. Dror and Alexander S. Preker (eds.). Social Reinsurance. A New Approach to Sustainable Community Health Financing. Washington, D. C. :The World Bank,2002.

[12] Bjorn Gustafsson, and Li Shi. Exenditures on Education and Health Care and Poverty in Rural China. China Economic Review,2004,15:292-301.

[13] Bossert, Thomas, and Cesary Wlodarczyk. Unpredictable Politics: Policy Process of Health Reform in Poland. Discussion Paper No. 74, Boston: Harvard School of Public Health,2000.

[14] Burgess and Stern. Social Security in Developing Countries: What, Why, Who, and How? Oxford: Clarendon Press for Wider,1991.

[15] Carrin, G. Community Based Health Insurance Schemes in Developing Countries: Facets, Problems and Perspectives. Discussion Paper. Department of "Health System Financing, Expenditure and Resource Allocation", World Health Organization,2003.

[16] Carrin, G. D. , and R. Basaza. Social Health Insurance Development in Low-Income Developing Countries: New Roles for Government and Non-Profit Health Insurance Organizations. In X. Scheil-Adlung, and D. D. Hoskins(eds.). Building Social Security: The Challenge for Privatization. Geneva: International Social Security Association,2001.

[17] Carrin, G. , A. Ron, Y. Hui, et al. The Reform of the Rural Cooperative Medical System in the People's Republic of China:Interim Experience in 14 Pilot Counties. Social Science and Medicine,1999,48: 961-972.

[18] Christopher, J. Smith. Modernization and Health Care in Contemporary China. Health & Place,1998,4(2):125-139.

[19] Criel, B. , P. Van der Stuyft, and W. Van Lerberghe. The Bwamanda Hospital Insurance Scheme: Effective for Whom? A Study of Its Impact on Hospitalisation and Utilisation Patterns. Social Science and Medicine, 1999,48(7):79-911.

[20] Gao, Xing-yuan, and Xue-shan F. Study on Health Financing in Rural China. International Conference on Health Systems Financing in Low-Income African and Asian Countries,CERDI,2000.

[21] David, P. Why Are Institution the"Carriers of History": Path Dependency and the Evolution of Conventions, Organizations and Institutions. Structural Change and Economic Dynamics,1994,4(2).

[22] David, M. Lampton. Development and Health Care: Is China's Medical Programme Exportable? World Development,1978,6:621-630.

[23] Deri. Social Networks and Health Service Utilization. Journal of Health Economics,2005,24(6):1076-1107.

[24] Donaldson,C. , and E. Gerard. Economics of Health Care Financing:The Visible Hand. Basingstole:Macmillan,1993.

[25] Dreeze and Sen. Hunger and Public Action. Oxford:Clarendon Press,1989.

[26] Dyna, Arhin-Tenkorang. Experience of Community Health Financing in the African Region. In Alexander, S. Preder, and Guy Carrin (eds.). Health Financing for Poor People. Washington, D. C. :The World Bank, 2004.

[27] Fayissa, B. , and P. Gutema. Estimating a Health Production Function for Sub-Saharan Africa(SSA). Applied Economics,2005,37: 155-164.

[28] Feldstein. The Welfare Loss of Excess Health Insurance. Journal of Po-

litical Economy,1973,81: 251-280.

[29] Feng, Xueshan, Tang Shenglan,Gerald Bloom and Others. Cooperative Medical Schemes in Contemporary Rural China. Social Science & Medical,1995,41(8):1111-1118.

[30] Folland, S. , A. C. Goodman, and M. Stano. The Economics of Health and Health Care. New Jersey: Prentice Hall,2001.

[31] Geneva World Health Organization. Equity in Health and Healthcare A WHO/SIDA Initiative. WHO,1996.

[32] George, A. Akerlof. The Market for "Lemons": Quality Uncertainty and the Market Mechanism. The Quarterly Journal of Economics,1970, 84(3):488-500.

[33] George, J. Schieber: Innovations in Health Care Financing. Washington, D. C. :The World Bank , Discussion Paper,No. 365,1997.

[34] Gilter, P. , L. Locay, and W. Sanderson. Are User Fees Regressive? The Welfare Implications of Health Financing Proposals in Peru. Journal of Econometrics,1987,33:67-88.

[35] Grossman, M. The Demand for Health: A Theoretical and Empirical Investigation. New York:Columbia University Press for the National Bureau of Economic Research,1972.

[36] Jakab, M. , and C. Krishnan. Community Involvement in Health Care Financing: A Survey of the Literature on the Impact, Strengths, and Weaknesses. Report Submitted to Working Group 3 of the Commission on Macroeconomics and Health. Jeffrey K. Sachs(Chairman). Geneva: WHO,2001.

[37] Johannes, Paul Jutting. Financial Protection and Access to Health Care in Rural Areas of Senegal. In Alexander, S. Preker, and Guy Carrin (eds.). Health Financing for Poor People. Washington, D. C. : The World Bank,2004.

[38] Liu, Yuanli, Shanlian Hu,Wei Fu, and William C. Hsiao. Is Community Financing Necessary and Feasible for Rural China. Health Policy,1996, 38:155-171.

[39] Liu, Yuanli,Keqin Rao, and Shanlian Hu. Towards Establishing Rural Health Protection Systems in China. Paper for Seminar on China's Rural Social Security. Beijing, July,2001.

[40] Lynne, Miller Franco, Cheikh Mbengue, and Chris Atim. Social Participation in the Development of Mutual Health Organizations in Senegal. www. THRplus. org,2004.

[41] Mwabu. Health Care Decisions at the Household Level: Result of Health Survey in Kenya. Social Science and Medicine,1986,22:313-319.

[42] North, D. C. The Contribution of the New Institutional Economics to an Understanding of the Transition Problem. Wider Annual Lectures,1997,1.

[43] North, D. C. Economic Performance through Time. American Economic Review,1994,84(3):359-368.

[44] North, D. C. Understanding the Process of Economic Change. Princeton, N. J. :Princeton University Press,2005.

[45] North,D. C. Institutions, Institutional Change and Economic Performance. Cambridge:Cambridge University Press,1990.

[46] Offra, Anson, and Shifang Sun. Health Inequalities in Rural China: Evidence from Hebei Province. Health & Place,2004,10:75-84.

[47] Pannarunothai, S. ,S. Srithamrongsawad, M. Kongpaen, and P. Thamwanna. Financing Reform of the Thai Health Card Scheme. Health Policy and Planning,2000,15(3):303-310.

[48] Paul, A. Samuelson. The Pure Theory of Public Expenditure. The Review of Economics and Statistics,1954,36(4)387-389.

[49] Pauly, M. The Economics of Moral Hazard: Comment. American Economic Review,1986,58:531-537.

[50] Paul, Pierson. Politics in Time: History, Institutions, and Social Analysis. Princeton,N. J. :Princeton University Press,2004.

[51] Paul,Schultz. Health, and Schooling Investments in Africa. Working Papers 801, Economic Growth Center, Yale University,1999.

[52] Pia, Schneider and Francois Diop. Community-based Health Insurance in Rwanda. In Alexander, S. Preder, and Guy Carrin (eds.). Health Financing for Poor People. Washington, D. C. :the World Bank,2004.

[53] Ranson,M. K. The SEWA Medical Insurance Fund in India. In Alexander, S. Preder, and Guy Carrin (eds.). Health Financing for Poor People. Washington, D. C. : The World Bank,2004.

[54] Ranson,M. K. , and K. R. John. Quality of Hysterectomy Care in Rural Gujarat: The Role of Community-based Health Insurance. Health Policy

and Planning,2001,16(4):395-403.

[55] Tsou, Tang. The Cultural Revolution and Post-Mao Reforms. Chicago: The University of Chicago Press,1983.

[56] Sidel, Victor W., and Ruth Sedel. The Development of Health Care Services in the People' Republic of China. World Development, 1975, 3 (7&8): 539-549.

[57] Siripen, Supakankunti. Impact of the Thailand Health Card. In Alexander, S. Preder, and Guy Carrin (eds.). Health Financing for Poor People. Washington, D. C.: the World Bank,2004.

[58] Wagstaff, A., and Paci P. van Doorslaer E. On the Measurement of Inequality in Health. Soc. Sci. Med,1991.

[59] WHO(World Health Organization). World Health Report 2000—Health Systems: Measuring Performance. Geneva: WHO,2000.

[60] William, C. Hsiao. Unmet Health Needs of Two Billion: Is Community Financing a Solution. Health, Nutrition and Population. Discussion Paper, The World Bank,2001.

[61] William, C. Hsiao. Experience of Community Health Financing in the Asian Region. In Alexander, S. Prekerand Guy Carrin (eds.). Health Financing for Poor People. Washington, D. C.: The World Bank,2004.

[62] World Bank. World Development Report—1993: Investing in Health, Washington. D. C.: The World Bank,2001.

[63] World Bank. World Development Report—2000/2001: Attacking Poverty. Oxford University Press,2001.

[64] World Health Organization. Primary Health Care: Report of the International Conference on Primary Health Care. Ilma-Ata, USSR, September 1978,6-12.

[65] Zhang, Xiaobo, and Ravi Kanbur. Spatial Inequality in Education and Health Care in China. China Economic Review,2005,16:189-204.

[66] Zhang, Licheng, Hong Wang, Lushang Wang, and William Hsiao. Social Capital and Farmer's Willingness-to-join a Newly Established Community-based Health Insurance in Rural China. Health Policy,2005(3).

附　录

农村合作医疗章程(试行草案)

(卫生部,1979 年 12 月 15 日)

总　则

第一条　农村合作医疗是人民公社员依靠集体力量,在自愿互助的基础上建立起来的一种社会主义性质的医疗制度,是社员群众的集体福利事业。

第二条　根据宪法的规定,国家积极支持、发展合作医疗事业,使医疗卫生工作更好地为保护人民公社社员身体健康,发展农业生产服务。对于经济困难的社队,国家给予必要的扶植。

任　务

第三条　实行合作医疗的生产大队,要建立合作医疗站(卫生所),其任务是:

1. 宣传和执行国家制定的各项卫生工作方针、政策。

2. 发动群众开展以除害灭病为中心的爱国卫生运动,搞好“两管五改”(管水、管粪,改水井、厕所、畜圈、炉灶、环境)的技术指导,做好预防接种、传染病管理和疫情报告。

3. 认真做好医疗工作,努力提高医疗质量,全心全意为广大社员服务。

4. 积极开展采、种、制、用中草药工作,充分利用当地药源防病治病。

5. 对生产队卫生员和接生员进行业务培训和技术指导。

6. 宣传晚婚和计划生育,落实节育措施。

7. 指导妇女“四期”(经、孕、产、哺乳)劳动保护、新法育儿和托幼组织的卫生保健业务,做好新法接生。

8. 宣传卫生科学知识,破除迷信,防止农药中毒、食物中毒、触电和外伤事故;开展战伤救护和“三防”(防原子、防化学、防细菌)的训练。

举办形式和管理机构

第四条　举办合作医疗的形式要根据当地的实际情况和条件,经社员群众充分讨论确定。目前应以大队办为主,确有条件的地区也可以实行社、队联办或社办,无论采取哪种形式,都要努力办好。

第五条　实行合作医疗的社队要建立健全由干部、社员代表、卫生人员组成的合作医疗管理委员会或管理小组，加强对合作医疗的领导和管理；抓好赤脚医生的政治思想工作；负责筹集基金，审核经费开支，确定社员看病医药费减免标准；经常检查工作，不断总结经验，并定期向社员报告工作情况。

基金和管理制度

第六条　合作医疗基金由参加合作医疗的个人和集体（公益金）筹集，各筹多少，应根据需要和可能，经社员群众讨论决定。随着集体经济的不断发展逐步扩大集体负担部分。

个人和集体可以用采、种的药材折价交付合作医疗基金。

第七条　合作医疗基金，主要用于社员的医疗费。确定参加合作医疗的社员看病医疗费的报销范围、减免比例，要从实际出发，量入为出，暂时无力减免药费的，可先实行按批发价收取药费，免收挂号、注射、针灸、出诊等各项劳务费，以保证合作医疗站有一定的药品存量和周转资金。随着集体经济的发展和合作医疗的巩固，再逐步扩大医药费的报销范围和减免比例。

对未参加合作医疗的病人，应按省、市、自治区的有关规定收费，不得随意提高收费标准。

第八条　合作医疗站要坚持勤俭办事业的方针，节约开支，杜绝贪污浪费。药品、器械要严格管理制度，合理使用，妥善保管，防止损坏、差错、霉烂和过期失效。

赤脚医生要以身作则坚持原则，对社、队干部和本人家属，无论是治病还是用药应同社员一样，不得特殊化。

第九条　合作医疗的经费收支，可以由大队管理，也可以由公社卫生院代为管理，无论采取哪种形式，都要坚持专款专用，严禁挪作他用。要建立健全财务管理制度，做到收支有账，看病有登记，取药有处方，收费有手续。账目日清月结，定期公布。

第十条　合作医疗站是集体福利事业单位，不应办成企业或副业，也不应要他们上缴利润。

第十一条　合作医疗站要建立健全疫情报告、转诊、巡诊以及孕、产妇检查等必要的业务工作制度和学习制度。做好诊疗、预防接种、计划生育等的登记、统计工作，注意积累资料。

赤脚医生和卫生员、接生员

第十二条　赤脚医生人选要经社员群众讨论，选拔热心为群众服务、劳动好、有一定文化程度的社员，经过培训后担任。受群众欢迎的中草医也可以担任赤脚医生。县（市）卫生行政部门，应对赤脚医生进行考核，经考试合格的发给证书。

赤脚医生要保持相对稳定。选拔、调动、撤换赤脚医生要经过合作医疗管理委员会或管理小组讨论通过，征得公社卫生院的同意，经公社审查，报县卫生局批准。

第十三条 赤脚医生的人数，应根据实际需要进行配备，一般可按每五百人左右设一名赤脚医生，居住分散、合作医疗种药多的大队，可酌情略高于此标准。一个大队的赤脚医生人数，最少不得少于二人，其中要有女赤脚医生。

第十四条 赤脚医生要实行亦农亦医，坚持参加一定的农业集体生产劳动（包括采种中草药），参加集体分配。参加劳动的形式和天数应在保证赤脚医生进行正常防病治病工作的情况下，由各地确定。赤脚医生的报酬要体现按劳分配多劳多得的原则，可以采取工分或工分加现金补贴等方式，一般应相当于同等劳动力，技术水平高、服务态度好的也可以高于同等劳动力。男女要同工同酬。对于表现突出，完成任务好的，应比照社员的奖励办法，给予适当奖励。

第十五条 赤脚医生要努力学习马列主义、毛泽东思想，认真改造世界观，发扬实事求是的精神，密切联系群众；要刻苦钻研业务技术，积极参加县、社医院组织的各种培训、进修学习和定期的业务学习，注意收集群众中行之有效的单方验方，总结防治疾病和采种制用中草药的经验，提高为人民服务的本领。

第十六条 县卫生行政部门应加强对赤脚医生的培训提高工作，制定培训规划，落实培训措施。有条件的县要建立培训基地，暂时没有条件的县也要指定医疗卫生机构负责赤脚医生培训工作。通过有计划的复训，使赤脚医生逐步达到中专水平。

赤脚医生脱产集中学习期间，有关培训费用按当地规定，由国家支付。工分由大队负责。

第十七条 生产队卫生员应配备必要的药品和器材，在赤脚医生的指导下，开展卫生防疫、小伤小病的治疗和宣传计划生育等工作。卫生员不脱离农业生产劳动，实行误工记工，为群众看病不应收费。居住分散、交通不便的山区要充分发挥卫生员的作用。

接生员要配备接生箱（产包），开展新法接生和产前检查、产后访视等工作。

中 草 药

第十八条 搞好采种制用中草药是巩固合作医疗的重要措施之一。县、社、大队、生产队要把合作医疗种药纳入农业生产规划，统筹安排药地、肥料以及必要的物资。土地较少的地区要提倡利用闲散土地和实行林药、果药、粮药间作等办法，种植需用的中草药。鼓励社员群众利用房前屋后种植一些药材。采挖野生药材，要注意保护药源。

社员个人采种的中草药,交给合作医疗站时,要按质论价,给予报酬或抵交合作医疗基金。

第十九条 合作医疗站要搞好中草药的加工、炮制和药品保管工作,保证药品的质量,逐步扩大自己采种的中草药的使用率,减轻群众的医药费负担。自制的药品不得流入市场销售。

第二十条 药材部门要帮助合作医疗站解决种药的种子、药苗和栽培技术,根据国家需要和可能有计划地做好中草药材的收购、供应和调剂余缺等工作。县医院、公社卫生院要对大队合作医疗站加工、炮制中草药给予帮助和技术指导,或者组织社、队联合加工。药检部门要加强对合作医疗站自制药品的检验和技术指导,以保证质量。

加强领导

第二十一条 各地党政领导要切实加强对合作医疗的领导,把它列入重要议事日程,纳入本地区的农业发展规划,有人分管,定期研究检查,及时解决存在的问题。

第二十二条 各级卫生行政部门,要把巩固发展合作医疗,提高赤脚医生水平,当作重要任务来抓,深入基层调查研究,总结推广典型经验。农业、财政、商业、供销、医药等有关部门要给予积极支持和热情帮助,使合作医疗不断巩固发展。

各省、市、自治区可根据各地的实际情况,参照本章程,制定具体的实施办法。

中共中央国务院关于进一步加强农村卫生工作的决定

(2002年10月19日)

农村卫生工作是我国卫生工作的重点,关系到保护农村生产力、振兴农村经济、维护农村社会发展和稳定的大局,对提高全民族素质具有重大意义。改革开放以来,党和政府为加强农村卫生工作采取了一系列措施,农村缺医少药的状况得到较大改善,农民健康水平和平均期望寿命有了很大提高。但是,从总体上看,农村卫生工作仍比较薄弱,体制改革滞后,资金投入不足,卫生人才匮乏,基础设施落后,农村合作医疗面临很多困难,一些地区传染病、地方病危害严重,农民因病致贫、返贫问题突出,必须引起各级党委和政府的高度重视。为进一步加强农村卫生工作,现作出如下决定。

一、农村卫生工作的指导思想和目标

1. 农村卫生工作的指导思想。贯彻落实江泽民同志"三个代表"重要思想,坚持以农村为重点的卫生工作方针,从农村经济社会发展实际出发,深化农村卫生体制改革,加大农村卫生投入,发挥市场机制作用,加强宏观调控,优化卫生资源配置,逐步缩小城乡卫生差距,坚持因地制宜,分类指导,全面落实初级卫生保健发展纲要,满足农民不同层次的医疗卫生需求,从整体上提高农民的健康水平和生活质量。

2. 农村卫生工作的目标。根据全面建设小康社会和社会主义现代化建设第三步战略目标的总体要求,到2010年,在全国农村基本建立起适应社会主义市场经济体制要求和农村经济社会发展水平的农村卫生服务体系和农村合作医疗制度。主要包括:建立基本设施齐全的农村卫生服务网络,建立具有较高专业素质的农村卫生服务队伍,建立精干高效的农村卫生管理体制,建立以大病统筹为主的新型合作医疗制度和医疗救助制度,使农民人人享有初级卫生保健,主要健康指标达到发展中国家的先进水平。沿海经济发达地区要率先实现上述目标。

二、加强农村公共卫生工作

3. 明确农村公共卫生责任。各级政府按照分级管理,以县(市)为主的农村卫生管理体制,对农村公共卫生工作承担全面责任。国家针对现阶段影响农民健康的主要公共卫生问题,制定农村公共卫生基本项目和规划,各省、自治区、直辖市制定实施方案,市(地)、县(市)具体组织实施,全面落实农村公共卫生各项任务。

4. 加强农村疾病预防控制。坚持预防为主的方针，提高处理农村重大疫情和公共卫生突发事件的能力，重点控制严重危害农民身体健康的传染病、地方病、职业病和寄生虫病等重大疾病。到2010年，农村地区儿童计划免疫接种率达到90％以上；95％以上的县(市、区)实施现代结核病控制策略；75％的乡(镇)能够为艾滋病病毒感染者和艾滋病患者提供预防保健咨询服务；95％以上的县(市、区)实现消除碘缺乏病目标；地方病重病区根据本地区情况，采取改水、改灶、换粮、移民、退耕还林还草等综合性措施，有效预防和控制地方病。积极开展慢性非传染性疾病的防治工作。

5. 做好农村妇幼保健工作。制定有效措施，加强农村孕产妇和儿童保健工作，提高住院分娩率，改善儿童营养状况。要保证乡(镇)卫生院具备处理孕产妇顺产的能力；县级医疗机构及中心乡(镇)卫生院具备处理孕产妇难产的能力。到2010年，全国孕产妇死亡率、婴儿死亡率要比2000年分别下降25％和20％。采取重点干预措施，有效降低出生缺陷发生率，提高出生人口素质。

6. 大力开展爱国卫生运动。以改水改厕为重点，加强农村卫生环境整治，促进文明村镇建设。根据各地不同情况，制定农村自来水普及率和卫生厕所普及率目标，并逐年提高。推进"亿万农民健康促进行动"，采取多种形式普及疾病预防和卫生保健知识，引导和帮助农民建立良好的卫生习惯，破除迷信，倡导科学、文明、健康的生活方式。

三、推进农村卫生服务体系建设

7. 建设社会化农村卫生服务网络。农村卫生服务网络由政府、集体、社会、个人举办的医疗卫生机构组成。打破部门和所有制界限，统筹规划、合理配置、综合利用农村卫生资源，建立起以公有制为主导、多种所有制形式共同发展的农村卫生服务网络。发挥市场机制的作用，多渠道吸引社会资金，发展民办医疗机构，支持城市医疗机构和人员到农村办医或向下延伸服务，对符合条件的民办医疗机构，应一视同仁，并按机构性质给予税收减免等鼓励政策。农村预防保健等公共卫生服务可由政府举办的卫生机构提供，也可由政府向符合条件的其他医疗机构购买。省级人民政府要根据县、乡、村卫生机构功能，制定基本设施配置标准。到2010年，基本完成县级医院、预防保健机构和乡(镇)卫生院房屋设备的改造和建设任务，已有的卫生院以改造为主，保证开展公共卫生和基本医疗服务所需的基础设施和条件。

8. 发挥农村卫生网络的整体功能。政府举办的县级卫生机构是农村预防保健和医疗服务的业务指导中心，承担农村预防保健、基本医疗、基层转诊、急救以及基层卫生人员的培训及业务指导职责。乡(镇)卫生院以公共卫生服务为主，综合提供预防、保健和基本医疗等服务，受县级卫生行政部门委托承担公共卫生管理职能。乡（镇）卫生院要改进服务模式，深入农村社区、家庭、学校，提供预防保健和基本医疗服务，一般不得向医院模式发展。村卫生室承担卫生行政部门赋予的预防保健任务，提供常见伤、病的初级诊治。要注重发挥社会、个人举办的医疗机构的作用。进一步完善乡村卫生服务管理一体化，鼓励县、乡、村卫生机构开展纵向业务合作，提高农村卫生服务网络整体功能。计划生育技术服务机构是农村卫生资源的组成部分。医疗卫生机构和计划生育技术服务机构要按照有关法律法规的规定，明确职能，发挥各自在农村卫生工作中的应有作用，实现优势互补、资源共享。

9. 推进乡（镇）卫生院改革。调整现有乡（镇）卫生院布局，在乡（镇）行政区划调整后，原则上每个乡（镇）应有一所卫生院。调整后的乡（镇）卫生院由政府举办，要严格控制规模，按服务人口、工作项目等因素核定人员，卫生院的人员、业务、经费等划归县级卫生行政部门按职责管理。对其余的乡（镇）卫生院可以进行资源重组或改制。要在全县（市）或更大范围内公开招聘乡（镇）卫生院院长，竞争上岗，实行院长任期目标责任制，保证其相应待遇，并将其工资和医疗保险单位缴费部分列入财政预算。要积极推进乡（镇）卫生院运行机制改革，探索搞活卫生院的多种运营形式，实行全员聘用制，形成有生机活力的用人机制和分配激励机制，提高乡（镇）卫生院效率。在改制过程中要规范资产评估、转让等操作程序，妥善安置人员，变现资金应继续用于农村卫生投入。

10. 提高农村卫生人员素质。高等医学院校要针对我国农村卫生实际需要，通过改革培养模式，调整专业设置和教学内容，强化面向农村需要的全科医学教育，可采取初中毕业后学习 5 年或高中毕业后学习 3 年的高等专科教育等方式，定向为农村培养适用的卫生人才。鼓励医学院校毕业生和城市卫生机构的在职或离退休卫生技术人员到农村服务。建立健全继续教育制度，加强农村卫生技术人员业务知识和技能培训，鼓励有条件的乡村医生接受医学学历教育。对卫生技术岗位上的非卫生技术人员要有计划清退，对达不到执业标准的人员要逐步分流。到 2005 年，全国乡（镇）卫生院临床医疗服务人员要具备执业助理医师及以上执业资格，其他卫生技术人员要具备初级及以上专业技术资格；到 2010 年，全国大多数乡村医生要具备执业助理医师及以上执业资格。

11. 发挥中医药在农村卫生服务中的优势与作用。合理配置卫生资源，加强县级中医医院和乡（镇）卫生院中医科建设，为农村中医药发展提供必要的物质条件，逐步形成中医特色和优势。加强乡村医生的中医药知识和技能培训，培养一批具有中医执业助理医师以上资格的农村中医骨干。鼓励农村临床医疗服务人员兼学中医并应用中医药诊疗技术为农民服务。要筛选推广农村中医药适宜技术，扩大中医药服务领域，在规范农村中医药管理和服务的基础上，允许乡村中医药技术人员自种、自采、自用中草药。要认真发掘、整理和推广民族医药技术。

12. 促进农村药品供应网络建设。支持鼓励大型药品经营企业通过兼并和改造县（市、区）药品批发企业，建立基层药品配送中心，鼓励药品零售连锁经营向农村延伸，方便农民就近购药。逐步推行农村卫生机构药品集中采购，也可由乡（镇）卫生院为村级卫生机构统一代购药品，但代购方不得以谋利为目的。有条件的地区可试行药品集中招标采购。制定乡村医生基本用药目录，规范用药行为。

四、加大农村卫生投入力度

13. 政府卫生投入要重点向农村倾斜。各级人民政府要逐年增加卫生投入，增长幅度不低于同期财政经常性支出的增长幅度。从2003年起到2010年，中央及省、市（地）、县级人民政府每年增加的卫生事业经费主要用于发展农村卫生事业，包括卫生监督、疾病控制、妇幼保健和健康教育等公共卫生经费、农村卫生服务网络建设资金等。要研究制定具体补助办法，规范政府对农村卫生事业补助的范围和方式。

14. 合理安排农村公共卫生经费。县级财政要根据国家确定的农村公共卫生基本项目，安排人员经费和业务经费。省、市（地）级财政要对县、乡开展公共卫生工作给予必要的业务经费补助。此外，省级财政还要承担购买全省计划免疫疫苗和相关的运输费用。中央财政通过专项转移支付对困难地区的重大传染病、地方病和职业病的预防控制等公共卫生项目给予补助。

15. 合理安排农村卫生机构经费和建设资金。县级人民政府负责安排政府举办的农村卫生机构开展公共卫生和必要的医疗服务经费、离退休人员费用和发展建设资金。中央和省级财政对贫困地区农村卫生机构基础设施建设和设备购置给予补助。

16. 加强农村卫生经费管理。按照规定的项目、标准和服务量将农村卫生经费纳入各级财政预算。地方各级人民政府要认真做好农村卫生专项资金使用的管理和监督，严禁各种挪用和浪费行为，充分发挥资金使用效益。

17. 加大卫生支农和扶贫力度。建立对口支援和巡回医疗制度。组织城市和军队的大中型医疗机构开展"一帮一"活动，采取援赠医疗设备、人员培训、技术指导、巡回医疗、双向转诊、学科建设、合作管理等方式，对口重点支援县级医疗卫生机构和乡（镇）卫生院建设。县级医疗机构要建立下乡巡回医疗服务制度，各地要为每个县配备一辆巡回医疗车，中央对贫困、民族地区购置巡回医疗车及其附属医疗设备给予资金补助，巡回医疗车的日常运行费用由地方财政负责。大力支持开展视觉"光明行动"等巡回医疗活动。严格执行城市医生在晋升主治医师或副主任医师职称前到农村累计服务一年的制度。政府组织的卫生支农所需经费由派出机构的同级财政给予补助。中央和省级人民政府要把卫生扶贫纳入扶贫计划,作为政府扶贫工作的一项重要内容,并在国家扶贫资金总量中逐步加大对卫生扶贫的投入,帮助贫困地区重点解决基础卫生设施建设,改善饮水条件,加强妇幼卫生和防治传染病、地方病等方面的困难。

五、建立和完善农村合作医疗制度和医疗救助制度

18. 逐步建立新型农村合作医疗制度。各级政府要积极组织引导农民建立以大病统筹为主的新型农村合作医疗制度,重点解决农民因患传染病、地方病等大病而出现的因病致贫、返贫问题。农村合作医疗制度应与当地经济社会发展水平、农民经济承受能力和医疗费用需要相适应,坚持自愿原则,反对强迫命令,实行农民个人缴费、集体扶持和政府资助相结合的筹资机制。农民为参加合作医疗、抵御疾病风险而履行缴费义务不能视为增加农民负担。有条件的地方要为参加合作医疗的农民每年进行一次常规性体检。要建立有效的农民合作医疗管理体制和社会监督机制。各地要先行试点,取得经验,逐步推广。到2010年,新型农村合作医疗制度要基本覆盖农村居民。经济发达的农村可以鼓励农民参加商业医疗保险。

19. 对农村贫困家庭实行医疗救助。医疗救助对象主要是农村五保户和贫困农民家庭。医疗救助形式可以是对救助对象患大病给予一定的医疗费用补助,也可以是资助其参加当地合作医疗。医疗救助资金通过政府投入和社会各界自愿捐助等多渠道筹集。要建立独立的医疗救助基金,实行个人申请、村民代表会议评议,民政部门审核批准,医疗机构提供服务的管理体制。

20. 政府对农村合作医疗和医疗救助给予支持。省级人民政府负责制定农村合作医疗和医疗救助补助资金统筹管理办法。省、市(地)、县级财政都要根据实际需要和财力情况安排资金,对农村贫困家庭给予医疗救助资金支持,对实施合作医疗按实际参加人数和补助定额给予资助。中央财政通过专项转移支付对贫困地区农民贫困家庭医疗救助给予适当支持。从2003年起,中央财政对中西部地区除市区以外的参加新型合作医疗的农民每年按人均10元安排合作医疗补助资金,地方财政对参加新型合作医疗的农民补助每年不低于人均10元,具体补助标准由省级人民政府确定。

六、依法加强农村医药卫生监管

21. 强化农村卫生监督管理。卫生行政部门要加强行业管理,强化农村卫生机构、从业人员、卫生技术应用等方面的准入管理。加强农村卫生服务

质量的评估、管理与监督，重点对乡、村卫生机构医疗操作规程、合理用药和一次性医疗用品、医疗器械消毒进行监督检查，规范农村卫生服务行为，保证农民就医安全。政府价格主管部门要加强对农村医疗服务价格及收费行为的监督管理。县级人民政府要充实力量，加大对乡、村巡回卫生监督的力度，加强对职业病防治、食品安全和生产销售健康相关产品的卫生监督工作，严禁危害农民身体健康的生产经营活动。严厉打击非法行医和其他危害公共卫生的违法行为。

22. 加强农村药品监管。药品监管部门要定期组织对县及县以下药品批发企业、零售企业、农村卫生机构的药品采购渠道和药品质量的检查，开展对制售假劣药品、过期失效药品、兽药人用等违法行为的专项治理，严肃查处无证无照经营药品行为，取缔各种非法药品集贸市场，大力整顿和规范中药材专业市场。要充实县级药品监管力量，积极为基层培养药品监管人员，改善药品监管装备条件，扩大农村用药监督检查和抽验的覆盖面，保证农民用上合格药品。政府价格主管部门要加强对农村医疗机构、药店销售药品的价格监督，严厉查处价格违法违规行为。

23. 加强高毒农药及剧毒杀鼠剂管理。政府主管部门要加强对农药特别是高毒农药的管理，严格实行农药生产经营许可制度。要认真做好杀鼠剂的登记审批工作，对申请登记的杀鼠剂进行严格审查，今后不再批准杀鼠剂的分装登记。要大力开展对制售高毒农药和杀鼠剂的专项整治活动，依法严厉打击非法生产、销售国家明令禁止的剧毒药品行为，对其制售窝点要坚决予以查封和取缔。要加强宣传教育工作，增强农民拒绝使用剧毒鼠药的意识。针对可能发生的农药生产和使用中毒，要制定应急预案。

七、加强对农村卫生工作的领导

24. 高度重视农村卫生工作。做好农村卫生工作，保护和增进农民健康，是各级党委和政府义不容辞的责任。我们要从实践“三个代表”重要思想的高度，充分认识加强农村卫生工作的重大意义，以对人民高度负责的精神，加强对农村卫生工作的领导。各级人民政府要定期研究农村卫生改革与发展工作。省、自治区、直辖市人民政府要全面贯彻中央的农村卫生工作方针政策，把初级卫生保健纳入国民经济和社会发展规划，制定本地区农村初级卫生保健发展规划，落实人力、物力、财力等各项保障措施，保证各项规划目标的实现。市(地)、县人民政府要全面落实农村初级卫生保健发展规划，把改善农村基本卫生条件、组织建立新型农村合作医疗制度、提高农民健康水平、减少本地区因病致贫和因病返贫人数、保证农村卫生支出经费等目标作为领导干部政绩考核的重要内容。经济发达地区，在完成中央提出的各项发展目标和任务的基础上，要根据本地经济发展水平和农民需要，加快农村卫生事业发展，提高农民医疗和健康水平。

25. 落实有关部门责任。中央和国家机关有关部门要对农村卫生的全局性问题制定切实可行的方针政策，并运用转移支付、西部开发、卫生扶贫等方式帮助经济欠发达地区发展农村卫生事业。各级党委和政府要组织协调有关部门，动员全社会力量共同做好农村卫生工作。卫生行政部门要充分发挥主管部门职能作用，宣传、计划、经贸、教育、科技、民政、财政、人事、农业、计划生育、环保、药监、体改、中医药、扶贫等有关部门要明确在农村卫生工作中的职责和任务，群众团体要在农村卫生工作中发挥积极作用。国务院和省、自治区、直辖市人民政府每年要对农村卫生工作情况进行专项督查，确保农村卫生各项工作的完成。

国务院办公厅转发卫生部等部门关于建立新型农村合作医疗制度意见的通知

（国办发〔2003〕3号）

各省、自治区、直辖市人民政府，国务院各部委、各直属机构：

卫生部、财政部、农业部《关于建立新型农村合作医疗制度的意见》已经国务院同意，现转发给你们，请认真贯彻执行。

国务院办公厅

二〇〇三年一月十六日

关于建立新型农村合作医疗制度的意见

（卫生部、财政部、农业部　2003年1月10日）

建立新型农村合作医疗制度是新时期农村卫生工作的重要内容，是实践"三个代表"重要思想的具体体现，对提高农民健康水平，促进农村经济发展，维护社会稳定具有重大意义。根据《中共中央、国务院关于进一步加强农村卫生工作的决定》(中发〔2002〕13号)，提出以下意见。

一、目标和原则

新型农村合作医疗制度是由政府组织、引导、支持，农民自愿参加，个人、集体和政府多方筹资，以大病统筹为主的农民医疗互助共济制度。从2003年起，各省、自治区、直辖市至少要选择2—3个县(市)先行试点，取得经验后逐步推开。到2010年，实现在全国建立基本覆盖农村居民的新型农村合作医疗制度的目标，减轻农民因疾病带来的经济负担，提高农民健康水平。

建立新型农村合作医疗制度要遵循以下原则：

(一)自愿参加，多方筹资。农民以家庭为单位自愿参加新型农村合作医疗，遵守有关规章制度，按时足额缴纳合作医疗经费；乡(镇)、村集体要给予资金扶持；中央和地方各级财政每年要安排一定的专项资金予以支持。

(二)以收定支，保障适度。新型农村合作医疗制度要坚持以收定支、收支平衡的原则，既保证这项制度持续有效运行，又使农民能够享有最基本的医疗服务。

(三)先行试点，逐步推广。建立新型农村合作医疗制度必须从实际出发，通过试点总结经验，不断完善，稳步发展。要随着农村社会经济的发展和农民收入的增加，逐步提高新型农村合作医疗制度的社会化程度和抗风险能力。

二、组织管理

（一）新型农村合作医疗制度一般采取以县（市）为单位进行统筹。条件不具备的地方，在起步阶段也可采取以乡（镇）为单位进行统筹，逐步向县（市）统筹过渡。

（二）要按照精简、效能的原则，建立新型农村合作医疗制度管理体制。省、地级人民政府成立由卫生、财政、农业、民政、审计、扶贫等部门组成的农村合作医疗协调小组。各级卫生行政部门内部应设立专门的农村合作医疗管理机构，原则上不增加编制。

县级人民政府成立由有关部门和参加合作医疗的农民代表组成的农村合作医疗管理委员会，负责有关组织、协调、管理和指导工作。委员会下设经办机构，负责具体业务工作，人员由县级人民政府调剂解决。根据需要在乡（镇）可设立派出机构（人员）或委托有关机构管理。经办机构的人员和工作经费列入同级财政预算，不得从农村合作医疗基金中提取。

三、筹资标准

新型农村合作医疗制度实行个人缴费、集体扶持和政府资助相结合的筹资机制。

（一）农民个人每年的缴费标准不应低于 10 元，经济条件好的地区可相应提高缴费标准。乡镇企业职工（不含以农民家庭为单位参加新型农村合作医疗的人员）是否参加新型农村合作医疗由县级人民政府确定。

（二）有条件的乡村集体经济组织应对本地新型农村合作医疗制度给予适当扶持。扶持新型农村合作医疗的乡村集体经济组织类型、出资标准由县级人民政府确定，但集体出资部分不得向农民摊派。鼓励社会团体和个人资助新型农村合作医疗制度。

（三）地方财政每年对参加新型农村合作医疗农民的资助不低于人均 10 元，具体补助标准和分级负担比例由省级人民政府确定。经济较发达的东部地区，地方各级财政可适当增加投入。从 2003 年起，中央财政每年通过专项转移支付对中西部地区除市区以外的参加新型农村合作医疗的农民按人均 10 元安排补助资金。

四、资金管理

农村合作医疗基金是由农民自愿缴纳、集体扶持、政府资助的民办公助社会性资金，要按照以收定支、收支平衡和公开、公平、公正的原则进行管理，必须专款专用，专户储存，不得挤占挪用。

(一)农村合作医疗基金由农村合作医疗管理委员会及其经办机构进行管理。农村合作医疗经办机构应在管理委员会认定的国有商业银行设立农村合作医疗基金专用账户，确保基金的安全和完整，并建立健全农村合作医疗基金管理的规章制度，按照规定合理筹集、及时审核支付农村合作医疗基金。

(二)农村合作医疗基金中农民个人缴费及乡村集体经济组织的扶持资金，原则上按年由农村合作医疗经办机构在乡(镇)设立的派出机构(人员)或委托有关机构收缴，存入农村合作医疗基金专用账户；地方财政支持资金，由地方各级财政部门根据参加新型农村合作医疗的实际人数，划拨到农村合作医疗基金专用账户；中央财政补助中西部地区新型农村合作医疗的专项资金，由财政部根据各地区参加新型农村合作医疗的实际人数和资金到位等情况核定，向省级财政划拨。中央和地方各级财政要确保补助资金及时、全额拨付到农村合作医疗基金专用账户，并通过新型农村合作医疗试点逐步完善补助资金的划拨办法，尽可能简化程序，易于操作。要结合财政国库管理制度改革和完善情况，逐步实现财政直接支付。关于新型农村合作医疗资金具体补助办法，由财政部商有关部门研究制定。

(三)农村合作医疗基金主要补助参加新型农村合作医疗农民的大额医疗费用或住院医疗费用。有条件的地方，可实行大额医疗费用补助与小额医疗费用补助结合的办法，既提高抗风险能力又兼顾农民受益面。对参加新型农村合作医疗的农民，年内没有动用农村合作医疗基金的，要安排进行一次常规性体检。各省、自治区、直辖市要制定农村合作医疗报销基本药物目录。各县(市)要根据筹资总额，结合当地实际，科学合理地确定农村合作医疗基金的支付范围、支付标准和额度，确定常规性体检的具体检查项目和方式，防止农村合作医疗基金超支或过多结余。

(四)加强对农村合作医疗基金的监管。农村合作医疗经办机构要定期向农村合作医疗管理委员会汇报农村合作医疗基金的收支、使用情况；要采取张榜公布等措施，定期向社会公布农村合作医疗基金的具体收支、使用情况，保证参加合作医疗农民的参与、知情和监督的权利。县级人民政府可根据本地实际，成立由相关政府部门和参加合作医疗的农民代表共同组成的农村合作医疗监督委员会，定期检查、监督农村合作医疗基金使用和管理情况。农村合作医疗管理委员会要定期向监督委员会和同级人民代表大会汇报工作，主动接受监督。审计部门要定期对农村合作医疗基金收支和管理情况进行审计。

五、医疗服务管理

加强农村卫生服务网络建设，强化对农村医疗卫生机构的行业管理，积极推进农村医疗卫生体制改革，不断提高医疗卫生服务能力和水平，使农民得到较好的医疗服务。各地区要根据情况，在农村卫生机构中择优选择农村合作医疗的服务机构，并加强监管力度，实行动态管理。要完善并落实各种诊疗规范和管理制度，保证服务质量，提高服务效率，控制医疗费用。

六、组织实施

（一）省级人民政府要制定新型农村合作医疗制度的管理办法，本着农民参保积极性较高，财政承受能力较强，管理基础较好的原则选择试点县（市），积极、稳妥地开展新型农村合作医疗试点工作。试点工作的重点是探索新型农村合作医疗管理体制、筹资机制和运行机制。县级人民政府要制定具体方案，各级相关部门在同级人民政府统一领导下组织实施。

（二）要切实加强对新型农村合作医疗的宣传教育，采取多种形式向农民宣传新型农村合作医疗的重要意义和当地的具体做法，引导农民不断增强自我保健和互助共济意识，动员广大农民自愿、积极参加新型农村合作医疗。农民参加合作医疗所履行的缴费义务，不能视为增加农民负担。

建立新型农村合作医疗制度是帮助农民抵御重大疾病风险的有效途径，是推进农村卫生改革与发展的重要举措，政策性强，任务艰巨。各地区、各有关部门要高度重视，加强领导，落实政策措施，抓好试点，总结经验，积极稳妥地做好这项工作。

国务院办公厅转发卫生部等部门关于进一步做好新型农村合作医疗试点工作指导意见的通知

（国办发〔2004〕3号）

各省、自治区、直辖市人民政府，国务院各部委、各直属机构：

卫生部等部门《关于进一步做好新型农村合作医疗试点工作的指导意见》已经国务院同意，现转发给你们，请认真贯彻执行。

国务院办公厅

二〇〇四年一月十三日

关于进一步做好新型农村合作医疗试点工作的指导意见

（卫生部、民政部、财政部、农业部、发展改革委教育部、人事部、人口计生委、食品药品监管局、中医药局、扶贫办　2003年12月15日）

全国农村卫生工作会议以来，各地区、各有关部门认真贯彻落实《中共中央、国务院关于进一步加强农村卫生工作的决定》（中发〔2002〕13号）和会议精神，按照国务院办公厅转发卫生部等部门《关于建立新型农村合作医疗制度的意见》，积极组织开展新型农村合作医疗试点工作，取得了初步进展，受到了农民的欢迎。一些试点地区在实践中摸索出一些有效的做法，同时也发现了一些问题。为保证新型农村合作医疗试点工作顺利进行，现提出以下指导意见。

一、充分认识开展新型农村合作医疗试点工作的重要性和艰巨性

建立新型农村合作医疗制度，是新形势下党中央、国务院为切实解决农业、农村、农民问题，统筹城乡、区域、经济社会协调发展的重大举措，对于提高农民健康保障水平，减轻医疗负担，解决因病致贫、因病返贫问题，具有重要作用。建立新型农村合作医疗制度是一项十分复杂、艰巨的工作。各地区、各有关部门一定要从维护广大农民根本利益出发，因地制宜，分类指导，精心组织，精心运作，务求扎实推进试点工作，为新型农村合作医疗健康发展奠定良好基础。

二、明确试点工作的目标任务

建立新型农村合作医疗制度是一项复杂的社会系统工程，必须先行试点，逐步完善和推广。试点工作的主要目标任务是，研究和探索适应经济发展水平、农民经济承受能力、医疗服务供需状况的新型农村合作医疗政策措施、运行

机制和监管方式，为全面建立新型农村合作医疗制度提供经验。各地区在试点期间不要定指标，不要赶进度，不要盲目追求试点数量，要注重试点质量，力争试点一个成功一个，切实让农民得到实惠。各地区试点工作多是在2003年下半年开始启动的，为有充分时间扎实做好试点工作，2004年原则上不再扩大试点数量。

三、必须坚持农民自愿参加的原则

开展新型农村合作医疗试点，一定要坚持农民自愿参加的原则，严禁硬性规定农民参加合作医疗的指标、向乡村干部搞任务包干摊派、强迫乡(镇)卫生院和乡村医生代缴以及强迫农民贷款缴纳经费等简单粗暴、强迫命令的错误做法。各地区要加强督查，发现这些问题，必须及时严肃查处，坚决予以纠正。

四、深入细致地做好对农民的宣传和引导工作

新型农村合作医疗制度真正受到农民的拥护，是这项制度不断发展的基础。地方各级人民政府必须高度重视，切实做好对农民的宣传教育和引导工作。要深入了解和分析农民对新型农村合作医疗存在的疑虑和意见，有针对性地通过典型事例进行具体、形象、生动的宣传，把新型农村合作医疗的参加办法、参加人的权利与义务以及报销和管理办法等宣传到千家万户，使广大农民真正认识建立新型农村合作医疗制度的意义和好处，树立互助共济意识，自觉自愿地参加新型农村合作医疗。

五、切实加强组织管理

各省、自治区、直辖市及试点地(市)人民政府要尽快成立由卫生、财政、农业、民政、发展改革、审计、食品药品监管、中医药、扶贫等部门组成的新型农村合作医疗协调领导小组，协调相关政策，加强工作指导和督查。合作医疗协调领导小组在同级卫生行政部门设办公室，负责有关具体工作。卫生部成立专家技术指导组，重点做好吉林、浙江、湖北、云南四省试点工作的跟踪指导、评估和全国省级业务骨干人员培训工作。各省、自治区、直辖市也要成立省级专家技术指导组，指导试点县(市)的工作。

试点县(市)要成立县级新型农村合作医疗管理委员会，建立经办机构，负责新型农村合作医疗的业务管理；在乡(镇)可设立派出机构(人员)或委托有关机构管理。县、乡经办机构的设立要坚持精简、高效的原则，合理配备人员，保证工作需要，编制由县级人民政府从现有行政或事业编制中调剂解决。经办机构的人员和工作经费列入同级年度财政预算，予以保证，不得从新型农村合作医疗基金中提取。地方各级人民政府要为试点县(市)开展新型农村合作医疗工作适当提供启动经费。

六、慎重选择试点县(市)

新型农村合作医疗试点县(市)原则上由省级人民政府确定，根据以下四个方面综合考虑：一是县(市)人民政府特别是主要负责人高度重视，积极主动地提出申请；二是县(市)财政状况较好，农民有基本的支付能力；三是县(市)卫生行政部门管理能力和医疗卫生机构服务能力较强；四是农村基层组织比较健全，领导有力，农民参加新型农村合作医疗积极性较高。暂不具备条件的县(市)先不要急于开展试点，可在总结试点经验的基础上逐步推进。

七、认真开展基线调查

各省、自治区、直辖市要组织有关专家，制定统一的基线调查方案，重点对试点县(市)的经济发展水平、医疗卫生机构服务现状、农民疾病发生状况、就医用药及费用情况、农民对参加新型农村合作医疗的意愿等进行摸底调查。已正式启动新型农村合作医疗试点工作，但尚未开展或未按要求开展基线调查的试点县(市)，要抓紧时间，尽快完成这项工作，减少试点工作的盲目性。

八、合理确定筹资标准

要根据农民收入情况，合理确定个人缴费数额。原则上农民个人每年每人缴费不低于 10 元，经济发达地区可在农民自愿的基础上，根据农民收入水平及实际需要相应提高缴费标准。要积极鼓励有条件的乡村集体经济组织对本地新型农村合作医疗给予适当扶持，但集体出资部分不得向农民摊派。中央财政对中西部除市区以外参加新型农村合作医疗农民平均每年每人补助 10 元，中西部地区各级财政对参加新型农村合作医疗农民的资助总额不低于每年每人 10 元，东部地区各级财政对参加新型农村合作医疗农民的资助总额应争取达到 20 元。地方各级财政的负担比例可根据本地经济状况确定。地方各级人民政府要根据《民政部、卫生部、财政部关于实施农村医疗救助的意见》制定实施细则，尽快建立农村医疗救助制度，资助贫困农民参加新型农村合作医疗，并对患大病的贫困农民提供一定医药费用补助，对患特种传染病的农民按有关规定给予补助；要注意把建立新型农村合作医疗制度同扶贫和医疗救助等工作结合起来，共同推进和发展。

九、进一步完善资金收缴方式

要改进农民个人缴费收缴方式，可在农民自愿参加并签约承诺的前提下，由乡(镇)农税或财税部门一次性代收，开具由省级财税部门统一印制的专用收据；也可采取其他符合农民意愿的缴费方式。各地区应将新型农村合作医疗资金运作周期与财政年度一致起来。地方各级财政要在农民个人缴费到位后，及时下拨补助资金，不得弄虚作假，套取上级财政补助资金，一旦发现要严肃查处。

十、合理设置统筹基金与家庭账户

各试点县(市)要在坚持大病统筹为主的原则下,根据实际情况,确定新型农村合作医疗的补助方式,鼓励基层积极创新。要积极探索以大额医疗费用统筹补助为主、兼顾小额费用补助的方式,在建立大病统筹基金的同时,可建立家庭账户。可用个人缴费的一部分建立家庭账户,由个人用于支付门诊医疗费用;个人缴费的其余部分和各级财政补助资金建立大病统筹基金,用于参加新型农村合作医疗农民的大额或住院医疗费用的报销。个人缴费划入家庭账户的比例,由各地区合理确定。

十一、合理确定补助标准

各试点县(市)要坚持以收定支、量入为出、逐步调整、保障适度的原则,在充分听取农民意见的基础上,根据基线调查、筹资总额和参加新型农村合作医疗后农民就医可能增加等情况,科学合理地确定大额或住院医药费用补助的起付线、封顶线和补助比例,并根据实际及时调整,既要防止补助比例过高而透支,又不能因支付比例太低使基金沉淀过多,影响农民受益。在基本条件相似、筹资水平等同的条件下,同一省(自治区、直辖市)内试点县(市)的起付线、封顶线和补助比例差距不宜过大。各地区根据实际确定门诊费用的报销比例,引导农民合理使用家庭账户。家庭账户结余资金,可以结转到下一年度使用。

十二、探索手续简便的报账方式

农民在县(市)、乡(镇)、村定点医疗机构就诊,可先由定点医疗机构初审并垫付规定费用,然后由定点医疗机构定期到县(市)或乡(镇)新型农村合作医疗经办机构核销。新型农村合作医疗经办机构应及时审核支付定点医疗机构的垫付资金,保证定点医疗机构的正常运转。新型农村合作医疗经办机构在审核诊疗项目和费用账目时,如发现定点医疗机构有违反新型农村合作医疗制度相关规定的情况,不予核销,已发生费用由定点医疗机构承担。农民经批准到县(市)级以上医疗机构就医,可先自行垫付有关费用,再由本县(市)新型农村合作医疗经办机构按相关规定及时审核报销。

十三、严格资金管理,确保基金安全

各省、自治区、直辖市财政等部门要组织制定新型农村合作医疗基金管理办法和基金会计制度,按照公开、公平、公正的原则管好、用好基金,不得挤占挪用。一旦发现有挪用或贪污浪费基金等行为的,要依法严处。省级新型农村合作医疗协调领导小组办公室应采取统一招标方式,选择网点覆盖面广、信誉好、服务质量高、提供优惠支持条件多的国有商业银行作为试点县(市)基金代理银行。可由财政部门在代理银行设立基金专用账户。所有新型农村合作医疗资金全部进入代理银行基金专户储存、管理。县(市)新型农村合作医疗经办机构负责审核汇总支付费用,交由财政部门审核开具申请支付凭证,提交代理银行办理资金结算业务,直接将资金转入医疗机构的银行账户。做到银行管钱不管账,经办机构管账不管钱,实现基金收支分离,管用分开,封闭运行。

十四、加强基金监管

新型农村合作医疗经办机构要定期向社会公布新型农村合作医疗基金的具体收支、使用情况,保证农民知情、参与和监督的权利,并接受有关部门的监督。试点县(市)要把基金收支和管理情况纳入当地审计部门的年度审计计划,定期予以专项审计并公开审计结果;县(市)、乡(镇)人民政府可根据本地实际,成立由相关部门和参加新型农村合作医疗的农民代表共同组成的新型农村合作医疗监督委员会,定期检查、监督基金使用和管理情况;各行政村要把新型农村合作医疗支付情况作为村务公开的重要内容之一,至少每季度张榜公布一次,接受村民的监督。

十五、努力改善农村卫生服务条件,提高服务质量

各地区要将试点工作同农村卫生改革与发展有机结合起来,大力推进县(市)、乡(镇)、村三级农村医疗卫生服务网的建设,改善基础设施条件,提高医疗服务水平,坚持预防为主,做好农村预防保健等公共卫生服务。要积极推进县、乡医疗卫生机构内部改革,推动乡(镇)卫生院上划县级卫生行政部门管理的工作,实行全员聘用制。鼓励县、乡、村卫生机构间的纵向合作,使县级医疗机构的技术服务向乡(镇)延伸,乡(镇)医疗卫生机构的技术服务向村延伸,同时鼓励发展民办医疗机构,让农民不出村、乡就能享受到较好的卫生服务。要制定引导医学院校大学毕业生到农村工作锻炼的政策,加大城市卫生支农工作力度,加强基层卫生人员培训,多方面提高农村卫生人员素质。县级卫生行政部门要合理确定新型农村合作医疗定点医疗服务机构,制定和完善诊疗规范,实行双向转诊制度,切实加强监管,严格控制医疗收费标准,不断提高医疗服务质量,向农民提供合理、有效、质优、价廉的医疗卫生服务。乡(镇)、村医疗卫生机构要转变观念,转变作风,立足于为民、便民、利民,端正医德医风,严格执行诊疗规范和新型农村合作医疗用药规定,深入到农民家庭开展预防保健和基本医疗服务,千方百计为农民节约合作医疗经费,使有限的资金发挥最大的效益。充分发挥中医药的作用和优势,积极运用中医药为农民提供服务。

十六、加强农村药品质量和购销的监管

食品药品监管部门要加强对农村药品质量的监管,严格药品批发企业、零售企业标准,规范农村药品采购渠道,切实加强对农村药品质量的监管力度,保证农民用药有效、安全。价格主管部门要加强对农村医疗卫生机构、药店销售药品的价格监督，严厉查处价格违法违规行为。卫生行政部门要规范医疗卫生机构用药行为，各省、自治区、直辖市卫生行政部门要制定新型农村合作医疗基本药物目录。推行农村卫生机构药品集中采购，也可由县级医疗卫生机构或乡(镇)卫生院为村卫生室代购药品，严格控制农村医药费用的不合理增长，减轻农民医药费用负担。关于加强药品质量和购销监管的具体办法，由食品药品监管局商有关部门另行制定。

地方各级人民政府要加强对新型农村合作医疗试点工作的领导，按照本指导意见提出的要求，加强调查研究和检查指导，结合本地区试点工作实际，不断调整和完善试点方案，扎扎实实地做好试点工作。

卫生部等7部委局联合下发《关于加快推进新型农村合作医疗试点工作的通知》

（卫农卫发〔2006〕13号）

各省、自治区、直辖市、计划单列市卫生厅局、发展改革委、民政厅局、财政厅局、农业(林)厅(局、委)、食品药品监管局、中医药局，新疆生产建设兵团卫生局、发展改革委、民主局、财务局、农业局、食品药品监管分局：

新型农村合作医疗试点工作开展以来，各地认识明确，组织有力，工作扎实，稳步推进，取得了明显的成效，受到了广大农民群众的欢迎，为探索新形势下做好农民医疗保障工作，逐步完善新型农村合作医疗制度积累了经验。根据国务院第101次常务会议和2005年全国新型农村合作医疗试点工作会议精神，从2006年起，将调整相关政策，加大力度，加快进度，积极推进新型农村合作医疗试点工作。现就有关问题通知如下：

一、高度重视新型农村合作医疗试点工作

建立新型农村合作医疗制度，是从我国基本国情出发，解决农民看病难问题的一项重大举措，对于提高农民健康水平，缓解农民因病致贫、因病返贫，统筹城乡发展，实现全面建设小康社会目标具有重要作用。各有关部门要从执政为民、以人为本和建设和谐社会的高度，充分认识开展新型农村合作医疗试点工作的重大意义，按照国务院的部署和要求，统一思想，明确目标，精心组织，扎实工作，把这项造福广大农民的大事抓紧、抓实、抓好。各省(区、市)相关部门要认真组织开展调查研究，完善试点方案，规范运作机制，形成2—3种比较成熟的试点模式，供今后推广时借鉴。

二、明确扩大试点的目标和要求

各省(区、市)要在认真总结试点经验的基础上，加大工作力度，完善相关政策，扩大新型农村合作医疗试点。2006年，使全国试点县(市、区)数量达到全国县(市、区)总数的40％左右；2007年扩大到60％左右；2008年在全国基本推行；2010年实现新型农村合作医疗制度基本覆盖农村居民的目标。东部地区可在规范管理的基础上加快推进速度，有条件的地区可探索多种形式的农村医疗保障办法。在推进试点工作中，各地区要贯彻自愿、互助、公开、服务的原则，坚持农民以家庭为单位自愿参加，不搞强迫命令；坚持合作医疗制度的互助共济性质，动员农民共同抵御疾病风险；坚持公开、公正、公平，规范操作，加强监管；坚持便民利民，真正让农民受益。

三、加大中央和地方财政的支持力度

为体现党和政府对农民健康的关心，提高农民的受益水平，引导农民踊跃参加，从 2006 年起，中央财政对中西部地区除市区以外的参加新型农村合作医疗的农民由每年每人补助 10 元提高到 20 元，地方财政也要相应增加 10 元。财政确实有困难的省(区、市)，可 2006 年、2007 年分别增加 5 元，在两年内落实到位。地方财政增加的合作医疗补助经费，应主要由省级财政承担，原则上不由省、市、县按比例平均分摊，不能增加困难县的财政负担。农民个人缴费标准暂不提高。同时，将中西部地区中农业人口占总人口比例高于 70%的市辖区和辽宁、江苏、浙江、福建、山东和广东六省的试点县(市、区)纳入中央财政补助范围。中央财政对辽宁、江苏、浙江、福建、山东和广东省按中西部地区补助标准的一定比例安排补助资金。各级财政部门要认真落实新型农村合作医疗补助资金，在年初预算中足额安排，并及时下拨到位，为新型农村合作医疗的顺利开展提供必要的资金保障。

四、不断完善合作医疗资金筹集和监管机制

各地要认真总结试点单位的好做法，积极进行农民个人缴费方式的探索，充分发挥基层组织的作用，建立稳定的筹资机制。如果农民个人自愿，经村民代表大会讨论同意，可以由村民自治组织代为收缴农民的个人缴费。要加强基金管理，做到专户储存，专款专用，严格实行基金封闭运行，确保合作医疗基金和利息全部用于参合农民的医疗补助。要建立健全既方便农民又便于监管的合作医疗审核和报销办法，实行基金使用管理的县、乡、村公示制度，把合作医疗报销情况作为村务公开的重要内容，探索农民参与监督和民主管理的长效机制，保证农民的知情权和监督权。要加强对合作医疗基金管理和使用的专项审计，发现问题，及时纠正。

五、科学合理制定和调整农民医疗费用补偿方案

随着试点数量的增加和政府补助水平的提高，各地要在分析、总结合作医疗制度和基金运行情况的基础上，认真测算，科学制定和调整农民医疗费用补偿方案。方案的制定和调整要掌握以下原则：一是要在建立风险基金的基础上，坚持做到合作医疗基金收支平衡，略有结余；二是新增中央和地方财政补助资金应主要用于大病统筹基金，也可适当用于小额医疗费用补助，提高合作医疗的补助水平；三是补偿方案要统筹兼顾，邻县之间差别不宜过大；四是补偿方案的调整应从新的年度实行，以保持政策的连续性和稳定性。

六、加强合作医疗管理能力建设

各试点县(市、区)要加强经办机构建设和管理。要按规定解决合作医疗经

办机构的编制,同时要支持保险公司参与合作医疗业务服务的试点。要按照新型农村合作医疗试点的基本原则和政策要求,明确政府相关部门、经办机构(保险公司)及定点医疗机构的权利、义务,保障参合农民的合法权益,为农民提供方便、良好的服务。要继续加强合作医疗管理人员和经办人员的政策、业务培训,提高合作医疗管理能力。要加快合作医疗信息化建设,逐步实现网上审核报销、监管和信息传输,加强规范管理。试点县(市、区)财政部门要将经办机构人员和工作经费列入年度预算,予以保证,不得从合作医疗基金中提取。地方各级人民政府要对新增试点县(市、区)适当提供启动经费。中央财政将通过专项转移支付对中西部地区的试点工作予以支持。

七、进一步解决好贫困农民的看病就医问题

要建立和完善农村医疗救助制度,做好与新型农村合作医疗制度的衔接。加大各级政府对医疗救助资金的支持,充分发挥民政部门的主导作用,动员红十字会、基金会等社团组织、慈善机构和各类企事业单位等社会力量,多渠道筹集资金。进一步完善相关政策措施,明确救助范围,提高救助水平,重点解决好农村五保户和贫困家庭的问题。在帮助救助对象参加合作医疗的同时,对个人负担医疗费用过重、难以承担的部分,应给予适当补助。针对农村贫困人口家庭收入低、生活困难大的实际,在新型农村合作医疗试点工作中对农村救助对象应给予更多的政策优惠。通过新型农村合作医疗与医疗救助的协调互补,共同解决贫困农民看病就医难的突出问题。

八、加强农村医疗服务监管

各级卫生行政部门要加强对医疗机构服务行为和费用的监管,采取有效措施遏制农村医药费用的不合理增长,减轻农民医药费用负担。要建立合作医疗定点医疗机构的准入和退出制度,引入竞争机制;制定合作医疗基本药品和诊疗目录,严格规定目录外药品和诊疗费用占总医药费用的比例,并实行病人审核签字制;严格控制定点医疗机构平均住院费用、平均门诊费用的上涨幅度,控制定点医疗机构收入中药品收入所占的比例。要加强对乡镇卫生院的监管,维护公立卫生院的公益性质。要重视和加强中医药和民族医药的应用,应将符合条件的中医医疗机构列入定点医疗机构范围,将适宜的中药和中医药诊疗项目列入合作医疗基本药品和诊疗目录,满足农民对中医药和民族医药的需求。价格主管部门要会同卫生行政部门探索建立符合实际的农村医疗服务项目规范和医药价格标准。

九、继续加强农村药品监督和供应网络建设

要继续加强农村药品监督网络建设,促进农村药品供应网络建设,充分利用现有网络和人员,建立适合农村实际的药品供销体系和监督体系,规范药品供销渠道,加强质量监管,严厉打击非法药品经营活动。逐步推进农村医疗卫生机构药品集中采购或跟标采购;也可由县级医疗机构或乡镇卫生院为村卫生室代购药品;鼓励药品连锁企业向农村延伸,对农村基层医疗机构实行集中配送。通过建立多种形式的农村药品供应渠道,保证农民用药安全、有效、经济。

十、加快推进农村卫生服务体系建设

要加强农村医疗卫生基础设施建设,健全县、乡、村三级农村医疗卫生服务体系和网络。把农村卫生服务体系建设纳入"十一五"规划,以加强县、乡医疗卫生机构能力建设为重点,并对中西部贫困地区传染病、地方病重疫区的村卫生室建设给予适当支持。各级政府要集中力量在每个乡镇办好一所公立卫生院,并由县级政府统一管理。有条件的地方,可根据实际情况,通过整合现有卫生资源,建立农村社区卫生服务机构,更好地承担农村疾病预防控制、基本医疗、健康教育等公共卫生工作。各地要结合乡镇机构改革,明确乡、村级公共卫生工作职责并落实到位。各级政府要按照明确职责合理负担的原则,建立和完善农村卫生经费保障机制。

十一、加强农村基层医疗卫生队伍建设

加强农村基层卫生技术人员培训,建立终身教育制度,提高农村卫生人员的专业知识和技能。高等医学院校要加强面向农村需要的卫生专业人才培养,扩大定向招生试点。研究制定农村卫生技术人员职称晋升的倾斜政策,鼓励农村卫生技术人员安心工作。建立城市卫生支援农村的长效机制,城市医院要选派医务人员轮流定期到县级医院和乡镇卫生院帮助开展医疗服务和技术培训。城市医生晋升主治或副主任医师之前,必须在县或乡医疗机构累计服务满1年。城市医疗卫生机构新录用的大学毕业生,在获得医师执业证书后分期分批到农村医疗卫生机构服务1年,服务期限可以计算为城市医生在晋升主治和副主任医师前必须到农村服务的时间。县级医院也要建立对乡、村医疗机构的定点帮扶制度。要制定政策引导医学院校毕业生到农村基层从事志愿服务。

十二、加强对新型农村合作医疗的组织领导

各地要把建立新型农村合作医疗制度作为维护农民健康权益、提高农民综合素质、切实解决"三农"问题、建设社会主义新农村的一项重要措施,切实摆上工作日程,提高认识,加强领导,组织好各方面力量,积极支持这项工作。各有关部门要明确责任,加强协调,密切配合。卫生部门要充分发挥主管部门作用,加强管理和政策指导;财政部门要加强对资金筹集、使用的审核和监管;农业部门要配合做好宣传推广工作,协助对筹资的管理,监督资金的使用;民政部门要做好农村医疗救助工作，支持合作医疗的建立和完善；食品药品监管部门要加强农村药品监管，配合新型农村合作医疗试点工作健康发展；中医药管理部门要注重在新型农村合作医疗中发挥中医药的优势和作用。要加强舆论宣传引导，争取全社会的理解和支持，调动广大农民参加合作医疗的积极性。通过不懈的努力，逐步在我国建立起符合中国国情，适应农村经济发展水平和农民医疗卫生需求的新型农村合作医疗制度。

卫生部　国家发展改革委　民政部　财政部

农业部　食品药品监管局　中医药局

二〇〇六年一月十日

中共中央国务院关于深化医药卫生体制改革的意见

（2009 年 3 月 17 日）

按照党的十七大精神，为建立中国特色医药卫生体制，逐步实现人人享有基本医疗卫生服务的目标，提高全民健康水平，现就深化医药卫生体制改革提出如下意见。

一、充分认识深化医药卫生体制改革的重要性、紧迫性和艰巨性

医药卫生事业关系亿万人民的健康，关系千家万户的幸福，是重大民生问题。深化医药卫生体制改革，加快医药卫生事业发展，适应人民群众日益增长的医药卫生需求，不断提高人民群众健康素质，是贯彻落实科学发展观、促进经济社会全面协调可持续发展的必然要求，是维护社会公平正义、提高人民生活质量的重要举措，是全面建设小康社会和构建社会主义和谐社会的一项重大任务。

新中国成立以来，特别是改革开放以来，我国医药卫生事业取得了显著成就，覆盖城乡的医药卫生服务体系基本形成，疾病防治能力不断增强，医疗保障覆盖人口逐步扩大，卫生科技水平迅速提高，人民群众健康水平明显改善，居民主要健康指标处于发展中国家前列。尤其是抗击“非典”取得重大胜利以来，各级政府投入加大，公共卫生、农村医疗卫生和城市社区卫生发展加快，新型农村合作医疗和城镇居民基本医疗保险取得突破性进展，为深化医药卫生体制改革打下了良好基础。同时，也应该看到，当前我国医药卫生事业发展水平与人民群众健康需求及经济社会协调发展要求不适应的矛盾还比较突出。城乡和区域医疗卫生事业发展不平衡，资源配置不合理，公共卫生和农村、社区医疗卫生工作比较薄弱，医疗保障制度不健全，药品生产流通秩序不规范，医院管理体制和运行机制不完善，政府卫生投入不足，医药费用上涨过快，个人负担过重，对此，人民群众反映强烈。

从现在到 2020 年，是我国全面建设小康社会的关键时期，医药卫生工作任务繁重。随着经济的发展和人民生活水平的提高，群众对改善医药卫生服务将会有更高的要求。工业化、城镇化、人口老龄化、疾病谱变化和生态环境变化等，都给医药卫生工作带来一系列新的严峻挑战。深化医药卫生体制改革，是加快医药卫生事业发展的战略选择，是实现人民共享改革发展成果的重要途径，是广大人民群众的迫切愿望。

深化医药卫生体制改革是一项涉及面广、难度大的社会系统工程。我国人口多，人均收入水平低，城乡、区域差距大，长期处于社会主义初级阶段的基本国情，决定了深化医药卫生体制改革是一项十分复杂艰巨的任务，是一个渐进的过程，需要在明确方向和框架的基础上，经过长期艰苦努力和坚持不懈的探索，才能逐步建立符合我国国情的医药卫生体制。因此，对深化医药卫生体制改革，既要坚定决心、抓紧推进，又要精心组织、稳步实施，确保改革顺利进行，达到预期目标。

二、深化医药卫生体制改革的指导思想、基本原则和总体目标

（一）深化医药卫生体制改革的指导思想。以邓小平理论和"三个代表"重要思想为指导，深入贯彻落实科学发展观，从我国国情出发，借鉴国际有益经验，着眼于实现人人享有基本医疗卫生服务的目标，着力解决人民群众最关心、最直接、最现实的利益问题。坚持公共医疗卫生的公益性质，坚持预防为主、以农村为重点、中西医并重的方针，实行政事分开、管办分开、医药分开、营利性和非营利性分开，强化政府责任和投入，完善国民健康政策，健全制度体系，加强监督管理，创新体制机制，鼓励社会参与，建设覆盖城乡居民的基本医疗卫生制度，不断提高全民健康水平，促进社会和谐。

（二）深化医药卫生体制改革的基本原则。医药卫生体制改革必须立足国情，一切从实际出发，坚持正确的改革原则。

——坚持以人为本，把维护人民健康权益放在第一位。坚持医药卫生事业为人民健康服务的宗旨，以保障人民健康为中心，以人人享有基本医疗卫生服务为根本出发点和落脚点，从改革方案设计、卫生制度建立到服务体系建设都要遵循公益性的原则，把基本医疗卫生制度作为公共产品向全民提供，着力解决群众反映强烈的突出问题，努力实现全体人民病有所医。

——坚持立足国情，建立中国特色医药卫生体制。坚持从基本国情出发，实事求是地总结医药卫生事业改革发展的实践经验，准确把握医药卫生发展规律和主要矛盾；坚持基本医疗卫生服务水平与经济社会发展相协调、与人民群众的承受能力相适应；充分发挥中医药（民族医药）作用；坚持因地制宜、分类指导，发挥地方积极性，探索建立符合国情的基本医疗卫生制度。

——坚持公平与效率统一，政府主导与发挥市场机制作用相结合。强化政府在基本医疗卫生制度中的责任，加强政府在制度、规划、筹资、服务、监管等方面的职责，维护公共医疗卫生的公益性，促进公平公正。同时，注重发挥市场机制作用，动员社会力量参与，促进有序竞争机制的形成，提高医疗卫生运行效率、服务水平和质量，满足人民群众多层次、多样化的医疗卫生需求。

——坚持统筹兼顾，把解决当前突出问题与完善制度体系结合起来。从全局出发，统筹城乡、区域发展，兼顾供给方和需求方等各方利益，注重预防、治疗、康复三者的结合，正确处理政府、卫生机构、医药企业、医务人员和人民群众之间的关系。既着眼长远，创新体制机制，又立足当前，着力解决医药卫生事业中存在的突出问题。既注重整体设计，明确总体改革方向目标和基本框架，又突出重点，分步实施，积极稳妥地推进改革。

(三)深化医药卫生体制改革的总体目标。建立健全覆盖城乡居民的基本医疗卫生制度，为群众提供安全、有效、方便、价廉的医疗卫生服务。

到 2011 年，基本医疗保障制度全面覆盖城乡居民，基本药物制度初步建立，城乡基层医疗卫生服务体系进一步健全，基本公共卫生服务得到普及，公立医院改革试点取得突破，明显提高基本医疗卫生服务可及性，有效减轻居民就医费用负担，切实缓解“看病难、看病贵”问题。

到 2020 年，覆盖城乡居民的基本医疗卫生制度基本建立。普遍建立比较完善的公共卫生服务体系和医疗服务体系，比较健全的医疗保障体系，比较规范的药品供应保障体系，比较科学的医疗卫生机构管理体制和运行机制，形成多元办医格局，人人享有基本医疗卫生服务，基本适应人民群众多层次的医疗卫生需求，人民群众健康水平进一步提高。

三、完善医药卫生四大体系，建立覆盖城乡居民的基本医疗卫生制度

建设覆盖城乡居民的公共卫生服务体系、医疗服务体系、医疗保障体系、药品供应保障体系，形成四位一体的基本医疗卫生制度。四大体系相辅相成，配套建设，协调发展。

(四)全面加强公共卫生服务体系建设。建立健全疾病预防控制、健康教育、妇幼保健、精神卫生、应急救治、采供血、卫生监督和计划生育等专业公共卫生服务网络，完善以基层医疗卫生服务网络为基础的医疗服务体系的公共卫生服务功能，建立分工明确、信息互通、资源共享、协调互动的公共卫生服务体系，提高公共卫生服务和突发公共卫生事件应急处置能力，促进城乡居民逐步享有均等化的基本公共卫生服务。

确定公共卫生服务范围。明确国家基本公共卫生服务项目，逐步增加服务内容。鼓励地方政府根据当地经济发展水平和突出的公共卫生问题，在中央规定服务项目的基础上增加公共卫生服务内容。

完善公共卫生服务体系。进一步明确公共卫生服务体系的职能、目标和任务，优化人员和设备配置，探索整合公共卫生服务资源的有效形式。完善重大疾病防控体系和突发公共卫生事件应急机制，加强对严重威胁人民健康的传染病、慢性病、地方病、职业病和出生缺陷等疾病的监测与预防控制。加强城乡急救体系建设。

加强健康促进与教育。医疗卫生机构及机关、学校、社区、企业等要大力开展健康教育，充分利用各种媒体，加强健康、医药卫生知识的传播，倡导健康文明的生活方式，促进公众合理营养，提高群众的健康意识和自我保健能力。

深入开展爱国卫生运动。将农村环境卫生与环境污染治理纳入社会主义新农村建设规划，推动卫生城市和文明村镇建设，不断改善城乡居民生活、工作等方面的卫生环境。

加强卫生监督服务。大力促进环境卫生、食品卫生、职业卫生、学校卫生，以及农民工等流动人口卫生工作。

（五）进一步完善医疗服务体系。坚持非营利性医疗机构为主体、营利性医疗机构为补充，公立医疗机构为主导、非公立医疗机构共同发展的办医原则，建设结构合理、覆盖城乡的医疗服务体系。

大力发展农村医疗卫生服务体系。进一步健全以县级医院为龙头、乡镇卫生院和村卫生室为基础的农村医疗卫生服务网络。县级医院作为县域内的医疗卫生中心，主要负责基本医疗服务及危重急症病人的抢救，并承担对乡镇卫生院、村卫生室的业务技术指导和卫生人员的进修培训；乡镇卫生院负责提供公共卫生服务和常见病、多发病的诊疗等综合服务，并承担对村卫生室的业务管理和技术指导；村卫生室承担行政村的公共卫生服务及一般疾病的诊治等工作。有条件的农村实行乡村一体化管理。积极推进农村医疗卫生基础设施和能力建设，政府重点办好县级医院，并在每个乡镇办好一所卫生院，采取多种形式支持村卫生室建设，使每个行政村都有一所村卫生室，大力改善农村医疗卫生条件，提高服务质量。

完善以社区卫生服务为基础的新型城市医疗卫生服务体系。加快建设以社区卫生服务中心为主体的城市社区卫生服务网络，完善服务功能，以维护社区居民健康为中心，提供疾病预防控制等公共卫生服务、一般常见病及多发病的初级诊疗服务、慢性病管理和康复服务。转变社区卫生服务模式，不断提高服务水平，坚持主动服务、上门服务，逐步承担起居民健康“守门人”的职责。

健全各类医院的功能和职责。优化布局和结构，充分发挥城市医院在危重急症和疑难病症的诊疗、医学教育和科研、指导和培训基层卫生人员等方面的骨干作用。有条件的大医院按照区域卫生规划要求，可以通过托管、重组等方式促进医疗资源合理流动。

建立城市医院与社区卫生服务机构的分工协作机制。城市医院通过技术支持、人员培训等方式，带动社区卫生服务持续发展。同时，采取增强服务能力、降低收费标准、提高报销比例等综合措施，引导一般诊疗下沉到基层，逐步实现社区首诊、分级医疗和双向转诊。整合城市卫生资源，充分利用城市现有一、二级医院及国有企事业单位所属医疗机构和社会力量举办的医疗机构等资源，发展和完善社区卫生服务网络。

充分发挥中医药(民族医药)在疾病预防控制、应对突发公共卫生事件、医疗服务中的作用。加强中医临床研究基地和中医院建设，组织开展中医药防治疑难疾病的联合攻关。在基层医疗卫生服务中，大力推广中医药适宜技术。采取扶持中医药发展政策，促进中医药继承和创新。

建立城市医院对口支援农村医疗卫生工作的制度。发达地区要加强对口支援贫困地区和少数民族地区发展医疗卫生事业。城市大医院要与县级医院建立长期稳定的对口支援和合作制度，采取临床服务、人员培训、技术指导、设备支援等方式，帮助其提高医疗水平和服务能力。

(六)加快建设医疗保障体系。加快建立和完善以基本医疗保障为主体，其他多种形式补充医疗保险和商业健康保险为补充，覆盖城乡居民的多层次医疗保障体系。

建立覆盖城乡居民的基本医疗保障体系。城镇职工基本医疗保险、城镇居民基本医疗保险、新型农村合作医疗和城乡医疗救助共同组成基本医疗保障体系，分别覆盖城镇就业人口、城镇非就业人口、农村人口和城乡困难人群。坚持广覆盖、保基本、可持续的原则，从重点保障大病起步，逐步向门诊小病延伸，不断提高保障水平。建立国家、单位、家庭和个人责任明确、分担合理的多渠道筹资机制，实现社会互助共济。随着经济社会发展，逐步提高筹资水平和统筹层次，缩小保障水平差距，最终实现制度框架的基本统一。进一步完善城镇职工基本医疗保险制度，加快覆盖就业人口，重点解决国有关闭破产企业、困难企业等职工和退休人员，以及非公有制经济组织从业人员和灵活就业人员的基本医疗保险问题；2009年全面推开城镇居民基本医疗保险，重视解决老人、残疾人和儿童的基本医疗保险问题；全面实施新型农村合作医疗制度，逐步提高政府补助水平，适当增加农民缴费，提高保障能力；完善城乡医疗救助制度，对困难人群参保及其难以负担的医疗费用提供补助，筑牢医疗保障底线。探索建立城乡一体化的基本医疗保障管理制度。

鼓励工会等社会团体开展多种形式的医疗互助活动。鼓励和引导各类组织和个人发展社会慈善医疗救助。

做好城镇职工基本医疗保险制度、城镇居民基本医疗保险制度、新型农村合作医疗制度和城乡医疗救助制度之间的衔接。以城乡流动的农民工为重点积极做好基本医疗保险关系转移接续，以异地安置的退休人员为重点改进异地就医结算服务。妥善解决农民工基本医疗保险问题。签订劳动合同并与企业建立稳定劳动关系的农民工，要按照国家规定明确用人单位缴费责任，将其纳入城镇职工基本医疗保险制度；其他农民工根据实际情况，参加户籍所在地新型农村合作医疗或务工所在地城镇居民基本医疗保险。

积极发展商业健康保险。鼓励商业保险机构开发适应不同需要的健康保险产品，简化理赔手续，方便群众，满足多样化的健康需求。鼓励企业和个人通过参加商业保险及多种形式的补充保险解决基本医疗保障之外的需求。在确保基金安全和有效监管的前提下，积极提倡以政府购买医疗保障服务的方式，探索委托具有资质的商业保险机构经办各类医疗保障管理服务。

（七）建立健全药品供应保障体系。加快建立以国家基本药物制度为基础的药品供应保障体系，保障人民群众安全用药。

建立国家基本药物制度。中央政府统一制定和发布国家基本药物目录，按照防治必需、安全有效、价格合理、使用方便、中西药并重的原则，结合我国用药特点，参照国际经验，合理确定品种和数量。建立基本药物的生产供应保障体系，在政府宏观调控下充分发挥市场机制的作用，基本药物实行公开招标采购，统一配送，减少中间环节，保障群众基本用药。国家制定基本药物零售指导价格，在指导价格内，由省级人民政府根据招标情况确定本地区的统一采购价格。规范基本药物使用，制定基本药物临床应用指南和基本药物处方集。城乡基层医疗卫生机构应全部配备、使用基本药物，其他各类医疗机构也要将基本药物作为首选药物并确定使用比例。基本药物全部纳入基本医疗保障药物报销目录，报销比例明显高于非基本药物。

规范药品生产流通。完善医药产业发展政策和行业发展规划，严格市场准入和药品注册审批，大力规范和整顿生产流通秩序，推动医药企业提高自主创新能力和医药产业结构优化升级，发展药品现代物流和连锁经营，促进药品生产、流通企业的整合。建立便民惠农的农村药品供应网。完善药品储备制度。支持用量小的特殊用药、急救用药生产。规范药品采购，坚决治理医药购销中的商业贿赂。加强药品不良反应监测，建立药品安全预警和应急处置机制。

四、完善体制机制，保障医药卫生体系有效规范运转

完善医药卫生的管理、运行、投入、价格、监管体制机制，加强科技与人才、信息、法制建设，保障医药卫生体系有效规范运转。

（八）建立协调统一的医药卫生管理体制。实施属地化和全行业管理。所有医疗卫生机构，不论所有制、投资主体、隶属关系和经营性质，均由所在地卫生行政部门实行统一规划、统一准入、统一监管。中央、省级可以设置少量承担医学科研、教学功能的医学中心或区域医疗中心，以及承担全国或区域性疑难病症诊治的专科医院等医疗机构；县（市）主要负责举办县级医院、乡村卫生和社区卫生服务机构；其余公立医院由市负责举办。

强化区域卫生规划。省级人民政府制定卫生资源配置标准，组织编制区域卫生规划和医疗机构设置规划，明确医疗机构的数量、规模、布局和功能。科学制定乡镇卫生院（村卫生室）、社区卫生服务中心（站）等基层医疗卫生机构和各级医院建设与设备配置标准。充分利用和优化配置现有医疗卫生资源，对不符合规划要求的医疗机构要逐步进行整合，严格控制大型医疗设备配置，鼓励共建共享，提高医疗卫生资源利用效率。新增卫生资源必须符合区域卫生规划，重点投向农村和社区卫生等薄弱环节。加强区域卫生规划与城乡规划、土地利用总体规划等的衔接。建立区域卫生规划和资源配置监督评价机制。

推进公立医院管理体制改革。从有利于强化公立医院公益性和政府有效监管出发，积极探索政事分开、管办分开的多种实现形式。进一步转变政府职能，卫生行政部门主要承担卫生发展规划、资格准入、规范标准、服务监管等行业管理职能，其他有关部门按照各自职能进行管理和提供服务。落实公立医院独立法人地位。

进一步完善基本医疗保险管理体制。中央统一制定基本医疗保险制度框架和政策，地方政府负责组织实施管理，创造条件逐步提高统筹层次。有效整合基本医疗保险经办资源，逐步实现城乡基本医疗保险行政管理的统一。

（九）建立高效规范的医药卫生机构运行机制。公共卫生机构收支全部纳入预算管理。按照承担的职责任务，由政府合理确定人员编制、工资水平和经费标准，明确各类人员岗位职责，严格人员准入，加强绩效考核，建立能进能出的用人制度，提高工作效率和服务质量。

转变基层医疗卫生机构运行机制。政府举办的城市社区卫生服务中心（站）和乡镇卫生院等基层医疗卫生机构，要严格界定服务功能，明确规定使用适宜技术、适宜设备和基本药物，为广大群众提供低成本服务，维护公益性质。要严格核定人员编制，实行人员聘用制，建立能进能出和激励有效的人力资源管理制度。要明确收支范围和标准，实行核定任务、核定收支、绩效考核补助的财务管理办法，并探索实行收支两条线、公共卫生和医疗保障经费的总额预付等多种行之有效的管理办法，严格收支预算管理，提高资金使用效益。要改革药品加成政策，实行药品零差率销售。加强和完善内部管理，建立以服务质量为核心、以岗位责任与绩效为基础的考核和激励制度，形成保障公平效率的长效机制。

建立规范的公立医院运行机制。公立医院要遵循公益性质和社会效益原则，坚持以病人为中心，优化服务流程，规范用药、检查和医疗行为。深化运行机制改革，建立和完善医院法人治理结构，明确所有者和管理者的责权，形成决策、执行、监督相互制衡，有责任、有激励、有约束、有竞争、有活力的机制。推进医药分开，积极探索多种有效方式逐步改革以药补医机制。通过实行药品购销差别加价、设立药事服务费等多种方式逐步改革或取消药品加成政策，同时采取适当调整医疗服务价格、增加政府投入、改革支付方式等措施完善公立医院补偿机制。进一步完善财务、会计管理制度，严格预算管理，加强财务监管和运行监督。地方可结合本地实际，对有条件的医院开展“核定收支、以收抵支、超收上缴、差额补助、奖惩分明”等多种管理办法的试点。改革人事制度，完善分配激励机制，推行聘用制度和岗位管理制度，严格工资总额管理，实行以服务质量及岗位工作量为主的综合绩效考核和岗位绩效工资制度，有效调动医务人员的积极性。

健全医疗保险经办机构运行机制。完善内部治理结构，建立合理的用人机制和分配制度，完善激励约束机制，提高医疗保险经办管理能力和管理效率。

（十）建立政府主导的多元卫生投入机制。明确政府、社会与个人的卫生投入责任。确立政府在提供公共卫生和基本医疗服务中的主导地位。公共卫生服务主要通过政府筹资，向城乡居民均等化提供。基本医疗服务由政府、社会和个人三方合理分担费用。特需医疗服务由个人直接付费或通过商业健康保险支付。

建立和完善政府卫生投入机制。中央政府和地方政府都要增加对卫生的投入，并兼顾供给方和需求方。逐步提高政府卫生投入占卫生总费用的比重，使居民个人基本医疗卫生费用负担有效减轻；政府卫生投入增长幅度要高于经常性财政支出的增长幅度，使政府卫生投入占经常性财政支出的比重逐步提高。新增政府卫生投入重点用于支持公共卫生、农村卫生、城市社区卫生和基本医疗保障。

按照分级负担的原则合理划分中央和地方各级政府卫生投入责任。地方政府承担主要责任，中央政府主要对国家免疫规划、跨地区的重大传染疾病预防控制等公共卫生、城乡居民的基本医疗保障以及有关公立医疗卫生机构建设等给予补助。加大中央、省级财政对困难地区的专项转移支付力度。

完善政府对公共卫生的投入机制。专业公共卫生服务机构的人员经费、发展建设和业务经费由政府全额安排，按照规定取得的服务收入上缴财政专户或纳入预算管理。逐步提高人均公共卫生经费，健全公共卫生服务经费保障机制。

完善政府对城乡基层医疗卫生机构的投入机制。政府负责其举办的乡镇卫生院、城市社区卫生服务中心（站）按国家规定核定的基本建设经费、设备购置经费、人员经费和其承担公共卫生服务的业务经费，使其正常运行。对包括社会力量举办的所有乡镇卫生院和城市社区卫生服务机构，各地都可采取购买服务等方式核定政府补助。支持村卫生室建设，对乡村医生承担的公共卫生服务等任务给予合理补助。

落实公立医院政府补助政策。逐步加大政府投入，主要用于基本建设和设备购置、扶持重点学科发展、符合国家规定的离退休人员费用和补贴政策性亏损等，对承担的公共卫生服务等任务给予专项补助，形成规范合理的公立医院政府投入机制。对中医院（民族医院）、传染病院、精神病院、职业病防治院、妇产医院和儿童医院等在投入政策上予以倾斜。严格控制公立医院建设规模、标准和贷款行为。

完善政府对基本医疗保障的投入机制。政府提供必要的资金支持新型农村合作医疗、城镇居民基本医疗保险、城镇职工基本医疗保险和城乡医疗救助制度的建立和完善。保证相关经办机构正常经费。

鼓励和引导社会资本发展医疗卫生事业。积极促进非公立医疗卫生机构发展，形成投资主体多元化、投资方式多样化的办医体制。抓紧制定和完善有关政策法规，规范社会资本包括境外资本办医疗机构的准入条件，完善公平公正的行业管理政策。鼓励社会资本依法兴办非营利性医疗机构。国家制定公立医院改制的指导性意见，积极引导社会资本以多种方式参与包括国有企业所办医院在内的部分公立医院改制重组。稳步推进公立医院改制的试点，适度降低公立医疗机构比重，形成公立医院与非公立医院相互促进、共同发展的格局。支持有资质人员依法开业，方便群众就医。完善医疗机构分类管理政策和税收优惠政策。依法加强对社会力量办医的监管。

大力发展医疗慈善事业。制定相关优惠政策，鼓励社会力量兴办慈善医疗机构，或向医疗救助、医疗机构等慈善捐赠。

（十一）建立科学合理的医药价格形成机制。规范医疗服务价格管理。对非营利性医疗机构提供的基本医疗服务，实行政府指导价，其余由医疗机构自主定价。中央政府负责制定医疗服务价格政策及项目、定价原则及方法；省或市级价格主管部门会同卫生、人力资源社会保障部门核定基本医疗服务指导价格。基本医疗服务价格按照扣除财政补助的服务成本制定，体现医疗服务合理成本和技术劳务价值。不同级别的医疗机构和医生提供的服务，实行分级定价。规范公立医疗机构收费项目和标准，研究探索按病种收费等收费方式改革。建立医用设备仪器价格监测、检查治疗服务成本监审及其价格定期调整制度。

改革药品价格形成机制。合理调整政府定价范围，改进定价方法，提高透明度，利用价格杠杆鼓励企业自主创新，促进国家基本药物的生产和使用。对新药和专利药品逐步实行定价前药物经济性评价制度。对仿制药品实行后上市价格从低定价制度，抑制低水平重复建设。严格控制药品流通环节差价率。对医院销售药品开展差别加价、收取药事服务费等试点，引导医院合理用药。加强医用耗材及植(介)入类医疗器械流通和使用环节价格的控制和管理。健全医药价格监测体系，规范企业自主定价行为。

积极探索建立医疗保险经办机构与医疗机构、药品供应商的谈判机制，发挥医疗保障对医疗服务和药品费用的制约作用。

(十二)建立严格有效的医药卫生监管体制。强化医疗卫生监管。健全卫生监督执法体系，加强城乡卫生监督机构能力建设。强化医疗卫生服务行为和质量监管，完善医疗卫生服务标准和质量评价体系，规范管理制度和工作流程，加快制定统一的疾病诊疗规范，健全医疗卫生服务质量监测网络。加强医疗卫生机构的准入和运行监管。加强对生活饮用水安全、职业危害防治、食品安全、医疗废弃物处置等社会公共卫生的监管。依法严厉打击各种危害人民群众身体健康和生命安全的违法行为。

完善医疗保障监管。加强对医疗保险经办、基金管理和使用等环节的监管，建立医疗保险基金有效使用和风险防范机制。强化医疗保障对医疗服务的监控作用，完善支付制度，积极探索实行按人头付费、按病种付费、总额预付等方式，建立激励与惩戒并重的有效约束机制。加强商业健康保险监管，促进规范发展。

加强药品监管。强化政府监管责任，完善监管体系建设，严格药品研究、生产、流通、使用、价格和广告的监管。落实药品生产质量管理规范，加强对高风险品种生产的监管。严格实施药品经营管理规范，探索建立药品经营许可分类、分级的管理模式，加大重点品种的监督抽验力度。建立农村药品监督网。加强政府对药品价格的监管，有效抑制虚高定价。规范药品临床使用，发挥执业药师指导合理用药与药品质量管理方面的作用。

建立信息公开、社会多方参与的监管制度。鼓励行业协会等社会组织和个人对政府部门、医药机构和相关体系的运行绩效进行独立评价和监督。加强行业自律。

(十三)建立可持续发展的医药卫生科技创新机制和人才保障机制。推进医药卫生科技进步。把医药卫生科技创新作为国家科技发展的重点，努力攻克医药科技难关，为人民群众健康提供技术保障。加大医学科研投入，深化医药卫生科技体制和机构改革，整合优势医学科研资源，加快实施医药科技重大专项，鼓励自主创新，加强对重大疾病防治技术和新药研制关键技术等的研究，在医学基础和应用研究、高技术研究、中医和中西医结合研究等方面力求有新的突破。开发生产适合我国国情的医疗器械。广泛开展国际卫生科技合作交流。

加强医药卫生人才队伍建设。制定和实施人才队伍建设规划，重点加强公共卫生、农村卫生、城市社区卫生专业技术人员和护理人员的培养培训。制定优惠政策，鼓励优秀卫生人才到农村、城市社区和中西部地区服务。对长期在城乡基层工作的卫生技术人员在职称晋升、业务培训、待遇政策等方面给予适当倾斜。完善全科医师任职资格制度，健全农村和城市社区卫生人员在岗培训制度，鼓励参加学历教育，促进乡村医生执业规范化，尽快实现基层医疗卫生机构都有合格的全科医生。加强高层次科研、医疗、卫生管理等人才队伍建设。建立住院医师规范化培训制度，强化继续医学教育。加强护理队伍建设，逐步解决护理人员比例过低的问题。培育壮大中医药人才队伍。稳步推动医务人员的合理流动，促进不同医疗机构之间人才的纵向和横向交流，研究探索注册医师多点执业。规范医院管理者的任职条件，逐步形成一支职业化、专业化的医疗机构管理队伍。

调整高等医学教育结构和规模。加强全科医学教育，完善标准化、规范化的临床医学教育，提高医学教育质量。加大医学教育投入，大力发展面向农村、社区的高等医学本专科教育，采取定向免费培养等多种方式，为贫困地区农村培养实用的医疗卫生人才，造就大批扎根农村、服务农民的合格医生。

构建健康和谐的医患关系。加强医德医风建设，重视医务人员人文素养培养和职业素质教育，大力弘扬救死扶伤精神。优化医务人员执业环境和条件，保护医务人员的合法权益，调动医务人员改善服务和提高效率的积极性。完善医疗执业保险，开展医务社会工作，完善医疗纠纷处理机制，增进医患沟通。在全社会形成尊重医学科学、尊重医疗卫生工作者、尊重患者的良好风气。

（十四）建立实用共享的医药卫生信息系统。大力推进医药卫生信息化建设。以推进公共卫生、医疗、医保、药品、财务监管信息化建设为着力点，整合资源，加强信息标准化和公共服务信息平台建设，逐步实现统一高效、互联互通。

加快医疗卫生信息系统建设。完善以疾病控制网络为主体的公共卫生信息系统，提高预测预警和分析报告能力；以建立居民健康档案为重点，构建乡村和社区卫生信息网络平台；以医院管理和电子病历为重点，推进医院信息化建设；利用网络信息技术，促进城市医院与社区卫生服务机构的合作。积极发展面向农村及边远地区的远程医疗。

建立和完善医疗保障信息系统。加快基金管理、费用结算与控制、医疗行为管理与监督、参保单位和个人管理服务等具有复合功能的医疗保障信息系统建设。加强城镇职工基本医疗保险、城镇居民基本医疗保险、新型农村合作医疗和医疗救助信息系统建设,实现与医疗机构信息系统的对接,积极推广"一卡通"等办法,方便参保(合)人员就医,增加医疗服务的透明度。

建立和完善国家、省、市三级药品监管、药品检验检测、药品不良反应监测信息网络。建立基本药物供求信息系统。

(十五)建立健全医药卫生法律制度。完善卫生法律法规。加快推进基本医疗卫生立法,明确政府、社会和居民在促进健康方面的权利和义务,保障人人享有基本医疗卫生服务。建立健全卫生标准体系,做好相关法律法规的衔接与协调。加快中医药立法工作。完善药品监管法律法规。逐步建立健全与基本医疗卫生制度相适应、比较完整的卫生法律制度。

推进依法行政。严格、规范执法,切实提高各级政府运用法律手段发展和管理医药卫生事业的能力。加强医药卫生普法工作,努力创造有利于人民群众健康的法治环境。

五、着力抓好五项重点改革,力争近期取得明显成效

为使改革尽快取得成效,落实医疗卫生服务的公益性质,着力保障广大群众看病就医的基本需求,按照让群众得到实惠,让医务人员受到鼓舞,让监管人员易于掌握的要求,2009—2011 年着力抓好五项重点改革。

(十六)加快推进基本医疗保障制度建设。基本医疗保障制度全面覆盖城乡居民,3 年内城镇职工基本医疗保险、城镇居民基本医疗保险和新型农村合作医疗参保(合)率均达到 90%以上;城乡医疗救助制度覆盖到全国所有困难家庭。以提高住院和门诊大病保障为重点,逐步提高筹资和保障水平,2010 年各级财政对城镇居民基本医疗保险和新型农村合作医疗的补助标准提高到每人每年 120 元。做好医疗保险关系转移接续和异地就医结算服务。完善医疗保障管理体制机制。有效减轻城乡居民个人医药费用负担。

(十七)初步建立国家基本药物制度。建立比较完整的基本药物遴选、生产供应、使用和医疗保险报销的体系。2009 年,公布国家基本药物目录;规范基本药物采购和配送;合理确定基本药物的价格。从 2009 年起,政府举办的基层医疗卫生机构全部配备和使用基本药物,其他各类医疗机构也都必须按规定使用基本药物,所有零售药店均应配备和销售基本药物;完善基本药物的医保报销政策。保证群众基本用药的可及性、安全性和有效性,减轻群众基本用药费用负担。

(十八)健全基层医疗卫生服务体系。加快农村三级医疗卫生服务网络和城市社区卫生服务机构建设,发挥县级医院的龙头作用,用 3 年时间建成比较完善的基层医疗卫生服务体系。加强基层医疗卫生人才队伍建设,特别是全科医生的培养培训,着力提高基层医疗卫生机构服务水平和质量。转变基层医疗卫生机构运行机制和服务模式,完善补偿机制。逐步建立分级诊疗和双向转诊制度,为群众提供便捷、低成本的基本医疗卫生服务。

(十九)促进基本公共卫生服务逐步均等化。国家制定基本公共卫生服务项目,从2009年起,逐步向城乡居民统一提供疾病预防控制、妇幼保健、健康教育等基本公共卫生服务。实施国家重大公共卫生服务项目,有效预防控制重大疾病及其危险因素,进一步提高突发重大公共卫生事件处置能力。健全城乡公共卫生服务体系,完善公共卫生服务经费保障机制,2009年人均基本公共卫生服务经费标准不低于15元,到2011年不低于20元。加强绩效考核,提高服务效率和质量。逐步缩小城乡居民基本公共卫生服务差距,力争让群众少生病。

(二十)推进公立医院改革试点。改革公立医院管理体制、运行机制和监管机制,积极探索政事分开、管办分开的有效形式。完善医院法人治理结构。推进公立医院补偿机制改革,加大政府投入,完善公立医院经济补偿政策,逐步解决"以药补医"问题。加快形成多元化办医格局,鼓励民营资本举办非营利性医院。大力改进公立医院内部管理,优化服务流程,规范诊疗行为,调动医务人员的积极性,提高服务质量和效率,明显缩短病人等候时间,实现同级医疗机构检查结果互认,努力让群众看好病。

六、积极稳妥推进医药卫生体制改革

(二十一)提高认识,加强领导。各级党委和政府要充分认识深化医药卫生体制改革的重要性、紧迫性和艰巨性,提高认识、坚定信心,切实加强组织领导,把解决群众看病就医问题作为改善民生、扩大内需的重点摆上重要议事日程,明确任务分工,落实政府的公共医疗卫生责任。成立国务院深化医药卫生体制改革领导小组,统筹组织实施深化医药卫生体制改革。国务院有关部门要认真履行职责,密切配合,形成合力,加强监督考核。地方政府要按照本意见和实施方案的要求,因地制宜制定具体实施方案和有效措施,精心组织,有序推进改革进程,确保改革成果惠及全体人民群众。

(二十二)突出重点,分步实施。建立覆盖城乡居民的基本医疗卫生制度是一项长期任务,要坚持远近结合,从基础和基层起步,近期重点抓好基本医疗保障制度、国家基本药物制度、基层医疗卫生服务体系、基本公共卫生服务均等化和公立医院改革试点五项改革。要抓紧制定操作性文件和具体方案,进一步深化、细化政策措施,明确实施步骤,做好配套衔接,协调推进各项改革。

(二十三)先行试点,逐步推开。医药卫生体制改革涉及面广、情况复杂、政策性强，一些重大改革要先行试点。国务院深化医药卫生体制改革领导小组负责制定试点原则和政策框架，统筹协调、指导各地试点工作。各省区市制定具体试点方案并组织实施。鼓励地方结合当地实际，开展多种形式的试点，积极探索有效的实现途径，并及时总结经验，逐步推开。

（二十四）加强宣传，正确引导。深化医药卫生体制改革需要社会各界和广大群众的理解、支持和参与。要坚持正确的舆论导向，广泛宣传改革的重大意义和主要政策措施，积极引导社会预期，增强群众信心，使这项惠及广大人民群众的重大改革深入人心，为深化改革营造良好的舆论环境。

后　记

农村合作医疗是涉及农民千家万户的大事，作为农村来的孩子，自从涉足经济学科以来我就一直关注着此事。因为我深深地知道，一个健全的合作医疗制度对一个不太富裕的农民家庭意味着什么。

本书是我在硕士、博士期间长期痛苦思索的结果。写完本书的最后一行，却并没有预期中的如释重负。这个问题的研究对于我来说是一个极大的挑战，每一个小问题都进行得很艰难，常常夜以继日，辗转反侧，难以成寐，及至付梓，尚有诸多不尽如人意之处，许多问题仅仅是站在前人的肩膀上有了一孔之见，根本谈不上登堂入室。我深深地意识到鹏程万里，这才不过是第一步。

尽管如此，我还是感到特别幸运，从企业到学校，从工科到文科，不仅是职业的转换、学科的跨越，更是我命运的转变。我常常庆幸，能有缘投师在陶一桃教授的门下，从硕士到博士，是陶教授给予了我这一切，是陶教授改变了我的命运，又是陶教授照亮了我的未来之路。陶教授作为学者的渊博与严谨、作为领导的睿智与豁达、作为女性的优雅与高贵，赠与了我知识，赠与了我自信，赠与了木讷的我无法用言语表达的、数不清也还不完的、令我终身受益的帮助。从开始攻读硕士学位，到博士论文的完成，再到为人师表，多少年的风风雨雨，燃起了我对知识的渴求，对理想的憧憬，对未来生活的向往，这一切皆源自于陶教授的那份远远超越师生的无时不在、无处不在的关爱之情，这份弥足珍贵的缘分与情感必将成为我今后进一步奋搏的坚强后盾。

非常感谢苏东斌教授多年的照顾，他是智慧的长者，我常常为其人格魅力所倾倒、治学严谨所折服，榜样所在，令我时常汗颜。感谢钟坚教授、袁易明教授对我的厚爱，如果没有他们给我创造一个宽松的工作环境，拙著将难以如期完成。感谢高兴民教授、钟若愚副教授对我的无私指点，感谢我的朋友张佩素老师为我提供的诸多便利。

感谢邓大松教授，因为他的指引，我才有机会进入医疗保障这个原本陌生的研究领域。我要特别感谢我的师兄谢圣远教授，我前进的每个脚步都离不开他的帮助。

在本书出版之际，谨向所有给予我关心、支持和帮助的师长、同事、同学、朋友致以最诚挚的谢意！衷心祝愿他们快乐、安康！

本书虽然出版了，但我感到对中国农村合作医疗问题的研究还仅仅是个开端。农村合作医疗、农村医疗保障是一个内容非常丰富的庞大体系，还有许多问题有待于今后进行后续研究。加之本人认知能力和资料收集过程中难免出现的缺失，可能会导致某些结论的偏差，有些观点还可以进一步磋商、成熟，诚恳希望得到广大读者的批评与指正。

以此献给我的师长、亲人、朋友和关心农村合作医疗事业的同仁们。

伍凤兰

2009 年 3 月于深圳